高等中医药院校"十四五"规划教材

中医药基础化学实验

（供药学、中药学、中药制药、药物制剂等专业用）

第4版

主　审　张　凌

主　编　万屏南　杨　婕

副主编　袁友泉　林　艳　程　林　韦国兵　崔汉峰
　　　　王华瑜

编　者（按姓氏笔画排序）

万屏南　王华瑜　韦国兵　龙　凯　付青霞

刘　华　刘文琴　许文慧　杨　丽　杨　婕

林　艳　罗扬婧　金　晨　姜　涛　钱　坤

徐向红　袁友泉　崔汉峰　程　林　廖夫生

中国协和医科大学出版社
北　京

图书在版编目（CIP）数据

中医药基础化学实验／万屏南，杨婕主编. -- 4 版.北京：中国协和医科大学出版社，2024.9. --（高等中医药院校"十四五"规划教材）. ISBN 978-7-5679-2340-9

Ⅰ. R284-33

中国国家版本馆 CIP 数据核字第 20248XV009 号

主　　编	万屏南　杨　婕
策划编辑	沈紫薇
责任编辑	郑成巍
封面设计	邱晓俐
责任校对	张　麓
责任印制	黄艳霞
出版发行	**中国协和医科大学出版社**

（北京市东城区东单三条 9 号　邮编 100730　电话 010-65260431）

网　　址	www. pumcp. com
印　　刷	小森印刷（北京）有限公司
开　　本	787mm×1092mm　　1/16
印　　张	24. 25
字　　数	570 千字
版　　次	2024 年 9 月第 4 版
印　　次	2024 年 9 月第 1 次印刷
定　　价	67. 00 元

前　言

　　本教材自 2000 年 7 月首次出版以来，已经历多次重印和再版，在过去的 20 多年里，广受中医药高等院校的欢迎。不论是在实验内容的系统性与实用性方面，还是在实验内容的深度与广度等方面，本教材一直备受广大使用者好评。近年来，随着我国中医药高等院校教学改革的深入开展，化学实验在教学内容、教学方法和教学设备等方面都经历了巨大的变化与发展。因此，我们对本教材进行了全面修订。

　　本次修订是在保持第 3 版教材编写思想和结构框架的基础上，结合近年来化学学科和化学实验的变革、发展和在实验中发现的新问题，对部分实验内容进行了增减和更新，从而使本教材不仅符合基础化学实验教学改革的方向，还能充分反映近年来化学实验中的新内容、新方法和新技术。

　　本教材将无机化学实验、有机化学实验、分析化学实验和物理化学实验的内容有机融合在一起，由浅入深、由易到难，循序渐进地介绍了基础化学实验内容。本教材既包含传统实验，也包含反映现代化学研究新进展、新技术及与应用密切结合的新型实验。这些都充分体现了基础性、应用性和综合性等特点，使本教材成为一本较为系统和完整的基础化学实验教材。

　　本教材分为化学实验的基础知识、常用仪器和基本操作，以及实验内容。其中，实验内容又分为基础实验、综合实验、设计性实验和创新性实验四个部分。基础实验旨在通过基础化学实验培养学生的化学实验操作基本技能，并使学生掌握一些物理常数的测定方法；综合实验旨在通过综合性化学实验培养学生的实验操作方法、现代仪器的使用和操作技能；设计性实验旨在通过设计性化学实验培养学生的独立思考能力、独立实验能力和设计实验能力；创新性实验旨在应用现代信息手段，通过虚拟仿真实验软件和实验室的实际操作有效结合，培养学生的科学思维和创新能力。

　　由于编者水平有限，本教材中难免存在疏漏和不妥之处，敬请读者批评指正，以便不断提高本教材的质量。

编　者

2023 年 12 月

目　录

第一章　绪　论

实验化学是以化学实验操作为主的实践性和技能性课程，它由传统的无机化学实验、有机化学实验、分析化学实验和物理化学实验融合而成。它既是一门独立、完整、系统的实验课程，又与相应的"四大化学"理论课——无机化学、有机化学、分析化学和物理化学，有着非常紧密的联系。

实验化学具有其自身独立的培养目标、教学思想、教学内容和教学方法。本课程的培养目标：在培养学生掌握实验的基本操作、基本技能和基本知识的同时，努力培养学生的创新意识与创新能力。

通过本课程的实验学习和训练，学生不仅可以直接获取大量化学实验的基本知识和技能，有利于化学理论课的学习；还可以灵活运用所学理论知识指导实验。严格的实验训练，不仅可以培养学生提出问题、分析问题、解决问题的独立工作能力，使学生具有一定的创新意识与创新能力；还可以培养学生实事求是的科学态度、认真细致的工作作风、勤俭节约的优良传统和相互协作的团队精神，为学习后续的专业课程，以及为今后开展科学研究和参加实际工作打下良好的化学实验基础。

<table>
<tr><td>第二章</td><td>化学实验的基础知识</td></tr>
</table>

第一节　化学实验的学习方法

化学实验主要是在教师指导下由学生独立完成，因此实验效果与正确的学习态度和学习方法密切相关。关于大学化学实验的学习方法，应抓住下述三个环节。

一、预习方法

预习是实验前必须完成的准备工作，是做好实验的前提。但是，这个环节往往没有引起学生足够的重视，甚至不预习就进实验室，对实验的目的、要求和内容不清楚。结果是浪费了时间和试剂。为了确保实验质量，实验前任课教师要检查每个学生的预习情况。实验预习一般应达到下列要求。

1. 阅读实验教材，明确本次实验的目的及全部内容（若有多媒体软件播放，应在指定时间、指定地点去观看，不可缺席）。

2. 掌握本次实验的主要内容，阅读实验中有关实验操作技术及注意事项。

3. 按教材规定设计实验方案。回答实验教材中"本实验前应准备的问题"。

4. 写出实验预习报告。预习报告是进行实验的依据，因此预习报告应包括简要的实验步骤与操作、需要记录的实验现象、记录测量数据的表格以及定量实验的计算公式等。

二、实验操作方法

实验是培养学生独立工作和思维能力的重要环节，学生必须认真、独立地完成。

1. 按照教材内容，认真操作，细心观察，一丝不苟，如实地将实验现象、数据记录填写在预习报告中，这是养成良好科学习惯必需的训练。

2. 对于设计性实验，审题要确切，方案要合理，现象要清晰。在实验中发现设计方案存在问题时，应找出原因，及时修改方案，直至获得满意的结果。

3. 在实验中遇到疑难问题或者"反常现象"，应认真分析操作过程，思考其原因。为了正确说明问题，可在教师指导下重做或补充进行某些实验。自觉养成研究问题的习惯。

4. 实验中自觉养成良好的科学习惯，遵守实验工作规则。实验过程中应始终保持桌面布局合理、环境整齐和清洁。

三、实验报告写作方法

实验报告是每次实验的总结，它反映学生的实验水平，必须严肃认真地如实填写。一份合格的实验报告应包括以下五部分内容。

1. **实验目的**　简述实验目的。定量实验还应简介实验有关基本原理和主要反应方程式。

2. **实验内容**　尽量采用表格、框图、符号等形式，清晰、明白地表达实验内容，避免照抄书本。

3. **实验现象和数据记录**　实验现象要表达正确，数据记录要完整、真实。

4. **解释、结论或数据计算**　对实验现象加以简要的解释，写出主要反应方程式，分标题小结或者最后得出的结论，数据计算要表达清晰，完成实验教材中规定的作业。

5. **问题讨论**　针对实验中遇到的疑难问题提出自己的见解或收获。定量实验应分析实验误差原因。对实验方法、教学方法和实验内容等提出意见。

第二节　化学实验的安全知识

一、学生实验守则

1. 实验前必须认真预习，写预习报告。进入实验室后首先熟悉实验室环境和各种设施的位置，清点仪器和药品。

2. 实验过程中应仔细观察实验现象，完整、准确、诚实地记录原始数据。

3. 使用玻璃仪器要小心谨慎，如有损坏，应立即报告教师填表补领；使用精密仪器时，必须严格按照操作规程，遵守注意事项，如发现异常情况或出现故障，不得擅自拆卸，应立即停止使用，报告教师，找出原因，排除故障。

4. 使用试剂时的注意事项如下。

（1）试剂应按书中规定的规格、浓度和用量取用，避免浪费。

（2）公用试剂使用时一般不要从架上取下，若已取下，用后应立即放回原处。

（3）试剂瓶的滴管和瓶塞是配套使用的，用后立即放回原处，避免混错，沾污试剂。

5. 化学实验涉及有毒药品以及易燃、易爆药品时，必须注意安全操作，遵从教师的指导。

6. 实验结束后，应仔细清洗仪器，打扫卫生。

二、化学实验室安全守则

化学实验室中许多试剂易燃、易爆，具有腐蚀性和毒性，存在着不安全因素，所以进行化学实验时，必须重视安全问题，绝不可麻痹大意。每次实验前应掌握本实验的安全注意事项。在实验过程中要严格遵守安全守则，避免事故的发生。化学实验室安全守则如下。

1. 必须熟悉实验室环境，了解与安全有关的一切设施（如电闸、水管阀门、煤气管阀门、急救箱和消防用品）等的位置和使用方法。

2. 实验室内严禁吸烟、饮食、打闹。

3. 水、电、气使用完毕立即关闭。

4. 严禁未穿实验服进入实验室，洗液、浓酸、浓碱具有强腐蚀性，应避免溅落在皮肤、衣服、书本上，更应防止溅入眼睛。

5. 注意安全操作，具体要求如下。

（1）能产生有刺激性或有毒气体的实验，都应在通风橱内进行。

（2）具有易挥发和易燃物质的实验，都应在远离火源的地方进行，最好在通风橱内进行。

（3）钾、钠、白磷如暴露在空气中易燃烧，所以钾、钠应保存在煤油中，白磷则可保存在水中。取用时，需用镊子。一些有机溶剂（如乙醚、乙醛、丙酮、苯等）极易引燃，使用时必须远离明火，用毕即盖紧瓶塞。

（4）不纯的氢气遇火易爆炸，操作时必须严禁接近烟火。在点燃前，必须先检查并确保纯度。银氨溶液不能保存，因久置后也易爆炸。某些强氧化剂（如氯酸钾、硝酸钾、高锰酸钾等）或其混合物不能研磨，否则将引起爆炸。

（5）将玻璃管（棒）或温度计插入塞中时，应先检查塞孔大小是否合适，玻璃是否平光，并用布裹住或涂甘油等润滑剂后旋转而入。握玻璃管（棒）的手应靠近塞子，防止因玻璃管折断而被割伤。

（6）加热试管时，不要将试管口对着自己或别人，也不要俯视正在加热的液体，以免液体溅出受到伤害。

（7）闻气体时，应用手轻拂气体，把少量气体扇向自己再闻。

（8）有毒试剂（如氰化物、汞盐、铅盐、钡盐、重铬酸钾等）不得进入口内或接触伤口，也不能随便倒入下水道，应回收统一处理。

（9）稀释浓硫酸时，应将浓硫酸慢慢注入水中并不断搅动。切勿将水倒入浓硫酸中，以免迸溅，造成灼伤。

（10）禁止任意混合各种试剂药品，以免发生意外事故。

（11）估计可能发生危险的实验，在操作时应使用防护镜、面罩、手套等防护设备。

6. 实验室中所有药品、仪器不准带出实验室。

7. 实验完毕，应将自己所在实验台上的实验药品和仪器整理到位，将实验台打扫干净，洗净双手后离开。值日生需等待其他学生做完实验，负责打扫卫生，关闭水、电、煤气等阀门后才能离开实验室。

三、实验室意外事故处理

为处理事故需要，实验室应备有急救箱，内置有以下一些物品。①绷带、纱布、棉花、橡皮膏、医用镊子、剪刀等。②凡士林、玉树油或鞣酸油膏、烫伤油膏及消毒剂等。③醋酸溶液（2%）、硼酸溶液（1%）、碳酸氢钠溶液（1%）、酒精、甘油、红汞、甲紫等。④还应备有二氧化碳灭火器和泡沫灭火器。实验室常见意外事故处理方式如下。

1. 火灾的预防和着火处理

（1）实验中使用的有机溶剂大多是易燃的，因此，着火是化学实验中常见的事故。防火的基本原则是使火源与溶剂尽可能离得远些。盛有易燃有机溶剂的容器不得靠近火源，数量较多的易燃有机溶剂应放在危险药品橱内。

回流或蒸馏液体时应放沸石，以防溶液因过热暴沸而冲出。若在加热后发现未放沸石，则应停止加热，待稍冷后再放。否则在过热溶液中放入沸石会导致液体迅速沸腾，冲出瓶外而引起火灾。不要用火焰直接加热烧瓶，而应根据液体沸点高低使用石棉网、油浴或水浴。冷凝管要保持畅通，若冷凝管忘记通水，大量蒸气来不及冷凝而逸出也易造成火灾。

（2）易燃有机溶剂（特别是低沸点易燃溶剂）在室温时即具有较大的蒸气压。空气中混杂易燃有机溶剂的蒸气达到某一极限时，遇明火即发生燃烧、爆炸。而且，有机溶剂蒸气都较空气的比重大，会沿着桌面或地面飘移至较远处，或沉积在低洼处。因此，切勿将易燃溶剂倒入废物缸中，更不能用开口容器盛放易燃溶剂。倾倒易燃溶剂应远离火源，最好在通风橱中进行。蒸馏易燃溶剂（特别是低沸点易燃溶剂）时，整套装置勿漏气，接收器支管应与橡皮管相连，使余气通往水槽或室外。常用易燃溶剂蒸气爆炸极限见表2-1。

表2-1　常用易燃溶剂蒸气爆炸极限

易燃溶剂	沸点/℃	闪燃点/℃	空气中的含量（体积）/%
甲醇	64.96	11	6.72~36.50
乙醇	78.5	12	3.28~18.95
乙醚	34.51	-45	1.85~36.50
丙酮	56.2	-17.5	2.55~12.80
苯	80.1	-11	1.41~7.10

（3）使用易燃、易爆气体，如氢气、乙炔等时要保持室内空气畅通，严禁明火，并应防止一切火星的发生，如由于敲击、鞋钉摩擦、马达碳刷或电器开关等所产生的火花。易燃气体爆炸极限见表2-2。

表 2-2　易燃气体爆炸极限

易燃气体	空气中的含量（体积）/%
氢气（H_2）	4~74
一氧化碳（CO）	12.50~74.20
氨气（NH_3）	15~27
甲烷（CH_4）	4.5~13.1
乙炔（$CH \equiv CH$）	2.5~80.0

（4）煤气开关应经常检查，并保持完好。煤气灯及其橡皮管在使用时亦应仔细检查。发现漏气应立即熄灭火源，打开窗户。若不能自行解决，应急告有关单位立即抢修。

（5）常压操作时，应使全套装置有一定的地方通向大气，切勿造成密闭体系。减压蒸馏时，要用圆底烧瓶或抽滤瓶作为接收器，不可用锥形瓶，否则可能会炸裂。加压操作时（如高压釜、封管等），应经常注意容器内压力有无超过安全负荷，选用封管的玻璃管厚度是否适当、管壁是否均匀，并要有一定的防护措施。

（6）有些有机化合物遇氧化剂时会发生猛烈爆炸或燃烧，操作时应特别小心。存放药品时，应将氯酸钾、过氧化物、浓硝酸等强氧化剂和有机药品分开存放。

（7）开启贮有挥发性液体的瓶塞和安瓿时，必须先充分冷却然后开启（开启安瓿时需要用布包裹），开启时瓶口必须指向无人处，以免由于液体喷溅而招致伤害。如遇瓶塞不易开启，必须注意瓶内贮物的性质，切不可贸然用水加热或乱敲瓶塞等。

（8）有些实验可能生成有危险性的化合物，操作时需特别小心。有些类型的化合物具有爆炸性，如叠氮化物、干燥的重氮盐、硝酸酯、多硝基化合物等，使用时须严格遵守操作规程。有些有机化合物如醚或共轭烯烃，久置后会生成易爆炸的过氧化合物，须特殊处理后才能使用。

（9）如一旦发生了火灾，应保持沉着、冷静，不必惊慌失措，并立即采取各种相应措施，以减少事故损失。首先，应立即熄灭附近所有火源（关闭煤气），切断电源，并移开附近的易燃物质。少量溶剂（几毫升）着火，可任其烧完。锥形瓶内溶剂着火可用石棉网或湿布盖熄。小火可用湿布或黄沙盖熄。火势较大时应根据具体情况采用下列灭火器材。

1）二氧化碳灭火器：是有机实验室中最常用的一种灭火器。它的钢筒内装有压缩的液态二氧化碳，使用时打开开关，二氧化碳气体即会喷出，用以扑灭有机物及电器设备的着火。使用时应注意，一手提灭火器，一手应握在喷二氧化碳喇叭筒的把手上。因喷出的二氧化碳压力骤然降低，温度也骤降，手若握在喇叭筒上易被冻伤。

2）泡沫灭火器：内部分别装有含发泡剂的碳酸氢钠溶液和硫酸铝溶液，使用时将筒身颠倒，两种溶液立即反应生成硫酸氢钠、氢氧化铝及大量二氧化碳。灭火器筒内压力突然增大，大量二氧化碳泡沫喷出。非大火通常不用泡沫灭火器，因使用过后处理较麻烦。无论用何种灭火器，皆应从火的四周开始向中心扑灭。

须注意的是，油浴和有机溶剂着火时绝对不能用水浇，因为这样反而会使火焰蔓延开来。若衣服着火，切勿奔跑，可用厚的外衣包裹使火熄灭。较严重者应躺在地上（以免火焰烧向头部）用防火毯紧紧包住，直至火熄，或打开附近的自来水开关用水冲淋熄灭。烧伤严重者应急送医疗单位。

2. 割伤的处理 取出伤口中的玻璃或固体物，用蒸馏水洗后涂上红药水，用绷带扎住。大伤口则应先按紧主血管以防止大量出血，急送医疗单位。

3. 烫伤的处理 轻伤涂以玉树油或鞣酸油膏，重伤涂以烫伤油膏后送医疗单位。

4. 试剂灼伤的处理

（1）酸：立即用大量水冲洗，再以 3%~5% 碳酸氢钠溶液冲洗，最后用水冲洗。严重时要消毒，拭干后涂烫伤油膏。

（2）碱：立即用大量水冲洗，再以 2% 醋酸溶液冲洗，最后用水冲洗。严重时同酸灼伤处理。

（3）溴：立即用大量水冲洗，再用酒精擦至无溴液存在为止，然后涂上甘油或烫伤油膏。

（4）钠：可见的小块用镊子移去，其余与碱灼伤处理相同。

5. 试剂溅入眼内的处理 任何情况下都要先用水冲洗，急救后送医疗单位。

（1）酸：用大量水冲洗，再用 1% 碳酸氢钠溶液冲洗。

（2）碱：用大量水冲洗，再用 1% 硼酸溶液冲洗。

（3）溴：用大量水冲洗，再用 1% 碳酸氢钠溶液冲洗。

（4）玻璃：用镊子移去碎玻璃，或在盆中用水冲洗，切勿用手揉动。

6. 中毒的处理 溅入口中尚未咽下者应立即吐出，用大量水冲洗口腔。如已吞下，应根据毒物性质给予解毒剂，并立即送医疗单位。

（1）腐蚀性毒物：对于强酸，先饮大量水，然后服用氢氧化铝膏、鸡蛋白；对于强碱，也应先饮大量水，然后服用醋、酸果汁、鸡蛋白。不论酸或碱中毒皆再给予牛奶灌注，不要吃呕吐剂。

（2）刺激剂及神经性毒物：先给牛奶或鸡蛋白使之立即冲淡和缓和，再用一大匙硫酸镁（约 30g）溶于一杯水中催吐。有时也可用手指伸入喉部促使呕吐，然后立即送医疗单位。

吸入气体中毒者，将中毒者移至室外，解开衣领及纽扣。吸入少量氯气或溴者，可用碳酸氢钠溶液漱口。

7. 触电的预防和处理

（1）使用电器时，应防止人体与电器导电部分直接接触，不能用湿的手或手握湿物接触电插头。为了防止触电，装置和设备的金属外壳等都应连接地线。实验后应切断电源，再将连接电源的插头拔下。

（2）触电后，首先切断电源，施行人工呼吸或请医生救护。如果不便切断电源，可尽快用绝缘物（干木棒、干竹竿等）使触电者与电源隔离，然后进行救护。

四、实验室常见废物的处理

化学实验中经常会产生各种有毒的废气、废液和废渣（简称三废）。如果对其不加以处理而任意排放，不仅污染周围空气、水源和环境，造成公害，而且三废中的有用或贵重成分未能回收，在经济上也是损失。因此，化学实验室三废的处理是很重要的问题。

1. 有毒废气的排放　产生少量有毒气体的实验可在通风橱中进行，有毒气体通过排风设备可排至室外（被大量空气稀释），确保室内空气不被污染。产生大量有毒气体或剧毒气体的实验，必须有吸收或处理有毒气体的措施。如 Cl_2、H_2S、SO_2、NO_2、HF、HCN 等酸性气体用碱液吸收后排放，NH_3 用 H_2SO_4 溶液吸收后排放，CO 可点燃转化为 CO_2 气体后再排放。

2. 废渣、废液的处理、回收　实验室中少量有毒废渣应集中深埋于指定的地点。有回收价值的废渣应回收利用。下面介绍几种常见废液的处理。

（1）含酸（或碱）废液的处理：将含酸废液和含碱废液中和，剩余的酸（或碱）可用 NaOH 与 $Ca(OH)_2$（或 H_2SO_4）调至 pH 6~8 后排放。如果含酸废液或含碱废液中含废渣，应过滤后排放。

（2）含铬废液的处理：大量的含铬废液是含铬废洗液。一般有两种处理方法：①在酸性含铬废液中加入 $FeSO_4$，将 Cr^{6+} 还原为 Cr^{3+}，然后加入 NaOH（或 Na_2CO_3）调节溶液至 pH 6~8，加热至80℃左右，通入适量空气，使 Cr^{3+} 以 $Cr(OH)_3$ 的形式与 $Fe(OH)_3$ 一起沉淀而除去。②用 $KMnO_4$ 氧化法将含铬废洗液再生。方法是将废洗液在 110~130℃ 下浓缩，待冷却至室温后，加入 $KMnO_4$ 粉末，注意边加边搅拌至溶液呈微紫色为止。然后加热至有 SO_3 产生，停止加热。稍冷后用玻璃砂漏斗抽滤，除去沉淀物。滤液冷却后析出 CrO_3 沉淀。在含 CrO_3 沉淀的溶液中加入适量浓 H_2SO_4 后又成洗液。

（3）含氰废液的处理：少量含氰废液可用 NaOH 调节溶液的 pH，在 pH>10 的条件下，加入适量 $KMnO_4$ 将 CN^- 氧化。较大量的含氰废液可用次氯酸盐处理。方法是在 pH>10 的条件下，加入足量的次氯酸盐溶液，充分搅拌后放置一夜，使氰化物完全分解为 CO_2 和 N_2，最后将处理液中和至 pH 6~8 后排放。

（4）含汞废液的处理：含汞废液处理方法较多，实验室处理少量含汞废液常采用化学沉淀法。此法是在含 Hg^{2+} 废液中加入 Na_2S，使 Hg^{2+} 形成难溶的 HgS 后从废液中将汞除去。为确保处理后的清液达到排放标准（Hg^{2+} 含量≤0.02mg/L），要求加入过量的 Na_2S，但过量的 Na_2S 又易导致 HgS 生成 $[HgS_2]^{2-}$ 而溶解，影响处理效果。为解决这一问题，可在含 Hg^{2+} 废液中加入适量的对水质影响不大的 $FeSO_4$，使 Fe^{2+} 与过量 Na_2S 作用，生成 FeS 沉淀，起到吸附 HgS 而又加速 HgS 沉淀的作用。沉淀过滤后，少量残渣应深埋于地下。如果残渣量较多时，可用焙烧法回收汞。

目前较好的处理方法是离子交换法，该方法处理效率高，但成本较高，少量含汞废液的处理不宜采用此法。

（5）含重金属离子废液的处理：处理含重金属离子废液最经济、有效的方法是加入

Na$_2$S（或 NaOH），使重金属离子形成难溶性的硫化物（或氢氧化物）而分离除去。

（6）含砷废液的处理：实验室中采用石灰法处理含砷废液。方法是在含砷废液中加入 Fe^{3+}盐，并加入石灰乳使溶液至碱性，新生成的 Fe(OH)$_3$ 与难溶性的亚砷酸钙或砷酸钙发生共沉淀和吸附作用，从而除去砷。

$$As_2O_3 + Ca(OH)_2 = Ca(AsO_2)_2 \downarrow + H_2O$$

此外，还可利用硫化砷的难溶性，在含砷废液中通入 H$_2$S 或加入 Na$_2$S 除去含砷化合物。

第三节　化学实验中的测量误差与有效数字

在测量实验中，取同一试样进行多次重复测量，其测量结果常会不完全一致，即使采用最精密的仪器，最先进的测量方法，所得的数值往往或多或少地有些差异。这说明测量误差是普遍存在的。因此，人们不仅要掌握各项测试工作的各种测量方法，还必须对测量结果进行评价，分析测量结果的准确性和产生误差的主要原因。寻找减少误差的有效措施，提高测量结果的准确性。

一、误差的分类、起因及消除方法

测量结果与真值之间的偏差称为误差。根据不同性质，误差可分为以下三类。

1. 系统误差　在同一条件下多次进行测量同一量时，误差的符号保持恒定（即恒定偏大、恒定偏小），其数值按某一确定的规律变化，这种误差称为系统误差。

系统误差通常是由于某些比较确定的原因造成的。主要是由于实验方法不够完善、仪器不准、试剂不纯，以及实验者习惯性误差等原因所引起。

由于系统误差恒定偏于一方，所以增加实验的次数，并不能使之消除，必须找出误差的真正原因，针对性地予以消除。常用消除系统误差的方法有改进实验方法、校正仪器、提高试剂纯度、制订标准操作规程，做空白试验、对照试验等。

2. 偶然误差（难测误差或随机误差）　在同一实验条件下测量某一量时，从单次测量值看，误差的绝对值和符号的变化时大时小，时正时负，呈现随机性，但是经多次测量，可以发现偶然误差服从概率统计规律，具体如下。①大小相等的正误差和负误差出现的概率相等。②小误差出现次数多，大误差出现次数少。

偶然误差通常由一些不确定因素所引起，大致有以下因素。①实验者仪器最小分度值以下的估读，很难每次严格相同。②测量仪器功能发生微小变化，使重复测量时很难每次完全相同。③外界条件的波动。

在消除引起系统误差的一切因素后，通过多次测量取算术平均值的方法可以减小偶然误差对测量结果的影响，使测量结果接近真实值。为此在不知真值的情况下，常常用多次平行测得的平均值近似代替真实值。

3. 过失误差　过失误差是一种与事实不符的误差。它是由于工作粗枝大叶，操作不正确引起的。例如读错刻度值、看错砝码、加错试剂、记录错误、计算错误等。此种误差只要加强责任心，工作认真细致即可避免。

二、准确度与精密度

准确度是指测量值与真实值符合的程度。若实验的准确度高，说明测量值与真实值之间的差值小，反之则否。

精密度是指测量中所测数据重复性的好坏。若所测数据重复性好，说明此实验结果的精密度高，反之则否。

根据上述叙述，很显然，若一组测定准确度高，其偶然误差必然小。同时在多次测量同一物理量时，也可能出现精密度很高，但准确度不一定好的情况。例如，在一大气压下，测量水的沸点 50 次，如每次测量数值，都在 $98.2 \sim 98.3℃$，那么这些测量的精密度很高，但是它们并不准确，因为在一大气压下，水的沸点为 $100℃$。

三、误差的表示方法

表示实验误差的方法有很多，下面介绍几种。

1. 算术平均值与平均误差　在任何测量中，偶然误差总是存在的，所以我们不能以任何一次的观察值作为测量结果。为了使测量结果有较大的可靠性，常取多次测量的算术平均值，这就比单次测量值更接近于真实值，设每次测量值为 a_1、a_2、a_3、$\cdots$、a_n，共测量 n 次，其算术平均值 $\bar{a}$：

$$\bar{a} = \frac{a_1 + a_2 + a_3 + \cdots + a_n}{n} \tag{1}$$

测量值与真实值之间的差异称为绝对误差，绝对误差对真实值之比，称为相对误差，即：

$$绝对误差 = 测量值 - 真实值 \tag{2}$$

$$相对误差 = \frac{绝对误差}{真实值} \tag{3}$$

实际工作中，真实值一般不知道，平时指的真实值都是相对值。文献数据是把测定的数据加以正确统计取舍和归纳平均的数值，把它看作为非常接近客观真实值的相对数值。因此，计算误差是以算术平均值为标准的（严格地说，以算术平均值代替真实值计算误差，应称为偏差）。所以：

$$绝对误差 = a - \bar{a} \tag{4}$$

$$相对误差 = \frac{a - \bar{a}}{\bar{a}} \tag{5}$$

式中，a 为测量值，$\bar{a}$ 为算术平均值。设以 $\Delta\bar{a}$ 表示平均绝对值误差，则：

$$\Delta\bar{a} = \frac{|a_1 - \bar{a}| + |a_2 - \bar{a}| + \cdots + |a_n - \bar{a}|}{n} \tag{6}$$

$$平均相对误差 = \frac{\Delta\bar{a}}{\bar{a}} \times 100\% \tag{7}$$

在普通物化实验中，对每一个物理量往往只做 1~2 次测量，只凭少数几次测量结果，是很难确定它的可靠程度的，但是在基础物化实验中，要测的物理量往往已有文献数据支持，所以可以把文献数据作为真实值，把我们的测量值与之比较求出百分误差（即相对误差）来衡量我们实验结果的可靠程度。

$$百分误差 = \frac{测量值 - 文献值}{文献值} \times 100\% \tag{8}$$

式中，测量值是指实验中测量一次的结果或测量数次结果的算术平均值。

2. 均方误差　设偶然误差为 δ，测定次数为 n，则均方误差 σ 为：

$$\sigma = \sqrt{\frac{\sum \delta_i^2}{n}} \tag{9}$$

由于均方误差 σ 可表示测量的精密度，故常称为标准误差。实际运算中，我们是用个别测量值 σ 与算术平均值 $\bar{a}$ 的偏差 d_i 代替偶然误差 δ 即：

$$d_i = a_i - \bar{a} \tag{10}$$

$$\sigma = \sqrt{\frac{\sum d_i^2}{n - 1}} \tag{11}$$

3. 间接测量的误差　有些物理量，不能直接测量（如分子量等），但可通过其他可以测量的数据，经过数字运算，间接得到所需的结果，这称为间接测量，下面讨论间接测量的误差。

设直接测量的数据为 x 及 y，其绝对误差为 dx、dy，间接测量量 U 是由直接测量量 x、y 经过计算而得，即 U 是 x、y 的函数，写作：

$$U = F(x, y) \tag{12}$$

微分之：

$$dU = \left(\frac{\partial F}{\partial x}\right)_y dx + \left(\frac{\partial F}{\partial y}\right)_x dy \tag{13}$$

因此，在运算中，误差 dx 和 dy 就会影响最后结果 U 使其产生 dU 的误差。对于各种运算过程所受影响的规律见列表2-3。

表2-3　各种运算过程所受影响的规律

函数式	绝对误差	相对误差
$U = x + y$	$\pm(dx + dy)$	$\pm\left(\dfrac{dx + dy}{x + y}\right)$
$U = x - y$	$\pm(dx + dy)$	$\pm\left(\dfrac{dx + dy}{x + y}\right)$
$U = x \cdot y$	$\pm(xdy + ydx)$	$\pm\left(\dfrac{dx}{x} + \dfrac{dy}{y}\right)$
$U = \dfrac{x}{y}$	$\pm\left(\dfrac{xdy + ydx}{y^2}\right)$	$\pm\left(\dfrac{dx}{x} + \dfrac{dy}{y}\right)$

计算间接测量的误差，除能了解间接测量结果的可靠程度外，对我们来说，更重要的是能够指导我们选择正确的实验方法，选用精密度相当的仪器，抓住测量中的关键，以得到较正确的结果。

举例说明

用凝固点降低法测分子量，计算公式为：

$$M = \frac{1000K_f \cdot W_B}{W_A \cdot \Delta T_f} = \frac{1000K_f \cdot W_B}{W_A \cdot (T_0 - T)} \tag{14}$$

某人实验时，溶质重量 $W_B = 0.3g$，在分析天平上称重，其绝对误差 $\Delta W_B = 0.0002g$，溶剂重量 $W_A = 20g$。测量凝固点用贝克曼温度计，其准确度为 $0.002℃$。分别测量溶液和溶剂的凝固点各3次，求得其凝固点降低值为 $\Delta T_f = 0.297 \pm 0.008$，问：①误差主要是从哪里来？②选用的仪器是否恰当？

解：测量分子量 M 的相对误差应为：

$$\begin{aligned}
\frac{\Delta M}{M} &= \pm\left[\frac{\Delta W_A}{W_A} + \frac{\Delta W_B}{W_B} + \frac{\Delta(\Delta T_f)}{\Delta T_f}\right] \\
&= \pm\left(\frac{0.05}{20} + \frac{0.0002}{0.3} + \frac{0.008}{0.297}\right) \\
&= \pm(0.25 \times 10^{-2} + 0.066 \times 10^{-2} + 2.7 \times 10^{-2}) \\
&= \pm 3.0 \times 10^{-2}
\end{aligned}$$

从以上计算可知，测量分子量的最大相对误差为3.0%，因此，其误差主要来源于温度的测量，称重并不能增加分子量的准确度，所以不必采取过分准确的称量（如用分析天平称溶剂的重量，就不必要）。要想提高所测分子量的准确度，只有寻找更精密的测温仪器或选用其他更好的实验方法。

四、有效数字

1. 有效数字的概念及确定方法　在科学实验中，为了得到准确的结果，不仅要准确地选用实验仪器测定各种量的数值，还要正确地记录和运算。实验所获得的数值，不仅表示某个量的大小，还应反映测量这个量的准确程度。因此，实验中各种量应采用几位数字，运算结果应保留几位数字，都是很严格的，不能随意增减和书写。初学者往往认为，在一个数值中小数点后面位数越多，这个数值就越准确；在计算结果中保留的位数越多，准确度就越高。这两种认识都是错误的。正确的表示法是：记录和计算测量结果都应与测量的误差相适应，不应超过测量的准确程度，即测量和计算所表示的数字位数，除末位数字为可疑数字外，其余各位数都应是准确可靠的。

从仪器上直接测得的几位数字（包括最后一位可疑数字），称为有效数字。实验数据的有效数字与测量的精度有关。常用仪器的精度见表2-4。

任何超出或低于仪器精度的数字都是不恰当的。例如，滴定管的读数为50.00ml，不能当作50ml，也不能当作50.000ml，因为前者降低了实验的准确度，后者则夸大了实验的准确度。

表2-4　常用仪器的精度

仪器名称	仪器的精度	举例	有效数字位数
托盘天平	0.1g	15.6g	3 位
1/100 天平	0.01g	15.61g	4 位
电光天平	0.0001g	15.6068g	6 位
10ml 量筒	0.1ml	8.5ml	2 位
100ml 量筒	1ml	96ml	2 位
移液管	0.01ml	25.00ml	4 位
滴定管	0.01ml	50.00ml	4 位
容量瓶	0.01ml	100.00ml	5 位

关于有效数字的确定，指出以下两点。

（1）"0"在数字中是否包括在有效数字的位数中，与"0"在数字中的位置有关。"0"在数字前面，只表示小数点的位置（仅起定位作用），不包括在有效数字中；如果"0"在数字的中间或末端，则表示一定的数值，应包括在有效数字的位数中。详见表2-5。

表 2-5 有效数字的位数确定

数值	0.68	$6.80×10^{-3}$	0.023 50	6.08
有效数字位数	2 位	3 位	4 位	3 位

（2）采用指数表示法，"10"不包括在有效数字中。对于很小或很大的数字，采用指数表示法更为简便合理。

（3）对数值的有效的数字位数仅由小数部分的位数决定，首数（整数部分）只起定位作用，不是有效数字。因此对数运算时，对数小数部分的有效数字位数应与相应的真数的有效数字位数相同。例如：

$$pH = 7.68$$
$$C_{H^+} = 2.1×10^{-8} \text{mol/L}$$

有效数字为 2 位，而不是 3 位。

2. 有效数字的运算规则 在处理数据时，有效数字的取舍很重要，它有助于避免因计算过繁而引起的错误，确保运算结果的正确，同时也节省时间。

（1）有效数字的基本运算原则：具体如下。

1）记录和计算结果所得的数值，均只能保留一位可疑数字。

2）在有效数字的位数确定后，其余的尾数应根据以下原则处理。①"四舍五入"或"四舍六入五成双，奇进偶不进"的规律。②一律舍去。

（2）化学运算中保留有效数字的规则：具体如下。

1）加减法：在加减法中，所得结果的小数点位数，应该与参与运算的数中小数点后位数最少的数字相同。例如，将 0.126，1.050 30 及 25.23 三个数相加，详见表 2-6。

表 2-6 有效数字的运算修改规则

加法（一）	加法（二）
0.126	0.13
1.050 30	1.05
<u>25.23</u>	<u>25.23</u>
26.406 30	26.41

在上述 3 个数中，小数点后的位数最少的是 25.23，小数点后有 2 位数，它表示 25.23 的 3 是可疑数，该数有 0.01 的误差，因此 3 数之和的结果最多保留小数点后第 2 位。加法（一）加法保留小数后第 4 位是没有意义的。正确的加法如加法（二）所示，以小数点第 2 位为界，其他数据中处于小数点第 2 位以后的数字按四舍五入的原则取舍。

2）乘除法：在乘除法中，所得结果的有效数字位数应与各数值中有效数字位数最少的位数相同，而与小数点后的位数或者小数点的位置无关。例如，$0.126×1.050 30×25.23 = ?$

上述 3 个数中，第一个数是 3 位有效数字，它的有效数字位数最少，所以以用此数为标准确定其他各数的位数，然后进行运算。

$$0.126×1.050\ 30×25.23 = 3.333\ 96 = 3.33$$

计算结果应为 3.33，若写成 3.333 96 是不合理的。

在进行一连串数值运算时，为了既简便计算又能确保运算的准确性，可按"四舍五入"原则暂时多保留一位有效数字，到最后计算结果时再根据四舍五入原则舍去多余的数字。

必须强调，只有在涉及直接或间接测定的物理量时，才考虑有效数字，对那些不需测量的数字，如 $\sqrt{2}$、$\dfrac{1}{2}$ 等不连续物理量和化学量的数值（如化学式 H_2SO_4 中"2""4"等），以及从理论计算出的数值（π、e 等）没有可疑数字。其有效数字位数可以认为是无限的，所以取用时可以根据需要保留，需要几位就保留几位。其他如原子量、气体常数 R 等基本数值，如需要的有效数字少于公布的数值，可以根据需要保留有效数字的位数。单位换算因数则需要根据原单位的有效数字位数决定，如 1kg=1000g，有效数字位数无限制。

有效数字是测量和运算中的重要概念。掌握好这一概念有助于正确记录和表示测量结果，避免运算错误而且能帮助正确地选用物料量和测量仪器。

例如，配制 0.50mol/L 的 $CuSO_4$ 溶液 0.1L，可称取 $CuSO_4 \cdot 5H_2O$ 晶体 12.5g，而不必准确称取 12.4840g。选用天平和容量仪器时，只需选用台秤和量筒，而不必选用电光天平（1/10 000 天平）和容量瓶。

第四节　化学实验中的数据表达和处理

为了表示实验结果和分析其中规律，需要将实验数据归纳和处理。实验结果的表示和归纳方法主要有三种，即列表法、作图法和数学方程法，主要用前两种方法。

一、列表法

实验得到大量的数据，应尽可能列表使数据整齐、有规律地表达出来，便于运算处理，同时也便于检查，以减少差错。

1. 每一个表格都有简明完备的名称。

2. 表格的每一行上，应详细写上名字及单位。

3. 每一行所记数据，应注意有效数字的位数，并将小数点对齐。

4. 表中数据应化为最简形式表示。如醋酸电离常数 $1.75×10^{-5}$ mol/L，则该行行名可写成电离常数 $×10^{-5}$ mol/L，即把指数放入行名中。

5. 原始数据与处理结果可并列在一张表中，而把处理方法和运算公式在表下注明。

6. 自变量的选择有一定灵活性，通常选择较简单的变量作为自变量，如温度、时间和浓度等。自变量最好是均匀地增加。如果实际测定结果并不这样，可以先将测定数据作图，由图上读出均匀等间隔增加的一套自变量新数据，再作表。

列表法的优点是简单，但不能表示出各数值间连续变化的规律和实验数值范围内任意自变量和因变量的对应关系，故一般常与作图法配合应用。

二、作图法

1. 作图的步骤及规则　作图法的应用极为广泛，因此对于作图技术应认真掌握，下面介绍一般的作图步骤及规则。

（1）选择坐标纸：直角坐标纸最为常用，有时也用对数坐标纸，在表达三组分体系相图时，常用三角坐标纸。

对一般的实验来说，图纸不能少于 $10cm \times 10cm$。在用直角坐标纸作图时，以自变量为横轴，因变量为纵轴。

选择坐标轴的比例尺很重要，比例尺选择不当，会使曲线变形，甚至导致错误的结论，比例尺的选择应遵循下列规则。

1）要能表示出全部有效数字，使作图法求得数值的准确度与实际测量值的准确度相适应。

2）坐标轴上每小格的数值，应方便读取，便于计算，一般取 1、2、5 等。

3）在上述条件下，应充分利用坐标纸的全部面积，使全图布局匀称合理，若无必要（如直线外推求截距），则不必把坐标的原点作为变量的零点（图2-1）。

4）若图形为直线，比例尺的选择应使直线与 x 轴的夹角接近 45° 为好。

（2）画坐标轴：比例尺选定后，画出坐标轴，在轴旁注明该轴所表示的变量名称及单位，并每隔一定距离写下该处变数的数值，但不要将实验值写在轴旁或作点表示。

（3）作代表点：将测得的数值以点描绘在图上，在点的周围再画上圆圈、方块或其他符号，圆心小点代表测量数据的正确值，圆圈半径表示精密度，若测量值的精密度高，圆圈应画小些，反之就大些，用以粗略表明测量误差范围。

（4）作曲线

1）作出代表点后，用曲线板或曲线尺作出可能接近于各点的曲线，对于个别远离的点应重新测量或舍去。

2）曲线应光滑均匀，细而清晰，切勿连成折线。

3）曲线不必通过所有点，但分布在曲线两旁的点数，应近似相等。

4）曲线两旁各点与曲线间的距离，应近似相等。

（5）作切线：在曲线上作切线的方法很多，但以镜像法最简便可靠，下面仅介绍此法。

若需在线上以一点 Q 作切线（图2-2），可取一平面镜垂直放于图纸上，使镜面与曲线的交线通过 Q 点，并以 Q 点作轴，旋转平面镜，使镜外的曲线和镜中的曲线的像成为一光滑曲线时（注意不要形成折线），沿镜边作一直线 AB，即为法线。再将此镜面与另半段曲线同上法找出该点的法线，如与前者不重叠可取二法线的中线作为该点的法线，然后再通过

Q 点作 AB 的垂线 CD，CD 线即为切线。

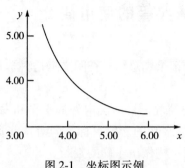

图 2-1 坐标图示例

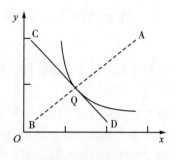

图 2-2 作切线示例

（6）写图名：曲线作好后，应写上清楚、完备的图名，说明坐标轴代表的物理量及比例尺以及温度、压力等。

2．作图法的几种用途 作图法用途很多，下面仅介绍常用的几种。

（1）求转折点和极限：用作图法求转折点和极值，直观、准确而方便。如用步冷曲线的转折点来求相变点，用双液系的 T-x 图确定最高或最低恒沸点等。

（2）求内插值：根据一些实验数据求取中间值的常用方法是作图内插，如在二元液系相图实验中，先测定几个已知浓度的溶液的折光率，作出折光率-组成工作曲线，根据此工作曲线即可通过测定未知浓度溶液折光率，用内插法来确定它的组成。

（3）求外推值：根据一些实验求取实验范围以外的数值常用外推法，即把直线延长外推。例如强电解质 $\Lambda_{m,0}$ 值不能由实验直接测定，但可通过测定几个不同浓度的稀溶液的摩尔电导 $\Lambda_{m,0}$，作 $\Lambda_{m,0}-\sqrt{C}$ 图，外推到浓度为零处求得 $\Lambda_{m,0}$ 值。

（4）图解微分：即从曲线的斜率求函数的微商。如在求溶液的表面吸附量时，就是从 $\sigma-C$ 曲线上作切线，以求出在一定浓度时表面张力随浓度的变化率 $d\sigma/dc$，再通过吉布斯公式，计算吸附量 L。

（5）求经验方程式：若因变量 y 与自变量 x 之间有线性关系，则有 $y=mx+b$。

应用实验数据 $(x_i,\ y_i)$ 作图，可得一条直线，从直线的斜率和截距便可求得 m 和 b 的具体数据，从而得出经验方程。

（6）求直线方程式的常数：对于直线方程 $y=mx+b$，在物化实验中常用作图法来求，所得直线在 y 轴上的截距即为 b，若在直线上取两点，由此两点的坐标可算出 $\Delta y/\Delta x$，此即为斜率 m（图 2-3）。

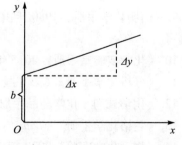

图 2-3 求直线方程式常数示例

用作图法求常数 b 和 m 时，还要注意如下。

1）要在直线上取点，不能用原来作图用的实验数据计算斜率。

2）所取的两个点要选在直线的两端附近（图 2-3），因为两点间距离越大，所得斜率的误差越小。

第五节　工具书、文献、药典等的使用简介

化学文献是有关化学方面的科学研究、生产等的记录和总结。查阅文献是科学研究中调查研究工作的一个重要方面。

我们查阅这些资料的目的是了解某个课题的历史情况，目前国内外的水平和发展动态、发展方向。只有"知己知彼"才能达到赶超世界先进水平的宏伟目标。同时这些资料也可以作为借鉴，充实我们的头脑，丰富我们的思路，对事物做出正确的判断。

应该看到在许多文献资料中，虽然有许多有价值的东西，但有些文献资料的关键部分往往由于保密而被抽掉，即使有的发表了，也是已经过时的内容、第二流的内容。这点在我们查阅化学文献时是应该注意的。

一、工具书

1.《化工辞典》（第 5 版）2014 年由化学工业出版社出版，主编是姚虎卿。

2. *The Merck Index*（第 14 版）于 2008 年出版，作者是 PG Stecher。

3. *Handbook of Chemistry and Physics* 于 1913 年出版第 1 版，现已出到第 102 版（2021 年）。

4. *Organic Synthesis* 于 1921 年开始出版，每年出版一卷。

5. *Reagents for Organic Synthesis* 于 1921 年开始出版，每年出版一卷，作者是 LF Fieser 和 M Fieser。

6.《有机化学实验》2018 年由人民卫生出版社出版，主编是李柱来。

7. *Laboratory Practice of Organic Chemistry*（第 5 版）1974 年由麦克米伦出版公司（Mac-Millan Publishing Co lnc）出版，作者是 Thomas L Jacobs、William E Truce、G Ross Robertson。

8.《重要无机化学反应》（第 3 版）1994 年由上海科学技术出版社出版，由陈寿椿编著。

9.《简明化学手册》1980 年由北京出版社出版，由北京师范大学化学系无机化学教研室编写。

10.《化学实验室手册》2015 年由化学工业出版社出版，主编是夏玉宇。

11.《分析化学手册》（第 3 版）2016 年由化学工业出版社出版，主编是王敏。

12.《化学试剂·化学药品手册》2019 年由化学工业出版社出版，主编是赵天宝。

13.《兰格化学手册》（*Lange′s Handbook of Chemistry*）（英文版）的主编是 J. A. Dean。

14.《物理化学实验》2020 年由清华大学出版社出版，由清华大学编写。

15.《物理化学实验》（第 3 版）2014 年由高等教育出版社出版，由复旦大学等编写。

16.《物理化学实验》（第 4 版）2002 年由北京大学出版社出版，由北京大学编写。

17.《物理化学与胶体化学实验》1984 年由高等教育出版社出版，由山东大学编写。

18.《仪器分析》（第 3 版）2021 年由人民卫生出版社出版，主编是尹华、王新宏。

二、文献

1.《化学学报》是双月刊（1933~），原名中国化学学会会志。

2.《化学通报》是月刊（1952 ~1966，1973~）。

3.《分析化学》1972 年开始试刊。

4. 各综合性大学学报。

5. *Journal of Chemical Society* 简称 J Chem Soc（1841~），是月刊。

6. *Journal of the American Chemical Society* 简称 J Am Chem Soc，是综合性双周期刊。

7. *Journal of the Organic Chemistry* 简称 J Org Chem，是月刊。

8. *Chemical Reviews* 简称 Chem Rev，是双月刊。

9. *Chemische Berichtr* 简称 Ber，是双月刊。

10. 美国、德国、苏联、日本都有文摘性刊物，其中以美国《化学文摘》（*Chemical Abstracts*）最重要。美国《化学文摘》简称 CA，创办于 1907 年，自 1962 年起每年出二卷。

三、药典

《中华人民共和国药典》（简称《中国药典》）是依据《中华人民共和国药品管理法》组织制定和颁布实施的国家药品标准，由国务院药品监督管理部门颁布执行。《中国药典》应能反映出我国的医疗预防、医药工业和分析检验的技术水平。它所收载的药物品种应是疗效确切、被广泛采用、能批量生产、质量水平较高、并有合理的质量控制手段的药品。新中国成立以来，我国出版过 1953 年版、1963 年版、1977 年版、1985 年版、1990 年版、1995 年版、2000 年版、2005 年版、2010 年版、2015 年版和现行的《中国药典》2020 年版，共 11 个版本。

《中国药典》的内容主要由凡例、品种正文及通用技术要求构成。为了正确地理解与使用《中国药典》，对凡例部分应予逐条地阅读并弄懂。正文部分为所收载药品或制剂的质量标准，其主要内容包括：药品的性状、鉴别、检查、含量测定、作用与用途、用法与用量以及贮藏方法等。附录部分记载了制剂通则、一般杂质检查方法、一般鉴别试验、有关物理常数测定法、试剂配制法以及层析法、氧瓶燃烧法、红外吸收图谱等内容。《中国药典》2020 年版在凡例、品种的标准要求、制剂通则和检验方法等方面均有较大的变化和进步。在广泛吸取国内外先进技术和实验方法的基础上，收载的品种也基本反映了我国临床用药的实际情况。此外，在体例、文字、单位和符号等方面也均加以规范。

《中国药典》2020 年版分中文版和英文版，由一部、二部、三部、四部及其增补本组成。一部收载中药，二部收载化学药品，三部收载生物制品及相关通用技术要求，四部收载通用技术要求和药用辅料，使得《中国药典》分类更加清晰明确。

《中国药典》是一个国家关于药品标准的法典，是国家管理药品生产与质量的依据。所以，它和其他法令一样具有约束力。凡属《中国药典》收载的药品，其质量不符合规定标准的均不得出厂、不得销售、不得使用。制造与供应不符合药典与药品质量标准规定的药品是违法行为。

第三章　常用仪器和基本操作

第一节　常用普通仪器的认识

使用仪器时应轻拿轻放，除试管等少数仪器外都不能直接用火加热。化学反应用的仪器如烧杯、烧瓶或蒸馏用的仪器如蒸馏瓶等需加热时，可在石棉垫上或水浴、油浴等仪器上加热。而度量用的仪器如滴定管、容量瓶、量杯等是不可加热的。锥形瓶不耐压，不能作减压用。厚壁玻璃器皿（如抽滤瓶）不耐热，故不能加热。广口容器（如烧杯）不能贮放有机溶剂。带活塞的玻璃器皿洗净后，在活塞与磨口间应垫上纸片，以防粘住。如已粘住可在磨口四周涂润滑剂后用电吹风吹热风，或用水煮后再轻敲塞子，使之松开。常用普通仪器见图3-1。

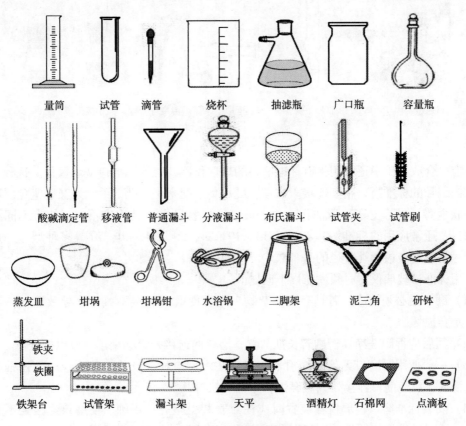

图 3-1　常用普通仪器

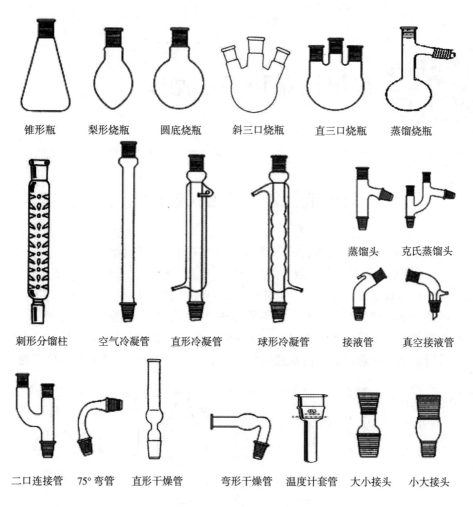

锥形瓶　　　梨形烧瓶　　　圆底烧瓶　　斜三口烧瓶　　直三口烧瓶　　蒸馏烧瓶

刺形分馏柱　　空气冷凝管　　直形冷凝管　　球形冷凝管　　接液管　　真空接液管

蒸馏头　　克氏蒸馏头

二口连接管　　75° 弯管　　直形干燥管　　弯形干燥管　　温度计套管　　大小接头　　小大接头

图 3-1（续）

在有机合成实验中还常用带有标准磨口的玻璃仪器，统称标准口玻璃仪器。这种仪器可以和相同编号的标准磨口相互连接。这样，既可免去配塞子钻孔等手续，又能避免反应物或产物被软木塞（或橡皮塞）所沾污。由于玻璃仪器容量大小及用途不一，故有不同编号的标准磨口。通常应用的标准磨口有 10、14、19、24、29、34、40、50 等多种型号。这里的数字编号是指磨口最大端直径的毫米数。

使用标准口玻璃仪器时须注意以下问题。

（1）磨口处必须洁净，若粘有固体杂物，则会使磨口对接不紧密，导致漏气，若杂物较硬甚至会损坏磨口。

（2）用后应拆卸洗净。否则若长期放置，磨口的连接处常会粘牢，难以拆开。

（3）一般使用时磨口无须涂润滑剂，以免沾污反应物或产物。若反应中使用强碱，则应涂润滑剂，以免磨口连接处因碱腐蚀粘牢而无法拆开。

（4）安装标准磨口玻璃仪器装置时应注意安装得整齐、正确、使磨口连接处不受歪斜的应力，否则常易将仪器折断，特别在加热时，仪器受热，应力更大。

第二节　玻璃仪器的洗涤和干燥

一、仪器的洗涤

为了得到准确的实验结果，实验仪器必须洗涤干净。每次用过后要立即洗涤。洗涤仪器的方法是如下。

1. 对试管、烧杯、量筒等普通玻璃仪器，可在容器内先注入 1/3 左右的自来水，选用大小合适的刷子蘸取去污粉刷洗。如果用水冲洗后，仪器内壁能均匀地被水润湿而不黏附水珠，证实洗涤干净；如果有水珠黏附，表示容器内壁仍有油脂或其他垢迹污染，应重新洗涤，必要时用蒸馏水冲洗 2~3 次。

使用毛刷洗涤试管时，注意刷子顶端的毛必须顺着伸入试管，并用示指抵住试管末端，避免刷洗时用力过猛将底部穿破。应该一支一支洗涤试管，不要同时抓住几支试管一起刷洗。

2. 对于比较精密的容量仪器（如滴定管、移液管、容量瓶等），洗净程度要求较高，这些仪器形状又特殊，不宜用去污粉刷洗，常用洗液进行洗涤。洗涤时先用水冲洗容器，然后加入少量洗液，转动容器使其内壁全部被洗液润湿，稍等片刻后，将洗液倒回原瓶，再用自来水冲洗干净，最后用蒸馏水冲洗 2~3 次。

使用洗液时，注意以下几点。

（1）使用洗液前，应先用水刷洗仪器，尽量除去其中污物。

（2）应尽量把仪器中的残留水倒掉，以免稀释洗液，影响洗涤效果。

（3）洗液具有很强的腐蚀性，易灼伤皮肤和腐蚀衣物，使用时应注意安全。如果不慎溅洒，必须立即用水冲洗。

（4）洗液变成绿色 $[K_2Cr_2O_7$ 被还原为 $Cr_2(SO_4)_3$ 的颜色 $]$ 后，不再具有氧化性和去污能力，勿再使用。

3. 在实验时，一些不溶于水的垢迹常常牢固地黏附在容器的内壁。对于这些垢迹，需根据其性质选用适当的试剂，通过化学方法除去。几种常见垢迹的处理方法见表3-1。

表3-1　常见垢迹的处理方法

垢迹	处理方法
粘在器壁上的 MnO_2、$Fe(OH)_3$、碱土金属的碳酸盐等	用盐酸处理，MnO_2 垢迹需用 $\geqslant 6.0mol/L$ 盐酸处理
沉积在器壁上的银或铜	用硝酸处理
沉积在器壁上的难溶性银盐	一般用 $Na_2S_2O_3$ 溶液洗涤，Ag_2S 垢迹则需用热、浓硝酸处理

续　表

垢迹	处理方法
黏附在器壁上的硫黄	用煮沸的石灰水处理 $3Ca(OH)_2 + 12S \xrightarrow{\Delta} 2CaS_5 + CaS_2O_3 + 3H_2O$
残留在容器内的 Na_2SO_4 或 $NaHSO_4$ 固体	加水煮沸使其溶解，趁热倒掉
不溶于水，不溶于酸或碱的有机物和胶质等污迹	用有机溶剂洗涤，常用的有机溶剂有乙醇、丙酮、苯、四氯化碳、石油醚等
瓷研钵内的污迹	取少量食盐放在研钵内研洗，倒去食盐再用水洗净

二、仪器的干燥

实验用的仪器，除必须洗净外，有时还要求干燥。干燥的方法有以下几种。

1. **晾干**　把洗净的仪器倒置于干净的仪器柜中或实验台沥水架晾干。

2. **烤干**　用煤气灯小火烤干。

3. **吹干**　用吹风机（热风或冷风）直接吹干。如果吹前先用易挥发的水溶性有机溶剂（如乙醇、丙酮、乙醚等）淋洗一下，则干得更快。

4. **烘干**　将洗净的仪器放在电热烘干箱内烘干（控制烘箱温度在105℃左右），仪器放进烘箱前应尽量把水倒净，并在烘箱的最下层放一个搪瓷盘，接受容器上滴下的水珠，以免直接滴在电炉丝上损坏炉丝。或者在气流烘干器上烘干，较为方便。

带有刻度的容量仪器，如移液管、容量瓶、滴定管等不能用高温加热的方法干燥。

洗液：由浓 H_2SO_4 和饱和 $K_2Cr_2O_7$ 溶液配制而成，具有强氧化性和强酸性，能有效地清除还原性污物和易溶于酸的污物。配法是称取25g固体 $K_2Cr_2O_7$，溶于50ml的 H_2O 中，冷却后往溶液中慢慢加入450ml的浓 H_2SO_4，边加边搅拌，切勿将 $K_2Cr_2O_7$ 溶液加到浓 H_2SO_4 中。

因铬的化合物有毒，用洗液洗涤过的容器，在器皿表面常残留痕迹的含铬化合物。因此，近年来有人建议用王水洗涤玻璃仪器，效果很好。但王水不稳定，应该现用现配（1体积浓 HNO_3 和3体积浓 HCl 混合）。

第三节　化学试剂的存放、取用和配制

一、化学试剂的存放

固体试剂一般存放在易于取用的广口瓶中，液体试剂则存放在细口试剂瓶中。最常用的试剂瓶有平顶试剂瓶和滴瓶两种。见光易分解的试剂（如 $AgNO_3$、$KMnO_4$ 等）应装在棕色瓶中。但对于见光易分解的 H_2O_2 试剂则不能将其盛放在棕色瓶中，因棕色玻璃中有重金属成分，会催化 H_2O_2 的分解，因此通常把 H_2O_2 存放于不透明的塑料瓶中并放置于阴凉处。试剂瓶的瓶盖一般都是磨口的，但盛强碱性试剂（如 NaOH、KOH、浓 $NH_3 \cdot H_2O$）及 Na_2SiO_3 溶液的瓶塞应换用橡皮塞。每个试剂瓶上都应贴标签，并标明试剂的名称、纯度、浓度和配制日期，标签外面应涂蜡或用透明胶带保护。

二、固体试剂的取用

1. 取用固体试剂一般用牛角匙。牛角匙两端分别为大小两个匙，取大量固体时用大匙，取少量固体时用小匙。牛角匙必须干净且应专匙专用。

2. 试剂取用后，要立即盖严瓶塞（注意不要盖错），并将试剂瓶放回原处。

3. 要求取一定量的固体试剂时，可把固体放在纸上或表面皿上。根据要求在天平（台秤、1/100 天平或电子分析天平）上称量。具有腐蚀或易潮解的固体不能放在纸上，应放在表面皿或其他玻璃容器内进行称量。称量固体试剂时，注意不要多取。多取的试剂（特别是纯度较高的试剂），不能倒回原试剂瓶而应放入回收瓶中。

4. 固体颗粒较大时，应在干净的研钵中研碎。研钵中所盛固体量不得超过研钵容积的1/3。

三、液体试剂的取用

1. **从细口试剂瓶中取用试剂的方法** 取下瓶塞，把它仰放在实验台上（如果瓶塞顶不是扁平的，可用示指和中指将瓶塞夹住或放在清洁的表面皿上，绝对不可将它横置于桌上），用左手拿住容器（如试管、量筒等），右手握住试剂瓶，让试剂瓶的标签向着手心，倒出所需试剂的量［图3-2（a）］。倒完后应将试剂瓶口在容器上靠一下，再使瓶子竖直，以避免液滴沿外壁流下。

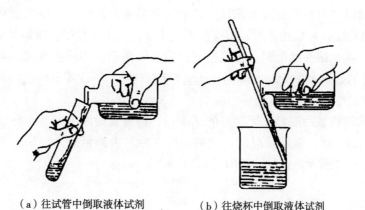

（a）往试管中倒取液体试剂　　（b）往烧杯中倒取液体试剂

图3-2　从细口试剂瓶取用试剂的方法

将液体从试剂瓶中倒入烧杯时，亦可用右手握试剂瓶，左手拿玻璃棒，使棒的下端斜靠在烧杯中，将瓶口靠在玻璃棒上，使液体沿着玻璃棒往下流 ［图3-2（b）］。

2. 从滴瓶中取用少量试剂的方法　使用时提起滴管，使管口离开液面，用手指捏紧滴管上部的橡皮头排去空气，再把滴管伸入试剂瓶中吸取试剂（图3-3）。往试管中滴加试剂时，只能把滴管尖头放在管口上方滴加（图3-4），严禁将滴管伸入试管内，一只滴瓶上的滴管不能用来吸取其他试剂瓶中的试剂。也不能用实验者的滴管伸入试剂瓶中去吸取试剂，以免污染试剂。

3. 定量取用液体试剂　应根据要求使用量筒或移液管。

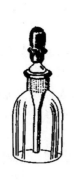

图3-3　滴瓶

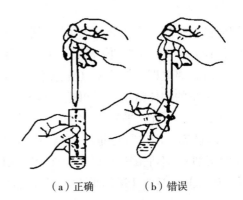

（a）正确　　　（b）错误

图3-4　往试管滴加液体的方法

四、溶液的配制

1. 根据配制试剂纯度和浓度的要求，选用不同等级的试剂并计算溶质的用量。配制饱和溶液时，所用溶质质量应稍多于计算量，加热使之溶解、冷却，待结晶析出后再用，这样可保证溶液饱和。

2. 试剂溶解时如有较高的溶解热发生，则配制溶液的操作一定要在烧杯中进行。在配制过程中，加热和搅拌可加速溶解。但搅拌不宜太猛，更不能使搅拌棒触及烧杯。

3. 对于易水解盐溶液的配制，必须把它们先溶解在相应的酸溶液或碱溶液中以抑制水解。对于易氧化的盐［如 $FeSO_4$、$SnCl_2$、$Hg_2(NO_3)_2$ 等］，不仅需要酸化溶液，而且应在该溶液中加入相应的纯金属。

4. 无论用试剂瓶或滴瓶盛放配制好的试剂后，都应及时贴上标签。标签上应写明试剂名称、浓度、配制日期。需较长时间放置的，应在标签表面封蜡（方法：把石蜡加热熔化成液体状，在标签外薄薄地涂抹一层即可）。

第四节 称 量

天平是化学实验中必需的工具。根据对称量准确度的不同要求，可选用不同类型的天平。实验室中常用的天平有托盘天平（台秤）、扭力天平及普通化学天平。

一、托盘天平

托盘天平又称粗天平、工业用天平，用于精确度不高的称量。一般能称准到 0.1g。

依不同天平类型，决定了它使用的砝码。粗天平用粗砝码，可用手拿，但手必须是干燥和清洁的，而小的砝码则需用镊子夹取。对于普通化学天平和分析天平，不管砝码大小，均须用镊子夹取。托盘天平的构造如图 3-5 所示。

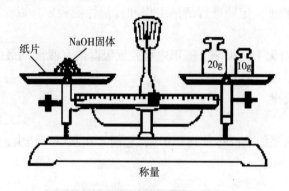

图 3-5 托盘天平

金属天平梁中间有一硬钢制的棱角作支点，两臂可以上下摆动，在臂之两端各有一载重托盘，支点两端是否平衡，可观察指针，是否在刻度盘的中间而确定之，若不平衡可用螺旋来调节，另有一合金制砝码，作为标准质量，一般有 5～50g 数个，而少于 5g 时，用游码，在标尺上的位置来确定，游码可移动，最多能称 5g，最少可称 0.1g。

称量时，先取大小相同的纸放在左右两托盘上，然后欲称的药品放在左盘上，砝码放在右盘上，加减砝码或药品至两边平衡，指针在刻度尺中间不动，盘上砝码的质量即为称量药品的质量。应该注意，药品千万不能直接和托盘接触，有些试剂药品（如氢氧化钠）还必须用表面皿而不用纸称量，应该用镊子取砝码。

二、扭力天平

扭力天平为弹性元件作支撑，复梁式双盘等臂天平。由于采用钢带弹性支撑，因此无刀口磨损等现象发生。在测试 1g 以内的样品质量时，可以不用加减砝码而通过扭转弹性元件的角度产生平衡扭力，直接到刻度盘读取从 0～1g（图 3-6）。

本天平结构特殊，体积小，重量轻，携带方便。

这种天平的最大载荷为100g，刻度盘读数范围0~1g，精确度为0.01g。

扭力天平的使用和维护保养方式如下。

1. 使用前要检查天平各零部件安装是否正确，然后调整天平的平衡位置，方可使用。

2. 天平要避免日光照射及单面受冷受热。

3. 被衡量的物品和砝码应放在秤盘中央，被衡量物品的重量不得超过天平的最大载荷。一切物体的取放，都应在关闭开关旋钮的情况下进行，以免天平受冲击而损坏。

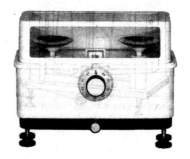

图3-6 扭力天平

4. 向秤盘中加放砝码时，必须从大约等于被衡量物体重量的砝码开始，然后依次加减砝码，直到天平平衡为止。发觉天平有损坏或摆动不正常时，在未消除这些问题之前应停止使用。

5. 根据使用频繁程度，定期进行清洁工作和计量性能检定，以免在衡量结果中带入过大的误差。

6. 为了防止潮湿对天平的影响，框罩内可放置吸湿剂（吸湿剂最好采用硅矾、硅胶）。

三、普通化学天平

常用的普通化学天平能准确称量到0.01g，它们常在制备工作中，以衡量原料和产品的重量。其构造如图3-7所示。

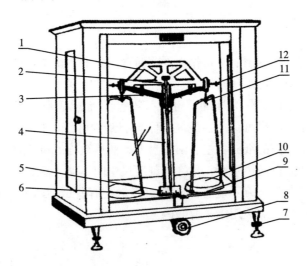

1. 横梁；2. 刀垫；3. 支架；4. 指针；5. 标尺；6. 水准器；7. 平衡调节螺母；
8. 挂钩；9. 秤盘；10. 托盘；11. 开关旋钮；12. 水平螺旋脚。

图3-7 普通化学天平

1. 检查与调节

（1）称量前先检查天平是否正常。

（2）查看水准器，检查天平位置是否水平，若不水平，可调节水平螺旋脚，使之水平。然后再检查天平梁是否处于正常位置。

（3）检查天平是否平衡。方法是轻轻转动开关旋钮 11 以启动天平横梁 1，此时指针来回摆动，如果天平正常，摆动平稳。当指针在标尺 5 两边摆动的刻度大致相等（以中线两边相差小于一个刻度即可），当其停止摆动止于零点时即为平衡。否则，可调节平衡调节螺母 7 使天平平衡。调节时应先将天平横梁休止。注意不得在天平横梁摆动时去触动。

2. 称量操作

（1）把砝码盒放在离天平不远的右边备用。

（2）把被称物放在左盘，砝码放在右盘。称量前先估计被称物的质量，然后加、减砝码至指针在标尺两边摆动的刻度相差小于一格为止。称量必须准确到 0.01g。称量时要注意当砝码的质量与被称物的质量相差较大（即未达平衡）时，不能把天平全启动，只要开到能判断指针的偏转方向（左或右）即可。

（3）切勿用手直接接触天平的各个部件，取放砝码必须用镊子夹持。在使用机械加码旋钮时，要轻轻地逐格旋动，避免环码脱落。

（4）为了减少称量误差，做同一实验时，所有称量都应使用同一台天平和同一组砝码。

（5）不能在天平上称量过冷、过热的物品；不能在天平上直接称取化学试剂，应放在洁净的器皿中称量；取放称量器皿时要保持其洁净，防沾污天平。

（6）称量时不能开启天平前门，加减砝码和取放物品时可打开两边侧门在开启"开关旋钮"前，一定要关好侧门，以防气流影响读数的准确性。

（7）称量完毕后，休止天平，取出被称物和砝码，将环码指数盘拨回零位，切断电源，请指导教师检查后，套上天平罩。在使用记录本上登记使用情况。

（8）在称量过程中如发现天平有不正常情况或发生故障，应立即报告指导教师，修复后再继续使用。

第五节　度量仪器的使用

一、液体体积的度量

1. 量筒　是化学实验室中最常用的度量液体体积的仪器（图 3-8）。它有各种不同的容量，可根据不同需要选用。例如，需要量取 8.0ml 液体时，为了提高测量的准确度，应选用 10.0ml 量筒（测量误差为±0.1ml），如果选用 100ml 量筒量取 8.0ml 液体，则至少有±1ml 的误差。读取量筒的刻度值，一定要使视线与量筒内液面（半月形弯曲面）的最低点处于同一水平线上（图 3-9），否则会增加体积的测量误差。

量筒不能做反应器用，不能装热的液体。

2. **容量瓶**　是用来配制一定体积溶液的容器。如图 3-10 所示，是一个 100.00ml 的容量瓶。在细长颈的中部有一标线，指出了在 20℃下当液面达到刻度时，其体积即为 250.00ml。

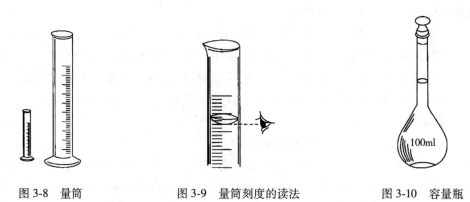

图 3-8　量筒　　　　　　　图 3-9　量筒刻度的读法　　　　　　图 3-10　容量瓶

容量瓶的塞子应用线绑在瓶颈上，以免沾污、打碎或丢失。使用容量瓶前，应先试一下瓶塞部位是否漏水。方法是将容量瓶盛约 1/2 体积的水［图 3-11（a）］，盖上塞子，左手按住瓶塞，右手拿住瓶底，倒置容量瓶［图 3-11（b）、图 3-11（c）］，观察瓶塞周围有无漏水现象，再转动瓶塞 180°，如仍不漏水，即可使用。

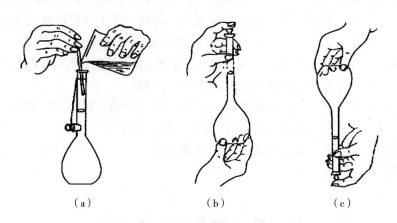

（a）　　　　　　　　　　（b）　　　　　　　　　　（c）

图 3-11　容量瓶的使用

用固体配制溶液，需先在烧杯中用少量溶剂把固体溶解（必要时可加热）。待溶液冷却至室温后，再把溶液转移到容量瓶中。然后用蒸馏水冲洗杯壁 2~3 次，冲洗液合并至容量瓶中，再加水至容量瓶标线处（线近标线时，用滴管或洗瓶逐滴加水至弯月面最低点恰好与标线相切）。最后摇动容量瓶，使瓶中的溶液混合均匀，摇动时，右手手指抵住瓶底边缘（不可用手心握住）左手按住瓶塞，把容量瓶倒置过来缓慢地摇动，如此多次。用容量瓶配制溶液时，未充分混合均匀就进行下一步操作，往往是产生过失误差的主要原因。

3. **移液管**　移液管是精确量取一定体积（如 25.00ml）液体的仪器，有两种类型。图 3-12（a）为球形移液管，图 3-12（b）为刻度移液管（也称吸量管）。

移取液体时，把移液管的尖端深插入液体［图 3-13（a）］。再用吸耳球在移液管上端慢慢吸取，先吸取少量液体（3~5ml）冲洗移液管2~3次，再把液体吸至高于刻度处，迅速用右手示指堵住管的上口，将移液管提离液面后，使其垂直并微微移动示指，操作到管内液体的弯月面下降到刻度处。如有悬挂的液滴，可使移液管的尖端与器壁接触，使液滴落下。然后取出移液管移入准备接受液体的容器中，使移液管的尖端与瓶内壁接触，放开示指，使液体沿容器壁自由流出［图3-13（b）］。待移液管内液体全部流尽后，稍停片刻（约15秒），再取出移液管。因移液管容量只计算自由流出的液体，故留在管内的最后1滴液体，不可吹出（如果移液管标明"吹"字，则残留在管尖末端的溶液应吹出，因为移液管所标定的量出容积中包含这部分残留溶液）。只要固定使用一支移液管，其系统误差比较一致，实验结果不会受到影响。

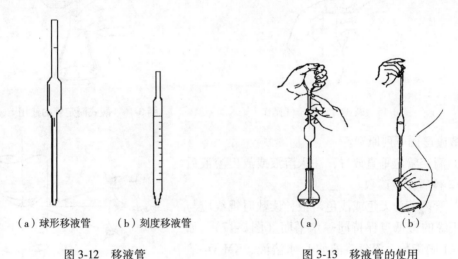

（a）球形移液管　　（b）刻度移液管

图3-12　移液管

（a）　　　　（b）

图3-13　移液管的使用

4. 滴定管　有两种类型：一种是下端有玻璃活塞的酸式滴定管，另一种是下端有乳胶管和用玻璃球代替活塞的碱式滴定管（图3-14）。

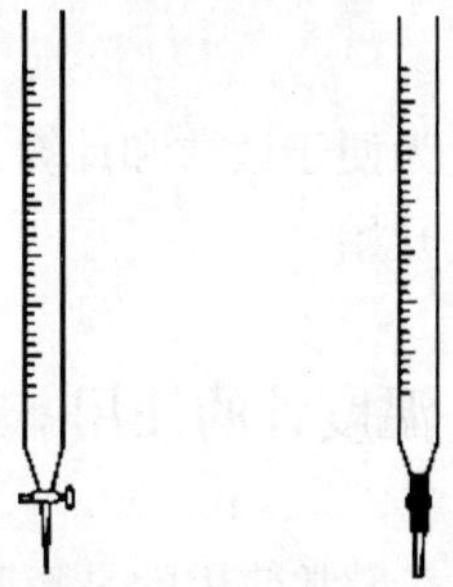

在使用酸式滴定管前，应拆下滴定管的活塞涂油。涂油前先用滤纸吸干活塞槽、活塞上的水，再把少许凡士林涂在活塞的两头（切忌堵住小孔）。将活塞插进塞槽后，按同一方向旋转活塞多次，直到从外面观察全部透明且不漏水。最后用乳胶圈套在活塞的末端，以防止其脱落破损。

（a）酸式滴定管　　（b）碱式滴定管

图3-14　滴定管

洗涤滴定管前应检查是否漏水，玻璃活塞转动是否灵活。酸式滴定管漏水或玻璃活塞转动不灵活，应拆下活塞，擦干活塞和活塞槽，重新涂凡士林油。碱式滴定管漏水可更换玻璃珠或橡皮管。

滴定管使用前必须洗涤干净。在装入标准溶液前，应先用该标准溶液冲洗滴定管2~3次（每次用5~10ml），确保标准溶液的浓度不变，在装入标准溶液时，宜由储液瓶直接倒入，不宜借用其他器皿，以免标准溶液的浓度改变或造成污染。装满溶液的滴定管，应检查其尖端部分有无气泡，如有气泡，必须排除。酸式滴定管可迅速地旋转活塞，使溶液快速流出，将气泡带走；碱式滴定管可把橡皮管向上弯曲，尖嘴上斜，挤捏玻璃球，溶液快速喷出，即可排除气泡（图3-15）。

使用酸式滴定管时，一般用左手控制活塞，大拇指在前，示指和中指在后，将滴定管卡于左手虎口处，手心空握，轻轻向内扣住活塞（图3-16），以防活塞在转动过程中松动而漏液。使用碱式滴定管时，可用示指和拇指挤压乳胶管内玻璃球，溶液即可经窄缝自玻璃尖嘴流出。

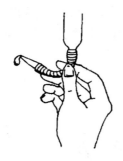 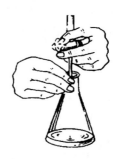

图3-15　碱式滴定管排气操作　　　　　图3-16　酸式滴定管的使用

读数应遵循下列原则。

（1）滴定管应垂直放置，注入溶液或放出溶液后需等1~2秒后才能读数。

（2）管内若为无色或浅色溶液，读数时视线应与弯月面下缘的最低点保持同一水平面（图3-17）。如24.43是正确读数。深色溶液如I_2水溶液、$KMnO_4$溶液，为了便于读数，视线应与液面两侧的最高点相切。

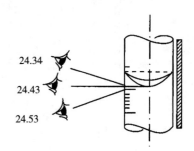

图3-17　滴定管正确读数示意

（3）为便于读数和计算，并消除因上下刻度不匀而引起的误差，每次使用时最好均从"0"刻度开始。

二、温度计的使用

实验室最常使用的是膨胀式温度计。它是用玻璃（或石英玻璃）毛细管制得。毛细管内充有水银、酒精或甲苯。低温可测至-80℃，充N_2后可测至550℃。普通毛细管温度计能测准至0.1℃，刻度为1/10℃的温度计比较精确，可测准至0.01℃。

测量正在加热液体的温度时，应把它固定在一定位置上，使水银球完全浸没在液体中。注意不要使水银球贴在容器的底部或器壁。

应注意刚进行高温测量的温度计不能立即用冷水冲洗，以免炸裂；也不要让水银快速缩回，这样往往会造成水银柱断开。水银温度计是易碎的玻璃仪器，且水银有毒，使用时要轻拿轻放，绝不能当作搅拌棒，用后应及时装入套中。

若水银温度计打破，应立即把散落在地上、台面上的水银收集起来，并用硫黄粉覆盖在少量无法收起的水银上，使 Hg 变为 HgS，以免室内空气被汞蒸气污染。

其他温度计还有：①气体压力指针式温度计，常用于制药厂蒸气烘箱、蒸气加热灭菌釜等的温度测定。②双金属片指针式温度计，常用于运动中或振动中的机器温度的测定，如火车的发动机的温升测定。③电阻温度计，可制成精密度很高的、数字显示的温度计，用于自动测温、自动记录的温度仪表。④贝克曼温度计，是一种移液式（水银）玻璃水银温度计，它不能测定温度的实际值，主要用于精密测定温度的差值。

第六节　加　　热

一、灯的使用

酒精灯和煤气灯是实验室最常用的加热灯具。

1. 酒精灯　酒精灯由灯罩、灯芯和灯壶三部分组成（图 3-18）。

酒精灯要用火柴等点燃，决不能用燃着的酒精灯点燃（图 3-19），否则易引起火灾。熄灭灯焰时，用灯罩将火盖灭，决不允许用嘴去吹灭。盖灭片刻后，应将灯罩打开一次，再重新盖上，以免冷却后盖内成负压而打不开灯罩。

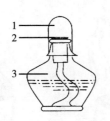

1. 灯罩；2. 灯芯；3. 灯壶。

图 3-18　酒精灯

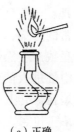

（a）正确

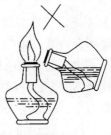

（b）错误

图 3-19　酒精灯点燃方法

酒精灯的加热温度一般在 400~500℃，适用于温度不需要太高的实验。若要使灯焰平衡并适当提高温度，可以加金属网罩（图 3-20）。

酒精易挥发、易燃，使用酒精灯时必须注意安全，万一洒出的酒精在灯外燃烧，可用湿抹布或石棉布扑灭。

2. 煤气灯　煤气灯的样式较多，但构造原理相同。它主要由灯管和灯座组成。灯座的侧面有煤气入口，可接上橡皮管与煤气管相连（图 3-21）。

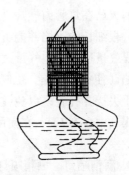

图 3-20　加网罩的酒精灯

（1）点燃与熄灭：使用煤气灯时，应先关闭煤气灯的空气入口，将燃着的火柴移近灯口时再打开煤气开关，即可点燃。然后调节空气和煤气的进入量，使二者的比例合适，得到分层的正常火焰（图3-22）。关闭煤气开关即熄灭煤气灯。

（2）灯焰的构造：煤气灯的正常火焰，明显分为三个锥形区域（图3-22）。内层4煤气和空气进行混合并未燃烧，称为焰心。中层3煤气不完全燃烧，分解为含碳的产物，这部分火焰具有还原性，称为还原焰，火焰呈蓝色，为较高温处。外层1煤气完全燃烧，由于含有过量的空气，称为氧化焰，火焰呈淡紫色。外层与中层交界处2为最高温处。

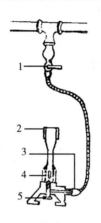

1. 煤气开关；2. 灯管；3. 煤气入口；
4. 空气入口；5. 煤气调节器（针阀）。

图3-21　煤气灯

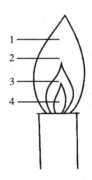

1. 氧化焰；2. 最高温处；
3. 还原焰；4. 焰心。

图3-22　灯焰的构成

（3）不正常灯焰的调节与处理：当空气和煤气的进入量不合适时，会产生不正常的灯焰，一般有三种情况：①火焰呈黄色并有火星或产生黑烟，说明煤气燃烧不完全，此时应调大空气进入量至得到正常灯焰为止。②临空火焰即火焰在灯管上空燃烧［图3-23（a）］。产生的原因是煤气和空气的进入量过大，气流冲出管外才燃烧。发生这种情况时，必须立即关闭煤气开关，重新调节后点燃。③侵入火焰即火焰在灯管内燃烧［图3-23（b）］。其现象是有一根细长的火焰并能听到特殊的嘶嘶声。其原

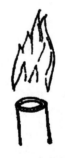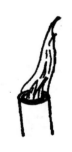

（a）临空火焰　　（b）侵入火焰

图3-23　不正常灯焰

因是煤气量过小，空气量过大。有时在实验过程中，由于煤气量突然减少或中断也会产生侵入火焰（使火焰回缩，也叫回火）。侵入火焰由于在灯管内燃烧，灯管往往灼热，这时决不能用手去抚弄孔管，以免烫伤。应立即关闭煤气开关，冷却后再重新调节、点燃。

煤气中含有CO，在使用时绝不能逸散到室内。煤气一般含有特殊臭味的杂质，漏气时容易觉察。一旦发现漏气，应熄灭煤气灯，并及时查明漏气的原因。

3. 酒精喷灯　酒精喷灯的构造如图3-24所示。使用时，打开活塞并在预热盆中倒满酒精，点燃酒精以加热灯管。待盆内酒精接近燃完时，将划着的火柴移至灯口，同时开启开关，使酒精从灯座内进入灯管并受热气化，与进入气孔内的空气混合，即可点燃。调节开

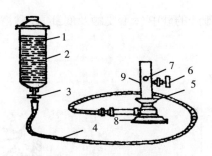

1. 酒精；2. 酒精储罐；3. 活塞；4. 橡皮管；5. 预热盆；
6. 开关；7. 气孔；8. 灯座；9. 灯管。

图 3-24　酒精喷灯

关，控制火焰大小。用毕，关闭开关，火即熄灭。

酒精喷灯一般能达到与煤气灯一样的高温。使用时应注意以下三点。

（1）在点燃喷灯前灯管必须充分灼烧，否则酒精在灯管内难以全部气化，会导致液态酒精从管口喷出，形成"火雨"，这是很危险的。

（2）不用时，在关闭开关的同时必须关闭储罐的活塞，以免酒精漏失。

（3）不得将储罐内酒精耗尽，当剩余 50ml 左右时，应停止使用。如继续使用，应添加酒精。

二、常用加热方法

1. 液体的直接加热　当被加热的液体在较高温度下稳定而不分解可以把盛有液体的器皿放在石棉网上，用煤气灯等直接加热。

2. 用热浴间接加热　当被加热的物体需受热均匀又不能超过一定温度时，可用特定热浴间接加热。要求温度不超过 100℃ 时，可用水浴加热。例如，蒸发浓缩溶液、加热低沸点易燃物质时，将盛有物质的蒸发皿放在水浴锅上，用煤气灯加热锅中的水至所需温度，利用热水或蒸汽加热。通常使用的水浴锅（图 3-25），锅盖是由一组大小

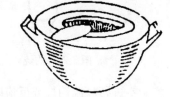

图 3-25　水浴锅

不同的同心金属（铜或铝）圈环组成。根据加热器皿的大小任意选择，以尽可能增大器皿底部的受热面积而又不掉进水浴为原则。水浴中水不能超过其容量的 2/3，注意勿使水烧干。

在无机化学实验中，常用大一些的烧杯代替水浴锅（图 3-26）或用电热水浴，后者加热温度可以自动控制，比较方便。

甘油、石蜡代替水浴中的水时即为甘油浴或石蜡油浴（甘油浴用于 150℃ 以下温度的加热，石蜡油浴用于 200℃ 以下温度的加热）。此外，还有砂浴，它是一个盛有细砂的铁盘，可将器皿欲加热的部位埋入细砂中（图 3-27），用煤气灯加热砂盘。测量温度时，须将温度

计的水银球部分埋入靠近器皿处的砂中（不要触及底部）。砂浴的特点是升温比较缓慢，停止加热后，散热也较慢。

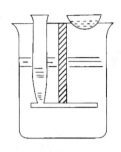

图 3-26　水浴加热

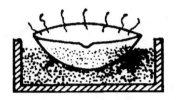

图 3-27　砂浴加热

3. 固体物质的灼烧　需要在高温下加热固体物质时，可以把固体放在坩埚中，将坩埚置于泥三角上，用氧化焰灼烧（图 3-28）。不要让还原焰接触坩埚底部，以免坩埚底部结上炭黑。灼烧开始时先用小火烘烧坩埚，使坩埚受热均匀，然后加大火焰，根据实验要求控制灼烧温度和时间。要夹取高温下的坩埚时，必须用干净的坩埚钳，用前先在火焰上预热钳的尖端，再去夹取。坩埚钳用后，应按图 3-29 平放在桌上（温度很高则应放在石棉网上），尖端向上，保证坩埚钳尖端洁净。

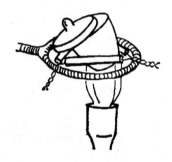

图 3-28　灼烧

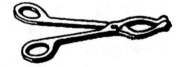

图 3-29　坩埚钳

　　实验室进行高温灼烧或反应时，常使用管式炉和箱式炉。①管式炉（图 3-30）：有一个管状炉膛，炉膛中插入一根耐高温的瓷管或石英管，瓷管中再放入盛有反应物的瓷舟（或石英舟）。反应物在空气气氛或其他气氛中受热。②箱式炉（图 3-31）：有一长方形炉膛，打开炉门很容易放入要加热的坩埚或其他耐高温容器。箱式炉和管式炉一般用电炉丝或硅碳棒加热，温度可以调节控制。用电炉丝加热时，最高使用温度为 950℃左右。用硅碳棒加热时，最高使用温度可达 1300℃左右，温度测量常采用热电偶和高温计。

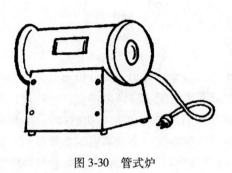

图 3-30　管式炉

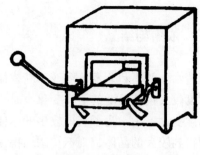

图 3-31　箱式炉

第七节　溶解、蒸发、结晶和固液分离

一、固体的溶解

固体颗粒较大时，溶解前应进行粉碎。粉碎可在干洁的研钵中进行。研钵中的固体量不要超过研钵容量的1/3。

溶解固体时，常用搅拌、加热等方法加快溶解速度。应根据被加热物质的热稳定性，选用不同的加热方法。

操作过程中，应注意以下几点。

1. 为减少研磨中的损失，需用蒸馏水冲洗研钵和杵。

2. 玻璃棒搅拌时，不要触及杯底，更不能上下移动玻璃棒而打碎烧杯。

3. 加热时，应慢慢逐步加温，且同时搅拌避免溅出。

4. 沸腾后，移去酒精灯，将烧杯连同石棉网置于实验台上，加盖表面皿，静置澄清。

二、蒸发

当溶液很稀而欲制的无机化合物溶解度较大时，为了析出该物质的晶体，就需对溶液进行蒸发、浓缩。在无机制备中，蒸发、浓缩一般在水浴上进行（图3-32）。若溶液很稀，物质对热的稳定性又较好，可将溶液先放在石棉网上直接加热蒸发，然后再放水浴上加热蒸发。蒸发速度不仅和温度的

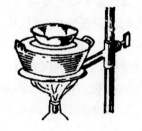

图 3-32　水浴蒸发

高低有关，而且和被蒸发液体表面积大小有关。无机实验中常用的蒸发容器是蒸发皿，它能使被蒸发的液体有较大的表面积，有利于蒸发进行。蒸发皿内所盛液体的量不应超过其容量的2/3。

三、浓缩与结晶

随着水分的不断蒸发，溶液不断浓缩，蒸发到一定程度后冷却，就可析出晶体。当物质的溶解度较大且随温度的下降变化小时，蒸发到溶液表面出现晶膜即可停止；若物质的溶解度随温度变化不大，为了获得较多的晶体，可在结晶析出后继续蒸发（如熬盐）；如果结晶时希望得到较大的晶体，则不宜浓缩得太浓。若物质的溶解度较小或高温时溶解度较大而室温（或低温）溶解度较小时，则不必蒸发到液面出现晶膜就可冷却结晶。某些只能在低温下析出的晶体，如磷酸氢二钠在低于30℃的温度下，由水溶液中结晶时，得到的是十二水合物（$Na_2HPO_4 \cdot 12H_2O$）；高于30℃时，由水溶液中结晶时得到的是七水合物（$Na_2HPO_4 \cdot 7H_2O$）。因此，对于要求在特定低温下结晶的物质（如 $Na_2HPO_4 \cdot 12H_2O$）则不能用蒸发、浓缩而后结晶的方法，一般用直接冷却结晶法。

当第一次得到的晶体纯度不合要求时，可以重新加入尽可能少的蒸馏水溶解晶体，然后蒸发后进行结晶、分离，这样第二次得到的晶体纯度就较高。这种操作称为重结晶。根据对物质纯度的要求，可进行多次结晶。

在此操作中应注意以下几点。

1. 首先要把容器外面的水滴拭干。

2. 容器经过加热之后，切勿立即触及冷物或冷水，否则易炸裂。

3. 如果所得产品带有颜色，应重新溶解并加适量活性炭脱色，过滤、蒸发、结晶。

四、固液分离

固液分离的方法一般包括倾泻法、过滤法、离心分离法。

1. **倾泻法**　沉淀（晶体）相对密度较大或结晶颗粒较大、静止后能很快沉降者，常用倾泻法进行分离。

倾泻法的操作要点是待沉淀沉降后（图3-33），将沉淀上部的清液缓慢地倾入另一容器（如烧杯）中，使沉淀与溶液分离。如需洗涤时，可在转移完清液后加入少量洗涤剂充分搅拌，待沉淀沉降后再用倾泻法，倾去清液，如此重复操作2~3次，即能将沉淀洗净。

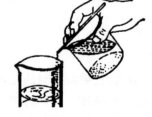

图3-33　倾泻法

2. **过滤法**　是最常用的固液分离方法（见本章第八节）。

3. **离心分离法**　试管中少量溶液和沉淀的分离，可用离心分离代替过滤。该法操作简单、迅速。实验室常用的电动离心机如图3-34。操作时，将盛有沉淀的离心试管放入离心机的套管内，在与之相对称的另一套管内装入一支盛有相同容积水的离心试管，使离心机的两臂保持平衡。然后打开电钮，调整转速（不要过快），转动1~3分钟，关闭电源，使离心机自然停下，切勿用手强制其停下。

通过离心作用，沉淀紧密地积聚于离心试管的底部，上方得到澄清的溶液。用滴管小心地吸取上方清液，方法是用左手斜持离心试管，右手拿滴管，用手指捏紧滴管的橡皮胶帽以排除其中的空气，然后轻轻地插入清液中（不可使滴管末端接触沉淀），吸取清液（图3-35）。如果沉淀需要洗涤，可以加入少量洗涤液，用尖头搅拌棒充分搅拌，再进行离心分离，如此反复洗涤2~3次。洗涤沉淀的洗涤液等于沉淀体积的2~3倍即可。分离溶液用的胶帽滴管和搅拌棒，用后要立即用蒸馏水洗涤干净，置于另一盛蒸馏水的烧杯中待用。

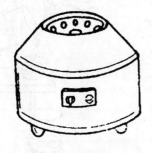
图 3-34　电动离心机

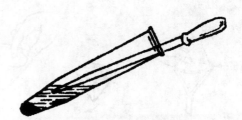
图 3-35　离心分离取清液的方法

第八节　过　　滤

过滤时沉淀留在过滤器（漏斗）内，溶液则通过过滤器进入容器中，过滤后得到的溶液称为滤液。常用的过滤方法有常压过滤、减压过滤、热过滤。

一、常压过滤

在常压下用普通漏斗过滤的方法称为常压过滤。当沉淀物为胶体或微细的晶体时，用此法过滤较好，缺点是过滤速度较慢。

常压过滤的方法是先取正方形滤纸一张，其边长约为漏斗直径的两倍。将滤纸对折两次，然后将折好的滤纸一角朝下放入干燥洁净的漏斗中，把不展开的滤纸向漏斗内壁贴紧，再沿漏斗边缘把滤纸向外压紧，压出一个弧形的折痕。取出滤纸，沿弧形的折痕稍向里一些，用剪刀剪去滤纸的多余部分，将对折成四叠的滤纸展开呈圆锥形（一半为三层，一半为一层），使之与60°的漏斗相密合。如果漏斗不标准，可适当改变所折滤纸的角度使之与漏斗相密合。为保证滤纸与漏斗壁之间在贴紧后无空隙，可在三层滤纸的那一边将外层撕去一小角。用示指把滤纸紧贴在漏斗内壁上，用少量蒸馏水润湿滤纸，再用示指（或玻璃棒）轻压滤纸四周，挤出滤纸与漏斗间的气泡，使滤纸紧贴在漏斗壁上（图3-36）。若滤纸与漏斗之间有气泡则会影响过滤速度。

过滤时，把漏斗放在漏斗架上（图3-37），调整漏斗架的高度，使漏斗尖端紧靠在容器的内壁（以消除空气阻力，加快过滤速度，避免滤液溅失），用倾泻法（先倾倒溶液，后转移沉淀）将溶液沿玻璃棒于靠近三层滤纸处缓慢倾入漏斗中。漏斗中液面高度应低于滤纸

2~3mm。如果沉淀需要洗涤，可等溶液转移完后，在盛有沉淀的容器中加入少量洗涤剂充分搅拌，待溶液静止，沉淀下沉后再把上层溶液倒入漏斗，如此重复洗涤 2~3 次，最后把沉淀转移到滤纸上。若沉淀为胶体，应加热溶液破坏胶体，趁热过滤。

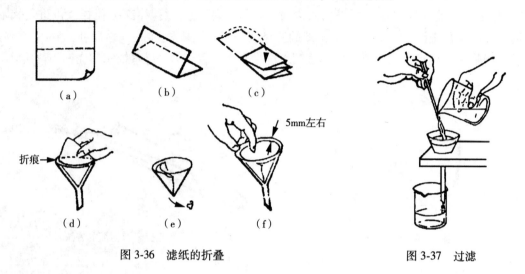

图 3-36　滤纸的折叠

图 3-37　过滤

二、减压过滤

减压可加速过滤，并使沉淀抽得比较干。但不宜用于过滤颗粒太小的沉淀和胶体沉淀。因胶体沉淀在快速过滤时易透过滤纸，颗粒很细的沉淀会因减压抽吸易在滤纸上形成一层密实的沉淀，使溶液不易透过，反而达不到加速过滤的目的。

减压过滤（抽滤或真空过滤）所用仪器是抽滤瓶和抽滤漏斗（又称布氏漏斗）。抽滤漏斗是中间有许多小孔的瓷质漏斗，滤液通过滤纸再从小孔流出（图 3-38）。减压过滤的方法是先剪好一张比抽滤漏斗内径略小的圆形滤纸，滤纸的大小以能盖严抽滤漏斗上的小孔为准，将滤纸平整地放在抽滤漏斗内，用少量水润湿滤纸，把抽滤漏斗插入单孔胶皮塞中，并

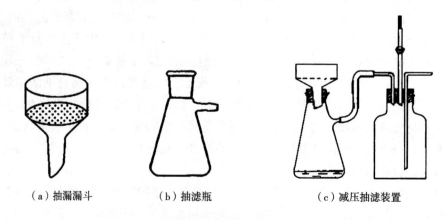

（a）抽漏漏斗　　　　　（b）抽滤瓶　　　　　（c）减压抽滤装置

图 3-38　减压过滤装置示意

与抽滤瓶相连，注意抽滤漏斗下端的斜削面要对着抽滤瓶侧面的支管。用橡皮管把抽滤瓶与水流抽气泵（或真空泵的抽气接口）接好，慢慢打开水龙头（或合上电闸）。抽滤时可先用倾泻法，加入量不要超过漏斗高度的2/3。

用真空泵进行抽滤时，为了防止滤液倒流和潮湿空气抽入泵内，在抽滤瓶和真空泵之间要连接一个安全瓶和装有干燥剂的干燥瓶。

过滤完后，应先把连接抽滤瓶的橡皮管拔下，然后关闭水龙头（或停真空泵），以防倒吸。取下抽滤漏斗后把它倒扣在滤纸上或容器中，轻轻敲打抽滤漏斗边缘，使滤纸和沉淀脱离抽滤漏斗，滤液则从抽滤瓶的上口倾出，不要从侧面的尖嘴倒出，以免弄脏滤液。

洗涤沉淀的方法与常压过滤相同。

如果过滤的溶液有强酸性或强氧化性，为避免溶液和滤纸作用，应采用玻璃砂漏斗（图3-39）。由于碱易与玻璃作用，故玻璃砂漏斗不适用于过滤强碱性溶液。

三、热过滤

某些溶质在温度降低时易析出晶体，若不希望它在过滤中析出，通常使用热过滤。热过滤时，把玻璃漏斗放在铜质的热水漏斗内（图3-40）。热水漏斗内装有热水（无须太满，以免水加热至沸腾后溢出），用煤气灯（或酒精灯）加热热水漏斗，以维持溶液的温度。热过滤法选用的玻璃漏斗，其颈的外露部分要短。

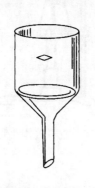

图3-39　玻璃砂漏斗

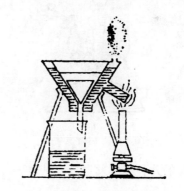

图3-40　热过滤

第九节　气体的发生、净化、干燥与收集

一、气体的发生

启普发生器是由一个葫芦状的玻璃容器和一个球形漏斗组成（图3-41），是实验室制备H_2、H_2S、CO_2等气体的重要仪器。参加反应的固体试剂（如Zn、FeS、$CaCO_3$等）盛放在

中间圆球内（在固体下面放些玻璃棉来承受固体，以免固体掉至下部球内）。酸液从球形漏斗加入。使用时打开活塞，由于压力差，酸液自动下降，进入中间球内，与固体反应产生气体。停止使用时，只要关闭活塞，继续发生的气体就会把酸液从中间球内压至下球及球形漏斗内，使酸液与固体不再接触而停止反应。下次使用时，只要重新打开活塞即可，十分方便。产生气体的速度可通过调节活塞来控制。

发生器中的酸液使用一段时间后会变稀，此时可把下球侧口的塞子拔掉，倒掉废酸液。塞好塞子，再向球形漏斗中加入新的酸液。若固体需要更换时，在酸与固体脱离接触的情况下，用橡皮塞将球形漏斗上的口塞紧，再拔去中间球侧口的塞子，将原来的固体残渣从侧口取出，再更换或补加固体。

启普发生器不能加热，装入的固体反应物必须是较大的块粒，不适用于颗粒细小的固体反应物。所以制备 HCl、Cl_2、SO_2 等气体不能用启普发生器。一般用由锥形瓶（或圆底烧瓶）与滴液漏斗组成的简易气体发生装置来制备上述气体（图3-42）。把固体放在圆底烧瓶或锥形瓶内，酸液装入滴液漏斗中，使用时打开滴液漏斗的活塞，使酸液均匀地滴在固体上，即产生气体。当反应缓慢时，可以微微加热，如果加热后仍不起反应，则需要换试剂。

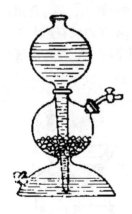

图3-41　启普发生器

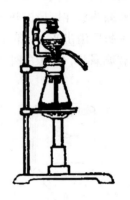

图3-42　简易气体发生装置

常用的几种气体发生装置见表3-2。

表3-2　常用的几种气体发生装置

气体发生的方法	实验装置图	适用气体	注意事项
加热试管中的固体制备气体		O_2、NH_3、N_2、NO 等	①管口略向下倾斜。②先用火焰来回加热试管，然后在固体物质部分加强热。③检查气密性

气体发生的方法	实验装置图	适用气体	注意事项
利用启普发生器制备气体		H_2、CO_2、H_2S 等	①不能加热。②通过调节旋塞控制气体的流速
利用蒸馏烧瓶和分液漏斗的装置制备气体		CO、SO_2、Cl_2、HCl 等	①分液漏斗管应插入液体（或一个小试管）内，否则漏斗中液体不易流下来。②必要时可微微加热。③必要时可加回流装置
从钢瓶直接获得气体		N_2、O_2、H_2、NH_3、CO_2、Cl_2、C_2H_2、空气等	见钢瓶的使用

二、气体的净化和干燥

实验室中发生的气体常常带有水汽、酸雾等杂质，所以在对气体纯度要求较高的实验中，发生的气体需要净化和干燥。通常使用洗气瓶和干燥塔（或干燥瓶）等仪器（图3-43），选用特定试剂来达到气体净化和干燥的目的。一般是气体先用水洗以除去酸雾，然后再通过浓 H_2SO_4（或无水氯化钙或硅胶等）除去水汽。CO_2 的净化和干燥就可以采用相同的方法。H_2 的净化要复杂一些，因为制备 H_2 的原料（Zn 粒）中常含有硫、砷等杂质，在

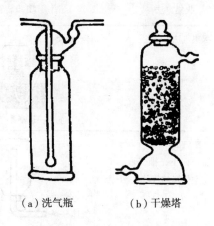

（a）洗气瓶　　　　（b）干燥塔

图 3-43　洗气瓶和干燥塔

H_2 发生过程中常夹杂在 H_2S、AsH_3 等气体，常要求通过 $KMnO_4$ 溶液、$Pb(Ac)_2$ 溶液除去，最后再通过浓 H_2SO_4 干燥。对具有还原性或碱性的气体则不能用浓 H_2SO_4 干燥，如 H_2S、NH_3 等。总之，不同性质的气体应根据气体的特性，分别采用不同的洗涤液和干燥剂进行处理。

不同气体常用的干燥剂见表3-3。

表 3-3　常用干燥剂

气体	常用干燥剂	气体	常用干燥剂
H_2、O_2、N_2、CO、	H_2SO_4（浓）、$CaCl_2$、P_2O_5	HI	CaI_2
CO_2、SO_2		NO	$Ca(NO_3)_2$
Cl_2、HCl、H_2S	$CaCl_2$	HBr	$CaBr_2$
NH_3	CaO 或 CaO 与 KOH 的混合物		

三、气体的收集

气体的收集一般有两种方法（表 3-4）。

1. 难溶于水的气体（如 O_2、H_2），用排水集气法收集。

2. 易溶于水而比空气轻的气体（如 NH_3），可用瓶口向下的排气集气法收集；易溶于水而比空气重的气体（如 Cl_2、CO_2），可用瓶口向上的排气集气法收集。

表 3-4　气体的收集方法

收集方法	实验装置	适用气体	注意事项
排水集气法	气体→ 排水集气	难溶于水的气体，如 H_2、O_2、N_2、NO、CO、CH_4、C_2H_4、C_2H_2	①集气瓶装满水，不应有气泡。②停止收集时，应先拔出导管（或移走水槽）后，才能移开灯具
排气集气法 瓶口向下，排气取比空气轻的气体法	气体→	易溶于水，比空气轻的气体，如 NH_3	①气导管应尽量接近集气瓶底。②密度与空气接近或在空气中易氧化的气体不宜用排气集气法，如 NO 等
瓶口向上，排气取比空气重的气体法	←气体	易溶于水，比空气重的气体，如 HCl、Cl_2、CO_2、SO_2 等	

四、气体钢瓶的使用

气体钢瓶是储存压缩气体（有的内压高达 15.2MPa）的耐压容器，在实验室中也可以从装有某种气体的钢瓶中直接获得某种气体，如 O_2、N_2、H_2、Cl_2、NH_3、CO_2 等。各种钢瓶均涂有不同颜色的油漆以示区别，详见表3-5。

表3-5　各类钢瓶的颜色和标字颜色

气体类别	钢瓶颜色	标字颜色	气体类别	钢瓶颜色	标字颜色
O_2	天蓝色	黑色	N_2	黑色	黄色
H_2	深绿色	红色	NH_3	黄色	黑色
CO_2	黑色	黄色	C_2H_2	白色	红色
Cl_2	黄绿色	黄色	Ar	灰色	黄色

气体钢瓶使用时必须严格遵守安全规定。

1. 气体钢瓶应存放在阴凉、干燥、远离热源（如阳光、暖气、炉火等）的地方。可燃性气体必须与氧气钢瓶分开存放。气体钢瓶直立时要加以固定，避免强烈震动。

2. 由于气体钢瓶内的压力很高，而使用所需的压力往往又比较低，单靠气体钢瓶上的启闭气阀不能准确地调节气体的流量。为了降低压力并保持压力稳定，须装置高压气体调节器（减压器），方能保证气体钢瓶的安全使用。

3. 开启高压气体钢瓶时，操作者必须站在侧面，即站在与气体钢瓶接口垂直方向的位置上，以防气流射伤人体。

4. 使用时，在调节器手柄旋松（关）的状态下，打开气体钢瓶的启闭阀。将高压气体输入到调节器的高压室，然后缓慢地旋紧（开启）调节器的手柄，调节气体的流量。不同类型的高压气体调节器的开启规则是可燃气体一般左旋开启，其他气体为右旋开启。实验结束后，要及时关好气体钢瓶的启闭阀，最后将调节器手柄旋松。

5. 氧气钢瓶及其专用工具严禁与油类接触。操作人员启闭钢瓶时，不得穿用沾有油污的工作服或手套，以免引起燃烧或爆炸。

6. 气体钢瓶和高压气体调节器一定要按规定的颜色涂敷油漆与标记，在存放与搬运时，要旋紧钢瓶上的安全帽。

7. 钢瓶内的气体绝对不允许全部用完，一定要保持 $5 \times 10^5 Pa$ 以上的残余压力。可燃性气体不应小于 $(2 \sim 3) \times 10^5 Pa$，以防空气或其他气体侵入钢瓶。

第十节　用试纸检试溶液及气体

一、用试纸检试溶液

常用 pH 试纸检试水溶液的酸碱性。方法是将一小片试纸放在干净的点滴板上，用洗净的玻璃棒蘸取待试溶液滴在试纸上，观察其颜色的变化。用pH试纸检验溶液pH时，将试纸所呈现的颜色与标准色板颜色比较，即可知溶液的pH。注意不能把试纸投入被测试液中检试。

二、用试纸检试气体

常用石蕊试纸或pH试纸检验反应所产生气体的酸碱性，一般用KI淀粉试纸检测Cl_2，用$KMnO_4$试纸或I_2-淀粉试纸检试SO_2，用$Pb(Ac)_2$或$Pb(NO_3)_2$试纸检试H_2S气体。检验时，试纸用蒸馏水润湿并黏附在干净玻璃棒尖端，移至发生气体的试管口上方（不能接触试管），观察试纸颜色的变化。在实验中可用碎滤纸片蘸上所需的试剂即可制得试纸。如用碎滤纸片蘸上$Pb(Ac)_2$溶液或$KMnO_4$和H_2SO_4溶液即制得$Pb(Ac)_2$试纸或$KMnO_4$试纸。

第十一节　试管的使用

一、往试管中滴加溶液进行反应

往试管中滴加溶液进行反应，溶液的用量可根据具体反应而定，一般以1~3ml为宜。在滴加溶液时，须随时摇动试管，使加入的每滴溶液都能迅速地与全部溶液均匀混合。

二、加热试管中的液体

用试管盛液体加热时，液量不能过多，一般以不超过试管容积的1/3为宜。试管夹应夹在距试管口1~2cm处，然后斜持试管，从液体的上部开始加热，并不断地摇动试管，以免由于局部过热，液体喷出或受热不匀使试管炸裂。加热时，应注意管口不能朝向别人或自己（图3-44）。

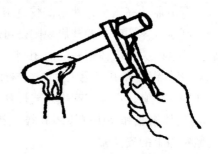

图3-44　加热试管中的液体

三、往试管中加入固体

往湿的或口径小的试管中加入固体试剂时，为了避免试剂粘在试管壁上，可用较硬的干净纸折成小三角，其大小以能放入试管为准，长度比试管稍长些。先用牛角匙将固体试剂放入三角纸内，然后将其送入试管底部，用手轻轻抽出纸条，使纸上试剂全部落入管底（图3-45）。

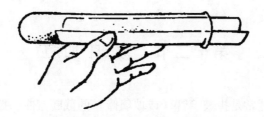

图 3-45　往试管中加入固体

如果容器的口径足够大，可用牛角匙把固体试剂直接加入试管中。加入块状固体时，应将试管倾斜，使固体沿管壁慢慢滑入试管内，以免撞破管底。

四、烤干试管

用试管夹将洗净的试管夹住，使试管口略向下倾斜，移至火焰上方，用小火加热试管底部。当底部烤干后，再移动试管烤中部，并用碎滤纸把凝结在管口的水滴吸去，然后继续烤试管口，直到烤干为止（图 3-46）。最后将试管口朝上，再加热片刻，赶尽水汽。烤干后的试管应放在试管架的干燥处，管口向上，待冷却后使用。

五、加热试管中的固体

试管可用试管夹夹住或固定在铁架台上加热。为避免凝结在管口上的水珠回流到灼热的管底，使试管破裂，应将试管口稍向下倾斜（图 3-47）。

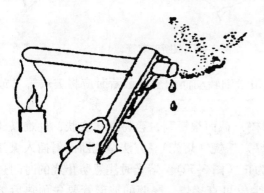

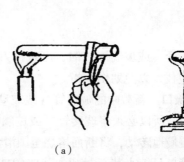

（a）　　　　　（b）

图 3-46　在灯焰上烤干试管　　　　图 3-47　加热试管中的固体

第十二节 玻璃加工

简单的玻璃加工，通常是指玻璃管（或玻璃棒）的截断弯曲、拉伸和塞子钻孔。

一、玻璃管（或玻璃棒）的截断

截断玻璃管（或玻璃棒）一般分三步进行。

1. **锉痕** 正确的锉痕操作是确保玻璃顺利且整齐断裂的关键。操作要点是把要截断的玻璃管（或玻璃棒）平放在实验台上，用三角锉的棱（或碎磁片的断口）在要截断部位用力向前锉出一条短痕（长度约为玻璃管周长的 1/6 左右），注意不能往复锉动（图 3-48）。如锉痕不明显，可在原锉痕处再向前锉 1 次。注意锉出的凹痕应与玻璃管垂直，这样才能使截断后的玻璃管截面平整。

2. **截断** 双手持已锉痕的玻璃管（或玻璃棒），锉痕向外，两手拇指齐放在锉痕的背面向前推折，同时两示指分别向外拉，将玻璃管（或玻璃棒）截断（图 3-49）。

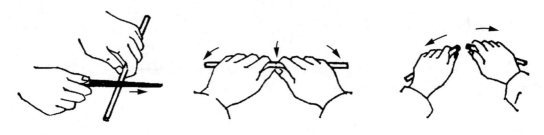

图 3-48 锉痕   图 3-49 截断玻璃管

截断粗玻璃管（或玻璃棒）时，可将锉刀沿管轴转动而切割，截断时应将玻璃管（或玻璃棒）用布包住，以免划伤手指。

3. **熔光和缘口** 新截断的玻璃管（或玻璃棒）截面很锋利，容易划伤皮肤，且难以插入塞子的圆孔内，所以必须将玻璃管（或玻璃棒）熔烧（熔光）。方法是把断面斜插入煤气灯的氧化焰中缓慢地转动，将断面熔烧至圆滑为止（图 3-50）。熔光时注意防止烧的时间过长，以免玻璃管口径缩小甚至封死。薄壁的玻璃管可直接烧，厚壁的玻璃管要先预热后熔烧。熔烧后的玻璃管应放在石棉网上冷却，不能放在桌上。

管口需套胶皮乳头（如滴管帽）等时，将管口壁加厚，称为缘口。方法是将玻璃管中插入镊子（应先预热）在火焰上转动，使管口略为扩大。待管口稍向外翻时，迅速将玻璃管放在石棉板上轻轻压平，这样就能得到比较整齐厚实的缘口（图 3-51）。

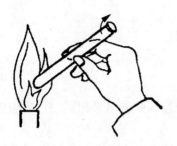

图 3-50　熔光玻璃管

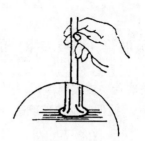

图 3-51　玻璃管缘口

二、玻璃管的弯曲

弯曲玻璃管的操作方法是，先用抹布把玻璃管外壁擦净，内壁用棉球擦净（把棉球塞进管口，不要太紧，用铁丝把棉球从另一端推出）。然后双手持玻璃管，把要弯曲的部位插入氧化焰内（先用小火预热）(图 3-52)。两手用力要均匀，并缓慢均匀地转动玻璃管，以免玻璃管在火焰中扭曲。当玻璃管烧成黄色而且足够软时，移开火焰，稍等 1~2 秒，待温度均匀后，再准确地把它弯成一定的角度。

弯管时应按 V 形手法正确操作，即两手在上方，玻璃管的弯曲部分在两手中间的下方（图 3-53）。

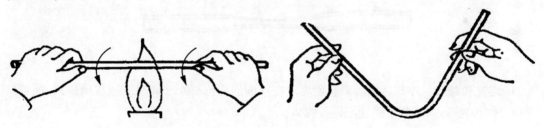

图 3-52　加热玻璃管

图 3-53　玻璃管的弯曲

120° 以上的角度一次弯成。较小的角度可分几次弯成，先弯成 120° 左右的角度，待玻璃管稍冷后，再加热后弯成较小的角度（如 90°）。但玻璃管第二次受热的位置应较第一次受热位置略偏左或偏右一些。需要弯成更小的角度（如 60°、45°）时，应进行第三次加热和弯曲操作。弯管好坏的比较与分析见图 3-54。

良好　　　　　　　　　　　　　　　不好

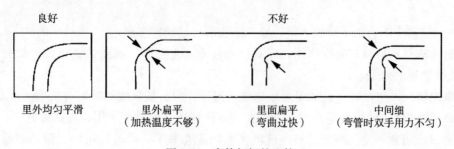

里外均匀平滑　　里外扁平　　　　里面扁平　　　　中间细
　　　　　　　（加热温度不够）　（弯曲过快）　（弯管时双手用力不匀）

图 3-54　弯管好坏的比较

三、玻璃管（或玻璃棒）的拉伸

拉伸玻璃管（或玻璃棒）一般也分三步进行。

1. 烧管 拉伸时加热玻璃管（或玻璃棒）的方法与弯曲玻璃管相同，只是加热得更软一些。

2. 拉管 待玻璃管（或玻璃棒）均匀软化后（即玻璃管烧成红黄色时）将玻璃管（或玻璃棒）轻缓地向内略加压缩，减短它的长度，使管壁增厚，再移开火焰，顺着水平方向缓缓地拉伸玻璃管（或玻璃棒）至所需要的细度（图 3-55）。注意不可拉断，拉断的管壁常嫌太薄。拉伸后，右手持玻璃管（或玻璃棒），将玻璃管（或玻璃棒）下垂片刻，使拉成的毛细管的轴与原玻璃管（或玻璃棒）轴位于同一直线上，然后放在石棉网上。在拉伸操作中，应注意使玻璃管（或玻璃棒）受热均匀且受热部位要足够大。如果受热部分不够大，拉得又很快时，得到的是既细又薄的尖管，不合要求。

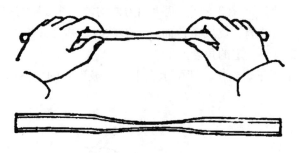

图 3-55　拉管

3. 熔光和缘口 冷却后按所需长度要求在拉细的部位折断玻璃管（或玻璃棒），断口熔光即成两个尖嘴。如需制备滴管还需要缘口。

第十三节　塞子钻孔

一、塞子的种类

化学实验室常用的塞子有软木塞、橡皮塞和磨口玻璃塞三种。

1. 软木塞 不易与有机物作用，但其严密性差，易被酸、碱侵蚀，因此一般只适用于盖无侵蚀性物质的瓶子。

2. 橡皮塞 严密性好，且能耐强碱物质的侵蚀，但易被强酸和某些有机物质（如汽油、氯仿、苯、丙酮、二硫化碳等）侵蚀，因此装碱液或固体碱的瓶子用橡皮塞最好。

3. 磨口玻璃塞 是试剂瓶和某些玻璃仪器的配套塞子，严密性很好，但易被碱和氢氟酸侵蚀，因此带磨口玻璃塞的瓶子不适用于装碱性物质和氢氟酸等。除标准磨口玻璃塞外，一般不同瓶子的磨口玻璃塞不能任意调换，否则不能很好密合。

对不同类型塞子的选用主要决定于试剂或实验的性质。选择的塞子大小应与装配的试剂瓶或仪器的口径相吻合，以塞进试剂瓶或仪器口的部分稍超过塞子高度的1/2为宜，且不应超过2/3，否则就不适用。使用新的软木塞时只要能塞入1/3~1/2时就可以了，因为经过压塞机压紧、压实后能够达到钻孔前的要求。

二、塞子的钻孔

装置仪器时常要将软木塞或橡皮塞钻孔，使用的工具是钻孔器，又称打孔器（图3-56）。它是一组直径不同的金属管，管的一端有柄另一端管口很锋利，另外，每套钻孔器还有一个带柄的捅条，用来捅出进入钻孔器的橡皮或软木。

1. 钻孔器的选择 根据塞子的种类和塞子所要插入的玻璃棒或温度计等的管径大小，选择合适的钻孔器。若是橡皮塞钻孔，选择一个比要插入玻璃管或温度计管口略粗（不要太粗）的钻孔器，因为橡皮塞有弹性，孔道钻成后略有收缩而使孔径略为变小。若是软木塞钻孔，因其质软而疏松，钻孔器的口径（外径）应比所要插入软木塞的玻璃管口径略细一些。

2. 钻孔 钻孔时，在钻孔器前端涂抹少许润滑剂（如肥皂水、甘油或水等），以减小金属管与塞子间的摩擦。然后把塞子平放在桌面上的一块木板上（避免钻坏桌子），左手按紧塞子，右手持钻孔器的柄，以顺时针方向，边压边钻（图3-57）。

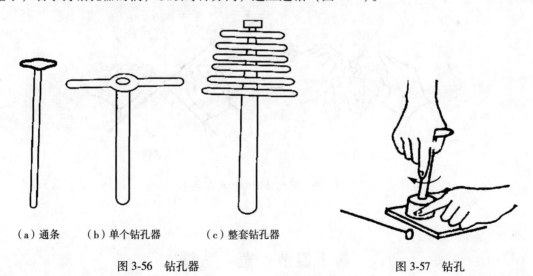

（a）通条　　（b）单个钻孔器　　（c）整套钻孔器

图3-56　钻孔器

图3-57　钻孔

塞子的钻孔应先由塞子的小端钻入，当钻到塞子厚度的一半时，按反时针方向旋出钻孔器，并用捅条捅出钻孔器中的橡皮或软木，再用同法从塞子大头的一端钻孔。注意要对准小头那一端的孔位，直到两端的圆孔贯穿为止（也可以从小的一端一次钻通）。钻孔时要注意使钻孔器和塞子的平面垂直，以免把孔钻斜。最后用水把已钻好的塞子洗净，并把钻孔器擦拭干净。

软木塞的钻孔方法和橡皮塞相似。不同的是软木塞钻孔前应首先用压塞机（图3-58）

把软木塞压紧、压实一些，以免钻孔时钻裂。

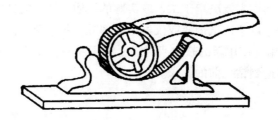

图 3-58　压塞机

三、玻璃导管与塞子的连接

将玻璃导管插入已钻孔的塞子，要求导管与塞孔严密套接。如果塞孔太小，可以用圆锉把孔锉大一些至大小合适为止。如果玻璃导管可以毫不费力地插入塞孔，表示塞孔太大，不合乎要求。

往塞孔内插入玻璃导管时，可用少许水润湿管口，然后手握玻璃导管的前半部，把玻璃导管慢慢旋入塞孔至合适位置。为了安全，初学者操作时最好垫布。整个操作要注意把塞子拿牢，柔力旋入，切不可用力过猛或手离塞子太远，以免折断玻璃导管划破手指（图 3-59）。

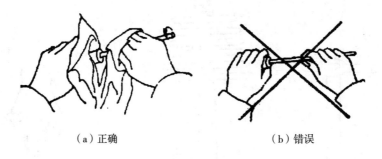

（a）正确　　　　　　　　　　　　（b）错误

图 3-59　玻璃导管与塞子的连接

第十四节　蒸　馏

蒸馏是有机化学实验常用的、重要的基本操作，常用于液体物质的分离、纯化和溶剂的回收。通过蒸馏还可以测定液体有机化合物的沸点，所以它对鉴定纯液体有机化合物具有一定的意义。

一、基本原理

液体分子由于分子的热运动有从液体表面逸出的倾向，且这种倾向随着温度的升高而增大。如果将液体置于密闭的真空体系中，液体分子不断地逸出而在液面上部形成蒸气，最后分子从液体表面逸出的速度与分子由蒸气回到液体中的速度相等，从而使其蒸气保持一定的压力，此时液面上部的蒸气达到饱和，称为饱和蒸气，它对液面施加的压力称为饱和蒸气压。液体的饱和蒸气压是液体与它的蒸气平衡时的压力，只与温度有关，与体系中存在的液体和蒸气的量无关，即液体在一定温度下具有一定的饱和蒸气压。

液体物质受热时其饱和蒸气压随温度升高而增大，这可以从图 3-60 中看出。当液体的饱和蒸气压增大到与外界施于液面的总压力（通常是大气压力）相等时，会有大量的气泡从液体内部逸出，即液体开始沸腾，此时的温度称为该液体的沸点。显然，沸点与所受外界压力的大小有关，通常所说的沸点是指在标准大气压（760mmHg）下的液体沸腾温度。

将液体加热至沸点使之成为蒸气，再使蒸气冷凝回液体，这两个过程的联合操作称为蒸馏。通过蒸馏可以将易挥发的物质和难挥发的物质分离开来，也可以将沸点不同的液体混合物分离开来，但液体混合物各组分的沸点必须相差较大（至少 30℃）才能得到较好的分离效果。

在沸腾时液体内部先形成很小的气泡，溶解在液体内部的空气可以薄膜形式吸附在瓶壁

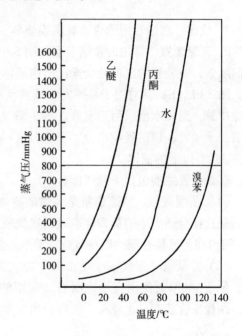

图 3-60　物质的饱和蒸气压与温度的关系

上，空气有助于这种气泡的形成，玻璃的粗糙面也起促进作用，这样的小气泡称为气化中心，即可作为大的蒸气气泡的核心。在沸点时，液体释放出大量蒸气至小气泡中，待气泡中的总压力增大到超过大气压，并足够克服由于液柱所产生的压力时，蒸气的气泡就上升逸出液面。因此，在液体中如果有许多小气泡或其他的气化中心时，液体就可以平稳地沸腾。如果加热的是不含空气的液体，容器壁又清洁而光滑，没有任何便于形成气泡的划痕、凹陷和弯折，这样在加热时内部液体温度可能会显著超过沸点而不沸腾，这种现象称为过热。此时一旦有一个气泡形成，由于液体在此温度时的饱和蒸气压已远远超过大气压和液柱压力之和，因此上升的气泡增大非常快，甚至将液体冲溢出瓶外，这种不正常沸腾称为暴沸。因而在加热前应加入助沸物以期引入气化中心，保证沸腾平稳。助沸物一般是表面疏松多孔、吸附有空气的物体，如碎瓷片或沸石等，另外也可用几根一端封闭的毛细管，开口的一端朝下，毛细管应有足够长度使其上端可以搁在蒸馏烧瓶的颈部。

纯液体有机化合物在一定的压力下具有固定沸点，但具有固定沸点的液体不一定都是纯的化合物，因为某些有机化合物常常和其他组分形成二元或三元共沸混合物，它们也具有特定的沸点。不纯物质的沸点高低取决于杂质的物理性质以及它与纯物质间的相互作用。若杂质是难挥发的，则溶液的沸点比纯物质的沸点略高（蒸馏时测得的并不是瓶中蒸馏液体的沸点，而是逸出蒸气与其冷凝液平衡时的温度，即馏出液的沸点）；若杂质是挥发性的，则蒸馏时液体的沸点会逐渐上升，或者由于两种或多种物质组成了共沸混合物，在蒸馏过程中温度保持不变。

二、仪器及装置

1. 仪器　蒸馏常用的仪器有蒸馏烧瓶、温度计、冷凝管、接液管、接收瓶。

2. 蒸馏装置　常用的蒸馏装置如图 3-61 所示。图 3-61（a）和图 3-61（b）是最常用的蒸馏装置，该装置的出口处会逸出蒸馏液体的蒸气，因此不适用于易挥发的低沸点液体的蒸馏。图 3-61（c）是适用于易挥发的低沸点液体的蒸馏装置，该装置通过接液管的侧管连接一橡皮管，通入水槽或引至室外。图 3-61（d）是可防潮的蒸馏装置，该装置在接液管侧管安装一干燥管，以防吸收水分。图 3-61（e）是使用空气冷凝管的蒸馏装置，适用于蒸馏沸点在 140℃ 以上的液体。

蒸馏装置主要包括下列三部分。

（1）蒸馏烧瓶：蒸馏烧瓶是蒸馏的容器，也可用圆底烧瓶和蒸馏头代替。根据蒸馏液体的量选择合适大小的蒸馏烧瓶或圆底烧瓶，通常蒸馏液体的体积不超过瓶体积的 2/3，也不少于 1/3。液体在瓶内受热气化，蒸气经支管进入冷凝管。

（2）冷凝管：蒸气在冷凝管中冷凝成为液体，液体的沸点高于 140℃ 时使用空气冷凝管，低于 140℃ 时使用直形冷凝管。常用的为直形冷凝管，用冷水冷却，下端侧管为进水口，用橡皮管接自来水龙头，上端的出水口套上橡皮管引至水槽。出水口应向上，以确保套管内充满水。

（3）接收瓶：常用的接收瓶为锥形瓶或圆底烧瓶，蒸气经冷凝管冷凝形成的馏出液通过接液管收集于接收瓶中。

三、蒸馏操作

1. 加料　将待蒸馏液沿着瓶颈壁小心倒入蒸馏烧瓶中，加入几粒助沸物。

2. 安装仪器　仪器安装的顺序一般是从热源处开始，自下而上、由左到右，依次安装蒸馏烧瓶、温度计、冷凝管、接液管、接收瓶。温度计通过橡皮塞孔插入蒸馏烧瓶颈中央，或将温度计插入标准的温度计套管后插入蒸馏烧瓶颈中央，其水银球上端应与支管的下侧相平（图 3-62）。

塞子孔道尽量做到紧密套进温度计，仪器的各部分须连接紧密，但整个装置不能密闭，以免由于加热或有气体产生使瓶内压力增大而发生爆炸，一般在接液管侧管或接液管和锥形瓶连接处与外界大气相通。

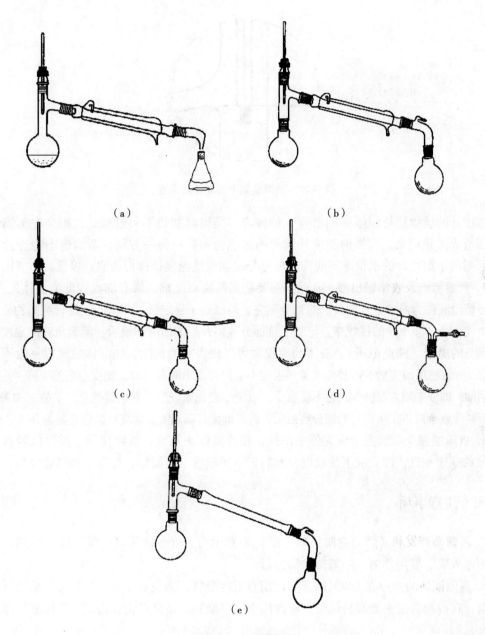

（a）   （b）

（c）   （d）

（e）

图 3-61 蒸馏装置

3. 加热 用直形冷凝管时，先由冷凝管下口缓慢通入冷水，自上口流出引至水槽中，然后开始加热（根据蒸馏液体的沸点选用适当的热源）。加热时可以看见蒸馏烧瓶中液体逐渐沸腾，蒸气逐渐上升，温度计读数也略有上升。当蒸气顶端到达温度计水银球部位时，温度计读数急剧上升。这时应适当调整火焰或电压，使加热速度略为下降，保持蒸气顶端停留在原处，使瓶颈上部和温度计受热，让水银球上液滴和蒸气温度达到平衡。然后再稍加大火焰或升高电压进行蒸馏，控制加热，调节蒸馏速度，通常以每秒蒸出1~2滴为宜。在整个蒸馏过程中，应使温度计水银球上常有被冷凝的液滴，此时的温度即为液体与蒸气平衡时的温

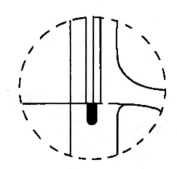

图 3-62　蒸馏装置中温度计的位置

度，温度计的读数就是液体（馏出液）的沸点。蒸馏时加热不可过猛，否则会在蒸馏烧瓶的颈部造成过热现象，这样由温度计读得的沸点会偏高；另一方面，蒸馏也不能进行得太慢，否则由于温度计的水银球不能为蒸气充分浸润而使温度计读得的沸点偏低或不规则。

4. 观察沸点及收集馏出液　在达到需要物质的沸点之前，常有沸点较低的液体先蒸出，这部分馏出液称为前馏分或馏头。前馏分蒸完，温度趋于稳定后，蒸出的就是较纯的物质，这时应更换一个洁净干燥的接收瓶。记录下这部分液体开始馏出时和最后一滴馏出时的温度，即是该馏分的沸程（沸点范围）。液体的沸程常可以代表它的纯度，纯液体的沸程一般不超过 $1 \sim 2℃$。所需物质蒸完后，维持原来加热温度不会再有馏出液蒸出时，温度会突然下降，这时应停止蒸馏，即使杂质含量极少，也不要蒸干，以免蒸馏烧瓶破裂及发生其他意外事故。如果液体中含有高沸点杂质，在所需要的馏分蒸出后，若再继续升高温度，温度计读数会显著升高。

5. 拆除装置　蒸馏完毕应先停止加热，稍冷后停止通水，拆除仪器。拆除仪器的顺序和安装的顺序相反，即先取下接收瓶，然后拆下接液管、冷凝管、温度计和蒸馏烧瓶。

四、注意事项

1. 蒸馏易挥发和易燃的物质（如乙醚）不能用明火（如酒精灯、煤气灯）加热，否则容易引起火灾。要用热浴，一般热水浴即可。

2. 蒸馏液体的沸点在 $140℃$ 以下时使用直形冷凝管，沸点在 $140℃$ 以上时如果使用直形冷凝管，在冷凝管接头处容易爆裂，应改用空气冷凝管，高沸点化合物用空气冷凝管即可达到冷却目的。

3. 如果采用热浴加热，保持浴温不要超过蒸馏液沸点 $20℃$，这样不但可以大大减少瓶内蒸馏物各部分之间的温差，而且可使蒸气的气泡不单从瓶底上升，也可沿着边沿上升，因而大大降低过热的可能。

4. 任何情况下切忌将助沸物加至已受热接近沸腾的液体中，否则会因突然放出大量蒸气而将大部分液体从烧瓶中喷出造成危险。如果加热前忘了加助沸物，补加时必须移去热源，待加热液体冷至沸点以下 $30℃$ 方可加入。如果沸腾的液体中途停止加热，则在重新加热前应加入新的助沸物，因为起初加入的助沸物在加热时逐出了部分空气，在冷却时吸附了液体，因而可能已经失效。

第十五节 分　馏

采用分馏柱使几种沸点相近的混合物进行分离的方法称为分馏，工业上常称为精馏。分馏实际上是利用分馏柱进行的多次蒸馏。分馏柱是实现有效分馏的重要仪器，在同一分馏柱不同高度的各段，其组分是不同的。采用适当高度的分馏柱，选择好填料，控制一定的回流比，就可以有效地将沸点相近的混合物分离开。现在最精密的分馏设备可将沸点相差 $1\sim2℃$ 的混合物分开，在化学工业和实验室中被广泛应用。

一、基本原理

如果将几种具有不同沸点但可以互溶的液体混合物加热，当其总蒸气压等于外界压力时，就开始沸腾气化，蒸气中易挥发液体所占比例较原混合液中多，这可以从下面的分析中看出。为了简化，我们仅讨论混合物是二组分理想溶液的情况。所谓理想溶液，是指各组分在混合物时无热效应产生，体积没有改变，是遵守拉乌尔定律的溶液。这时，溶液中每一组分的蒸气压等于此纯物质的蒸气压和它在溶液中的摩尔分数的乘积，即：

$$P_A = P_A^0 N_A \tag{1}$$

$$P_B = P_B^0 N_B \tag{2}$$

式中，P_A、P_B 分别为溶液中 A 和 B 的分压，P_A^0、P_B^0 分别为纯 A 和纯 B 的蒸气压，N_A 和 N_B 分别为 A 和 B 在溶液中的摩尔分数。

溶液的总蒸气压为：

$$P = P_A + P_B \tag{3}$$

根据道尔顿分压定律，气相中每一组分的蒸气压和它的摩尔分数成正比，因此在气相中各组的成分为：

$$N_A^气 = \frac{P_A}{P_A + P_B} \tag{4}$$

由上式推知，组分 B 在气相和液相中的相对浓度为：

$$\frac{N_B^气}{N_B} = \frac{P_B}{P_A + P_B} \cdot \frac{P_B^0}{P_B} = \frac{1}{N_B + \frac{P_A^0}{P_B^0} N_A} \tag{5}$$

因为在溶液中 $N_A + N_B = 1$，所以若 $P_A^0 = P_B^0$，则 $N_B^气 / N_B = 1$，表明此时液相和气相的成分

完全相同，这样的 A 和 B 就不能用蒸馏（或分馏）来分离。如果 $P_B^0 > P_A^0$，则 $N_B^气 / N_B > 1$，表明沸点较低的 B 在气相中的浓度比在液相中大（在 $P_B^0 < P_A^0$ 时，也可做类似的讨论）。将此蒸气冷凝后得到的液体中，B 的组分比在原来的液体中多。如果将所得的液体再进行气化，那么在其蒸气经冷凝后得到的液体中，易挥发的组分又将增加。如此多次，最终就能将这两组分分开（若形成共沸混合物则不能进行分离）。

分馏就是利用分馏柱来实现多次蒸馏的过程。分馏柱主要是一根长而垂直、柱身有一定形状的空管，或者在管中填充特制的填料，其目的是增大液相和气相接触的面积，提高分离效率。当沸腾的混合物蒸气进入分馏柱时，沸点较高的组分易被冷凝，因此冷凝液中就含有较多高沸点物质，而蒸气中低沸点的成分就相对地增多。冷凝液向下流动时又与上升的蒸气接触，两者之间进行热交换。亦即使上升的蒸气中高沸点的物质被冷凝下来，低沸点的物质仍呈蒸气上升；而在冷凝液中低沸点的物质则受热气化，高沸点的仍呈液态。如此经多次的液相与气相的热交换，使得低沸点的物质不断上升最后被分馏出来，高沸点的物质则不断流回容器中，从而将沸点不同的物质分离。所以在分馏时，柱内不同高度的各段其组分是不同的，相距越远，组分的差别就越大，也就是说在柱的动态平衡情况下，沿着分馏柱存在着组分梯度。

了解分馏原理最好是应用恒压下的沸点-组成曲线图（称为相图，表示这两组分体系中相的变化情况）。通常它是用实验测定在各温度时气液平衡状况下的气相和液相的组成，然后以横坐标表示组成，纵坐标表示温度而做出的（如果是理想溶液，则可直接由计算做出）。图 3-63 即是大气压下的苯-甲苯溶液的沸点-组成图。从图中可以看出，由苯 20% 和甲苯 80%（L_1）组成的液体在 102℃时沸腾，和此液相平衡的蒸气组成约为苯 40% 和甲苯 60%（V_1）。若将此组成的蒸气冷凝成同组成（L_2）的液体，则与此液相平衡的蒸气组成约为苯 60% 和甲苯 40%（V_2）。显然如此继续重复，即可获得接近纯苯的气相。

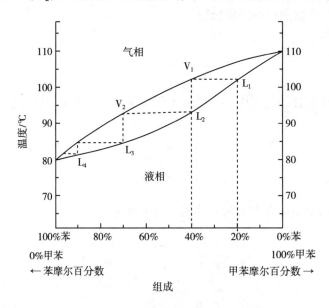

图 3-63　苯-甲苯体系的温度-组成曲线

在分馏过程中，有时可能得到与单纯化合物相似的混合物，它也具有固定的沸点和固定的组成，其气相和液相的组成也完全相同，因此不能用分馏法进一步分离。这种混合物称为共沸混合物（或恒沸混合物）（表3-6），它的沸点（高于或低于其中的每一组分）称为共沸点（或恒沸点）。图3-64和图3-65分别是具有最低和最高共沸点混合物的沸点-组成曲线图。共沸点混合物虽不能用分馏来进行分离，但它不是化合物，它的组成和沸点要随压力而改变，用其他方法破坏共沸组分后再蒸馏可以得到纯粹的组分。

表3-6 几种常见的共沸混合物

共沸混合物	组成（沸点/℃）	沸点/℃	各组分含量/%
二元共沸混合物	水（100）	78.2	4.4
	乙醇（78.5）		95.6
	水（100）	69.4	8.9
	苯（80.1）		91.9
	乙醇（78.5）	67.8	32.4
	苯（80.1）		67.6
	水（100）	108.6	79.8
	氯化氢（-83.7）		20.2
	丙酮（56.2）	64.7	20.0
	氯仿（61.2）		80.0
	水（100）	64.6	7.4
	乙醇（78.5）		18.5
	苯（80.1）		74.1
三元共沸混合物	水（100）	90.7	29.0
	丁醇（117.7）		8.0
	乙酸丁酯（126.5）		63.0

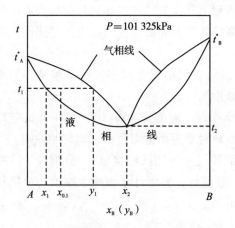

图3-64 具有最低共沸点混合物的
沸点-组成曲线

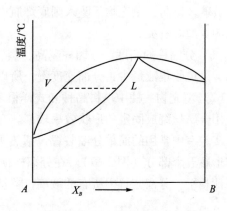

图3-65 具有最高共沸点混合物的
沸点-组成曲线

二、简单分馏仪器及装置

1. 仪器 普通有机化学实验中常用的有刺形分馏柱（又称韦氏分馏柱，Vigreux）和填充式分馏柱两种（图3-66）。

（1）刺形分馏柱：结构简单，它是一根分馏管，中间一段每隔一定距离向内伸入三根向下倾斜的刺状物，在柱中相交，每堆刺状物间排列成螺旋状。刺形分馏柱的分馏效率较低，适合分离少量且沸点差距较大的液体。

（2）填充式分馏柱：是在柱内填上各种惰性材料，以增加表面积。填料包括玻璃珠、玻璃管、陶瓷或螺旋形、马鞍形、网状等形状的金属片或金属丝。它具有比同样长度的刺形分馏柱分馏效率

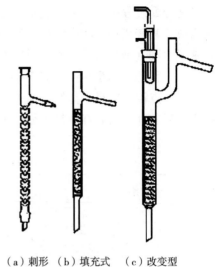

（a）刺形　（b）填充式　（c）改变型
　分馏柱　　分馏柱　　　分馏柱

图3-66　简单分馏柱

高、分馏柱黏附的液体多等特点，适合分离一些沸点差距较小的化合物。

（3）改变型分馏柱：图3-66（c）中所示的分馏柱为前两种的改良型，它由克氏分馏管及附加的一支小型冷凝管组成。上下移动冷凝管以及调节进入冷凝管的水流速度可以控制回流液体的量，亦即可控制回流比（指在同一时间内返回分馏柱的液体量和馏出液体量之比）。增加回流比（如从1∶1到10∶1或更高）可以提高混合物的分离效率，但是一定要防止液体在柱中液泛。液泛是蒸发速度增至某一程度时，上升的蒸气能将下降的液体顶上去，破坏了气液平衡，降低了分离效率。若将柱身裹以石棉绳、玻璃布等保温材料和控制加热的速率可以防止液泛，提高分馏效率。

2. 装置 为了提高分馏柱的分馏效率，在分馏柱中装入具有大表面积的填充物，填充物之间要保留一定的空隙，这样就可增加回流液体和上升蒸气的接触面。分馏柱底部往往放一些玻璃丝以防止填充物下坠入圆底烧瓶中。分馏柱效率的高低与柱的高度、绝热性能和填充物的类型等有关。

（1）分馏柱的高度：分馏柱越高，蒸气和冷凝液接触的机会越多，效率越高。但不宜过高，以免收集液量少，分馏速度慢，所以要选择恰当。

（2）填充物：柱中填料品种和式样很多，效率不同。玻璃管填料（长约20mm）效率较低，用金属丝绕成固定的形状效率较高。在填装填料时要遵循适当紧密且均匀的原则。

实验室中常用的简单分馏装置包括热源、蒸馏器（一般用圆底烧瓶）、分馏柱、冷凝管和锥形瓶五个部分（图3-67）。在分馏柱顶端插一温度计，温度计水银球上端恰与分馏柱支管下侧相平。分馏装置中所有的玻璃仪器都需要干燥。

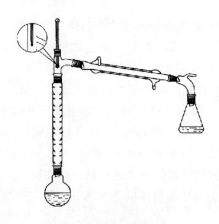

图 3-67　简单分馏装置

三、简单分馏操作

简单分馏操作和蒸馏操作大致相同。将待分馏的混合物放入圆底烧瓶中，加入沸石，装上分馏柱，插上温度计。分馏柱的支管和冷凝管相连，馏出液收集在锥形瓶中。一般要用几个具塞锥形瓶，分别标上 1、2、3、4 等字样。

在柱的外围尽量用石棉布包裹，这样可以减少柱内热量的散发，减少风和室温的影响。选用合适的热浴加热，液体沸腾后要注意调节浴温，使蒸气慢慢升入分馏柱，10～15 分钟后蒸气到达柱顶（可用手摸分馏柱壁，如若烫手表示蒸气已达该处）。在有馏出液滴出后，调节浴温使馏出液体的速度控制在每 2～3 秒/滴，这样可以得到比较好的分馏效果。待低沸点组分蒸完后，再渐渐升高温度。当第二个组分蒸出时会产生沸点的迅速上升，待第二个组分蒸完后，再渐渐升高温度。当第三个组分蒸出时又会产生沸点的迅速上升。上述情况是假定分馏体系有可能将混合物的组分进行严格的分馏。如果不是这种情况，一般则有相当大的中间馏分（除非沸点相差很大）。举例如下。

1. 把要分离的混合物（本实验用 50ml 四氯化碳和 50ml 甲苯）放在 250ml 圆底烧瓶里，加入沸石，按图 3-67 安装仪器，并用石棉绳包裹分馏柱身，尽量减少散热。把第 1 号锥形瓶作为接收瓶，接收瓶与周围火焰要保持一定的距离。选择好热浴（本实验用油浴），开始用小火加热，以使加热均匀，防止过热。当液体开始沸腾时，即见到一圈圈气液沿分馏柱慢慢上升，待其停止上升后，调节热源，升高温度，当蒸气上升到分馏柱顶部，开始有馏液流出时，记下第一滴分馏液落到接收瓶中的温度。此时更应控制好温度，使分馏的速度以 1ml/min 为宜。

首先以第 1 接收瓶收集 76～81℃ 的分馏液，依次更换接收瓶，第 2 接收瓶收集 81～88℃ 的分馏液，第 3 接收瓶收集 88～98℃ 的分馏液，第 4 接收瓶收集 98～108℃ 的分馏液。

当蒸气温度达到 108℃ 时停止分馏，撤去油浴，让圆底烧瓶冷却（约几分钟），使分馏柱内的液体回流到瓶内，将圆底烧瓶内的残液倒入第 5 接收瓶里。分别量出并记录各接收瓶馏出液的体积（量准至 0.1ml），并记录。操作时要注意防火，应在离火焰较远的地方进行。

2. 为了分出较纯的组分，依照下面的方法进行第二次分馏。

先将第一次的馏出液1（第1接收瓶）倒入空的圆底烧瓶里，如前所述装置进行分馏，仍用第1号锥形瓶收集76~81℃馏出液，当温度升至81℃时，停止分馏，冷却圆底烧瓶，将第一次的馏出液2（第2接收瓶）加入圆底烧瓶残液中，继续加热分馏，把81℃以前的馏出液收集在第1号锥形瓶中，而81~88℃的馏出液收集于第2号锥形瓶中，待温度上升到88℃时停止加热，冷却后将第一次的馏出液3（第3接收瓶）加入圆底烧瓶残液中，继续分馏分别以第1号、第2号和第3号锥形瓶收集76~81℃、81~88℃和88~98℃的馏出液，依次继续分馏第一次的第4号及第5号锥形瓶馏出液，操作同上。至分馏第5号锥形瓶的馏出液时，残留在烧瓶中的刚好为第二次分馏的第5部分馏分。其馏分表见表3-7。

表3-7 四氯化碳和甲苯混合物分馏的馏分表

序号	温度/℃	各段馏出液的体积/ml	
		第一次	第二次
1	76~81		
2	81~88		
3	88~98		
4	98~108		
5	残液		

记录第二次分馏得到的各段馏液的体积。

3. 为了定性地估计分馏的效率，可将两端的馏出液（第1和第5接收瓶）做气味和其他的性质试验。

（1）分别取1~2滴馏出液滴入盛有水的试管中，观察馏出液是浮于水面还是沉入水底？为什么？

（2）分别取几滴馏出液于磁蒸发皿中，点火观察能否燃烧？有没有火焰？

4. 做完实验，并记录实验结果后，把所有的馏出液均倾入指定的瓶中。

用观察到的温度作纵坐标，馏出液的体积作横坐标，作图得一分馏曲线。

（1）四氯化碳为无色液体，沸点为76.8℃，不能燃烧；甲苯为无色液体，沸点为110.6℃，能燃烧。

（2）将各段待分馏液倒入圆底烧瓶中时必须先熄灭火焰，并使圆底烧瓶冷却几分钟。否则，容易引燃甲苯，造成事故！

四、注意事项

要很好地进行分馏必须注意以下几点。

1. 分馏一定要缓慢进行，要控制好恒定的分馏速度。

2. 要有相当量的液体沿分馏柱流回烧瓶中，即要选择合适的回流比。

3. 必须尽量减少分馏柱的热量散失和波动。

第十六节 水蒸气蒸馏

水蒸气蒸馏是指将不溶于水的挥发性有机物与水共沸蒸出的操作过程。水蒸气蒸馏是分离和纯化有机物的一种方法，尤其是在反应产物中有大量树脂状杂质时，其分离效果较一般蒸馏或重结晶好。本法常应用于下列几种情况：①某些高沸点的有机化合物，常压蒸馏虽可与副产物分离，但易被破坏。②混合物中含有大量树脂状杂质或不挥发性杂质，用蒸馏、萃取等方法难以分离出所需物质。③从较多固体反应物中分离出被吸附的液体。

被分离和提纯的物质必须具备下列几个条件：①不溶或难溶于水。②共沸时与水不发生化学反应。③在100℃左右必须具有一定的蒸气压（至少5~10mmHg）。

一、基本原理

当有机化合物 A 与水一起共热时，根据道尔顿分压定律，整个系统的蒸气压应为各组分蒸气压之和，即：

$$P = P_{H_2O} + P_A \tag{1}$$

式中，P 为总蒸气压，P_{H_2O} 为水的蒸气压，P_A 为不溶或难溶于水的有机化合物 A 的蒸气压。

当混合物中各组分蒸气压的总和与外界大气压相等时，混合物开始沸腾，这时的温度即为它们的沸点。显然，混合物的沸点低于任何一个组分的沸点，即有机化合物采用水蒸气蒸馏时可以在低于100℃的情况下将高沸点组分与水一起蒸馏出来。如表3-8。

表3-8 有机化合物的沸点、P_{H_2O}、P_A 和混合物沸点

有机化合物	沸点/℃	P_{H_2O}/mmHg	P_A/mmHg	混合物沸点/℃
乙苯	136.2	567.0	195.2	92.0
苯胺	184.4	717.5	42.5	98.4
硝基苯	210.9	738.5	20.1	99.2

水蒸气蒸馏的优点在于使所需要的有机物在较低的温度下从混合物中蒸馏出来，可以避免在常压蒸馏时所造成的损失，提高分离提纯的效率。同时在操作和装置方面又较减压蒸馏简便，所以水蒸气蒸馏可应用于分离和提纯有机物。

伴随着水蒸气蒸出的有机化合物和水的质量（W_A 和 W_{H_2O}）比等于两者分压（P_A 和 P_{H_2O}）分别和两者的分子量（M_A 和 M_{H_2O}）的乘积之比，因此，在馏出液中有机物与水的质

量比可按下式计算：

$$\frac{W_A}{W_{H_2O}} = \frac{M_A \times P_A}{18 \times P_{H_2O}} \qquad (2)$$

例如：水蒸气蒸馏 1-辛醇和水的混合物时，1-辛醇的沸点为 195.0℃，1-辛醇与水的混合物在 99.4℃沸腾，纯水在 99.4℃时的蒸气压为 744mmHg，在此温度下 1-辛醇的蒸气压为 760−744＝16mmHg，1-辛醇的分子量为 130，在馏出液中 1-辛醇与水的质量比为：

$$\frac{W_A}{W_{H_2O}} = \frac{16 \times 130}{744 \times 18} = 0.155$$

每蒸出 0.155g 1-辛醇，伴随蒸出 1g 水，即馏出液中水占 87%，1-辛醇占 13%。

又如，苯胺和水的混合物用水蒸气蒸馏时的有关数据如上表所列，苯胺的分子量为 98。所以，馏出液中苯胺与水的质量比为：

$$\frac{98 \times 42.5}{18 \times 717.5} = \frac{1}{3.3}$$

因为苯胺微溶于水，计算值仅为近似值。

二、仪器及装置

水蒸气蒸馏所用仪器主要有长颈圆底烧瓶、短颈圆底烧瓶、冷凝管和锥形瓶。水蒸气蒸馏装置，包括水蒸气发生器、蒸馏部分、冷凝部分和接收部分（图 3-68）。

水蒸气发生器一般使用金属制成（图 3-69），也可用短颈圆底烧瓶。蒸馏部分通常采用长颈圆底烧瓶。

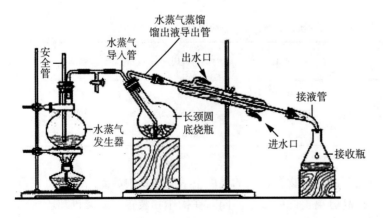

图 3-68 水蒸气蒸馏装置

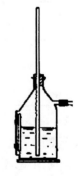

图 3-69 水蒸气发生器

三、水蒸气蒸馏操作

将合适的短颈圆底烧瓶作为水蒸气发生器，加入约占容器 3/4 的热水，并加入几粒沸石。瓶口配一双孔橡皮塞，一孔插入长 1m、直径 5mm 的玻璃管作为安全管，安全管几乎插到发生器的底部，当容器内气压太大时，水可沿着玻璃管上升以调节内压。如果系统发生堵塞，水便会从管的上口喷出，此时应检查蒸馏部分圆底烧瓶内的蒸气导管下口是否被堵塞。

蒸馏部分通常是用 500ml 以上的长颈圆底烧瓶，被蒸馏的液体体积不能超过容器的 1/3。长颈圆底烧瓶斜放与桌面成 45°，这样可以避免由于蒸馏时液体剧烈跳动引起液体从导管冲出，以至污染馏出液。

为了减少反复转换容器而引起产物的损失，常直接利用原来的反应容器，即非长颈圆底烧瓶进行水蒸气蒸馏（图 3-70）。如产物不多，则改用半微量装置（图 3-71）。另外，少量物质的水蒸气蒸馏也可用克氏蒸馏瓶代替长颈圆底烧瓶（图 3-72），有时也可直接利用进行反应的三口烧瓶来代替长颈圆底烧瓶（图 3-73）。

在盛有待分离物质的长颈圆底烧瓶口配一双孔橡皮塞，一孔插入内径约 9mm 的水蒸气导入管，使它正对烧瓶底中央，距瓶底 8~10mm。另一孔插入内径约 8mm 的导出管，其末端连接一直形冷凝管。馏出液通过接液管进入接收瓶。

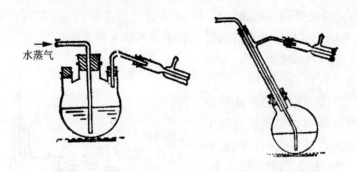

图 3-70　利用原反应容器进行水蒸气蒸馏的装置

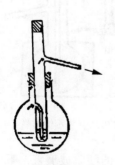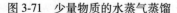

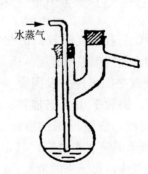

图 3-71　少量物质的水蒸气蒸馏　　　图 3-72　用克氏蒸馏瓶进行少量物质的水蒸气蒸馏

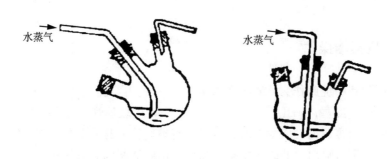

图 3-73　用三口烧瓶进行水蒸气蒸馏

水蒸气发生器与盛有待分离物质的长颈圆底烧瓶之间应安装一个 T 形管，在 T 形管下端连一个螺旋夹，以便及时除去冷凝下来的水滴。

进行水蒸气蒸馏时，先将待分离物质置于长颈圆底烧瓶中，加热水蒸气发生器，直至接近沸腾后才将螺旋夹夹紧，使水蒸气均匀地进入长颈圆底烧瓶。为了使蒸气不在长颈圆底烧瓶中冷凝过多，必要时可在长颈圆底烧瓶下置一石棉网，用小火加热。必须控制加热速度使蒸气能在冷凝管中全部冷凝下来。如果随水蒸气挥发的物质具有较高的熔点，冷凝后易于在冷凝管内壁析出固体，则应调小冷凝水的流速，使随水蒸气挥发的物质冷凝后仍保持液态。假如已有固体析出，并且接近堵塞，可暂时停止冷凝水的流通，甚至需要将冷凝水暂时放出，以使物质熔融后随水流入接收瓶中。必须注意，当冷凝管夹套中要重新通入冷凝水时，要小心而缓慢，以免冷凝管骤冷而破裂。万一冷凝管已被堵塞，应立即停止蒸馏并设法疏通（可用玻璃棒将堵塞的固体捅出或在冷凝管夹套中注入热水使之熔出）。

在蒸馏需要中断或蒸馏完毕后，一定要先打开螺旋夹与大气相通，然后方可停止加热，否则长颈圆底烧瓶中的液体将会被倒吸到水蒸气发生器中。在蒸馏过程中如发现安全管中的水位迅速升高，则表示系统发生了堵塞，此时应立即打开螺旋夹，然后才能移去热源。待排除了堵塞后再进行水蒸气蒸馏。

对于在 100℃ 左右蒸气压较低的化合物，可利用过热水蒸气来进行蒸馏。例如，可在 T 形管与烧瓶之间串连一段铜管（最好是螺旋形的），铜管下用火焰加热，以提高水蒸气的温度，烧瓶再用油浴保温。也可用图 3-74 所示的装置来进行，其中 A

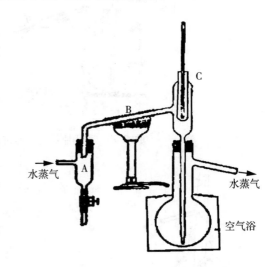

图 3-74　过热水蒸气蒸馏装置

是为了除去水蒸气中冷凝下来的液滴；B 处是用几层石棉纸裹住的硬质玻璃管，下面用鱼尾灯焰加热；C 是温度计套管，内插温度计。烧瓶外用油浴或空气浴维持和水蒸气一样的温度。

四、注意事项

1. 水蒸气发生器内的水量不能超过容积的 3/4，否则，沸腾时水将冲出烧瓶。蒸馏时，注意安全管的水位。

2. 当馏出液无明显油珠，且澄清透明时，便可停止蒸馏。停止时必须先旋开螺旋夹，再移开热源，以免倒吸。

3. 收集液中加入食盐，有助于挥发油从水中析出。

第十七节　减 压 蒸 馏

减压蒸馏是分离提纯有机化合物的常用方法之一，特别适用于那些在常压蒸馏时未达到沸点即已受热分解、氧化或聚合的物质。

一、基本原理

液体的沸点是指它的蒸气压等于外界大气压时的温度。因此液体的沸点是随外界压力的降低而降低的，如果借助于真空泵降低系统内压力，即可降低液体的沸点。这种在较低压力下进行蒸馏的操作称为减压蒸馏。

有时在文献中查不到减压蒸馏时物质的沸点随压力变化而变化的数据，则可根据图 3-75 中的经验曲线找出该物质在此压力下的沸点（近似值）。如二乙基丙二酸二乙酯常压（760mmHg）下沸点为 218~220℃，欲减压至 20mmHg，它的沸点应为多少？我们可以先从图 3-75 中间的直线上找出相当于 218~220℃ 的点，将此点与右边直线上 20mmHg 处的点连成一直线，延长此直线与左边的直线相交，交点所示的温度就是 20mmHg 时二乙基丙二酸二乙酯的沸点，为 105~110℃。

在给定压力下的沸点还可近似地从下列公式求出来：

$$logP = A + \frac{B}{T} \tag{1}$$

式中，P 为蒸气压，T 为沸点（绝对温度），A、B 为常数。如以 $logP$ 为纵坐标，$1/T$ 为横坐标作图，可以近似地得到一直线。因此可从两组已知的压力和温度算出 A 和 B 的数值，再将所选的压力代入上式算出液体的沸点。

表 3-9 列出了一些有机化合物在常压和不同压力下的沸点，从中可以看出当压力降低到 20mmHg 时，大多数有机物的沸点比常压（760mmHg）的沸点低 100~120℃；当减压蒸馏在 10~25mmHg 进行时，大体上压力每相差 1mmHg，沸点约相差 1℃。当要进行减压蒸馏时，预先粗略地估计出相应的沸点，对具体操作和选择合适的温度计都有一定的参考价值。

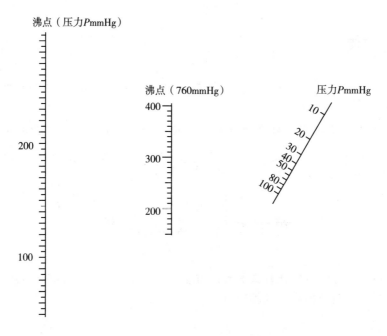

图 3-75　液体在常压下沸点与减压下沸点的近似关系

表 3-9　一些有机化合物的压力-沸点关系

压力/mmHg	沸点/℃					
	水	氯苯	苯甲醛	水杨酸乙酯	甘油	蒽
760	100	132	179	234	290	354
50	38	54	95	139	204	225
30	30	43	84	127	192	207
25	26	39	79	124	188	201
20	22	34.5	75	119	182	194
15	17.5	29	69	113	175	186
10	11	22	62	105	167	175
5	1	10	50	95	156	159

二、仪器及装置

减压蒸馏装置中，其主要仪器设备有圆底烧瓶、克氏蒸馏头、温度计、冷凝管、接收瓶、吸收装置、压力计、安全瓶和减压泵。

整个减压系统可分为蒸馏、抽气（减压）以及在它们之间的保护和测压装置三部分（图 3-76）。

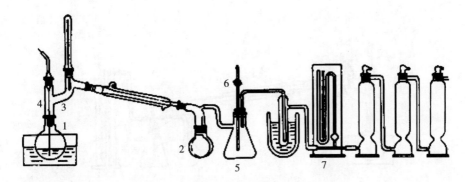

1. 圆底烧瓶；2. 接收瓶；3. 克氏蒸馏头；4. 毛细管；5. 安全瓶；6. 二通活塞；7. 压力计。

图 3-76 减压蒸馏装置

1. 蒸馏部分

（1）克氏蒸馏头上端有两个口，在带有支管的一口插入温度计，指示馏出液的沸点；另一口插入一根末端拉成毛细管的玻璃管，以防止液体过热产生暴沸溅跳现象。毛细管口要很细，且其距瓶底 1~2mm。玻璃管另一端应拉细一些或在玻璃管口套上一段夹有螺旋夹的橡皮管，用于调节进入瓶内的空气量，否则会引入大量空气，达不到减压蒸馏的目的。

（2）接收瓶常用蒸馏烧瓶，蒸馏时若要收集不同的馏分而又不中断蒸馏，可用三叉燕尾管（图 3-77）与蒸馏烧瓶连接起来，旋转三叉燕尾管，就可使不同的馏分流入指定的接收瓶中。

根据蒸出液体沸点的不同，选择合适的热浴和冷凝管，控制热浴的温度比液体的沸点高 20~30℃。当蒸馏物质的沸点高于140℃应选用空气冷凝管，蒸馏沸点较高的物质时，最好用石棉绳或石棉布包裹克氏蒸馏头，以减少散热。

2. 抽气部分 实验室通常用循环水真空泵（图 3-78）或油泵（图 3-79）进行减压蒸馏。若不需要很低的压力，可用循环水真空泵，它具有结构简单、便宜耐用等特点，室温下可获得的极限真空度为 15~30mmHg。如用循环水真空泵抽气，则减压蒸馏的装置可简化如图 3-80。为了方便快捷地除去沸点不高且较易挥发的溶剂，近些年，人们更多地采用旋转蒸发仪来进行简单的减压蒸馏（图 3-81），该方法具有操作方便、简单高效等优点。

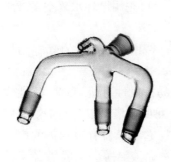

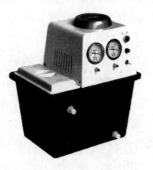

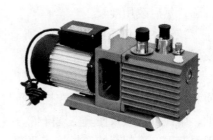

图 3-77　三叉燕尾管　　　　图 3-78　循环水真空泵　　　　图 3-79　油泵

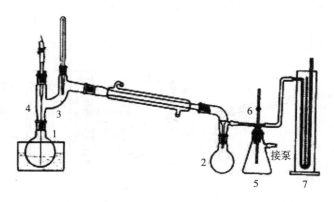

1. 圆底烧瓶；2. 接收瓶；3. 克氏蒸馏头；4. 毛细管；5. 安全瓶；6. 二通活塞；7. 压力计。

图 3-80　循环水真空泵泵减压蒸馏装置

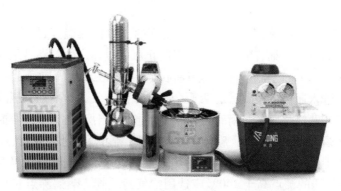

图 3-81　旋转蒸发仪

　　若需要较低的压力时，可使用油泵进行减压蒸馏，好的油泵真空度可达到 1mmHg 以下。油泵的好坏取决于其机械构造和油的质量，蒸馏挥发性较大的有机溶剂时，有机溶剂会被油吸收，增加了蒸气压，从而降低了抽空效能；酸性蒸气会腐蚀油泵；水蒸气使油成乳浊液，从而损坏真空油。因此，使用油泵时必须注意下列几点：①在蒸馏系统和油泵之间，必须装有吸收装置。②蒸馏前必须先用循环水真空泵彻底抽去系统中的有机溶剂。③如能用循环水真空泵的，尽量使用循环水真空泵，如蒸馏物中含有挥发性杂质，可先用循环水真空泵减压抽除，然后改用油泵。

　　减压系统必须保持密封，所有磨口应涂上真空脂，橡皮管要用厚壁耐压的真空用橡皮管。

　　3. 保护及测压装置部分　当用油泵进行减压时，为了防止易挥发性有机溶剂、酸性物质和水汽进入油泵，必须在接收瓶与油泵之间依次安装冷阱和几种吸收塔，以免污染油泵用油，腐蚀机件，致使真空度降低。冷阱的构造如图 3-82 所示，将它置于盛有冷却剂的广口保温瓶中，冷却剂的选择随需要而定，可用冰-水、冰-盐、干冰、液氮等。吸收塔（又称干燥塔）（图 3-83），通常设两个，前一个装无水氯化钙（或硅胶），后一个装粒状氢氧化钠。有时为了吸除烃类气体，可再加一个装石蜡片的吸收塔。

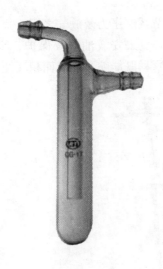

图 3-82　冷阱

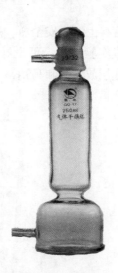

图 3-83　吸收塔

　　实验室通常采用水银压力计来测量体系的压力。图 3-84（a）为封闭式水银压力计，两臂汞柱高度之差即为大气压与系统中压力之差，因此蒸馏系统内的实际压力（真空度）应是大气压力（以 mmHg 表示）减去这一汞柱之差。图 3-84（b）为开口式水银压力计，两臂液面高度之差即为蒸馏系统的真空度。测定压力时，可将管后木座上的滑动标尺的零点调整到右臂的汞柱顶端线上，这时左臂的汞柱顶端所指示的刻度即为系统的真空度。开口式水银压力计较笨重，读数方式也较麻烦，但准确性高。封闭式水银压力计比较轻巧，且读数方便，但常常因为有残留空气，以致不够准确，常需开口式水银压力计来校正。使用时应避免水或其他污物进入水银压力计内，否则将严重影响其准确度。

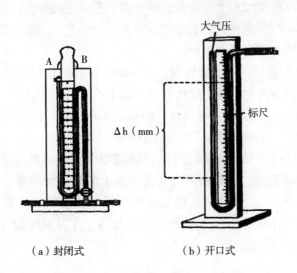

（a）封闭式　　　　　（b）开口式

图 3-84　水银压力计

在泵前还应接上一个安全瓶，瓶上的二通活塞供调节系统压力及放气之用。

在普通有机实验室里，可设计一个小推车（图3-85）来安放油泵及保护、测压设备。车中有两层，底层放置泵和马达，上层放置其他设备。这样既能缩小安装面积又便于移动。

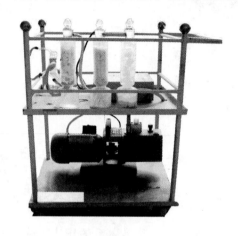

图3-85　油泵小车

三、减压蒸馏操作

当被蒸馏物中含有低沸点的物质时，应先用循环水真空泵减压蒸除低沸点物质，再用油泵减压蒸馏。

1. 把仪器安装完毕后，先检查系统能否达到所要求的压力。检查方法为：首先关闭安全瓶上的活塞及旋紧克氏蒸馏头上毛细管的螺旋夹，然后用泵抽气，观察能否达到要求的压力（如果仪器装置不漏气，系统内的真空情况应能保持良好），然后慢慢旋开安全瓶上的活塞，放入空气，直到内外压力相等为止。

2. 加入需要蒸馏的液体于圆底烧瓶中，不得超过容积的1/2，关好安全瓶上的活塞，开动抽气泵，调节毛细管导入空气量，以能冒出一连串的小气泡为宜。

3. 当达到所需要的压力且压力稳定后，便开始加热，热浴的温度一般较液体的沸点高20~30℃，液体沸腾时，应调节热源。经常注意压力计上所示的压力，如果不符，则应进行调节，蒸馏速度以0.5~1.0滴/秒为宜。待达到所需的沸点时，更换接收瓶，继续蒸馏。

4. 蒸馏完毕，移去热源，慢慢旋开夹在毛细管上的橡皮管的螺旋夹，并慢慢打开安全瓶上的活塞，平衡内外压力，使压力计的水银柱缓缓地恢复原状（若放开得太快，水银柱很快上升，有冲破压力计的可能）。待内外压力平衡后，才可关闭抽气泵，以免抽气泵的油反吸入干燥塔。最后拆除仪器。

四、注意事项

1. 使用油泵时必须注意：①在蒸馏系统和油泵之间，必须安装吸收装置。②蒸馏前必须先用循环水真空泵减压蒸馏，以彻底除去体系中的有机溶剂。③如能用循环水真空泵蒸馏，尽量使用循环水真空泵。如蒸馏物中含有挥发性杂质，可先用循环水真空泵减压抽除，然后改用油泵。

2. 减压系统必须保持密封不漏气，所有磨口应涂上真空脂，橡皮管要用厚壁耐压的真空橡皮管。

3. 在进行减压蒸馏时，不能用明火加热，必须用热浴加热。

第十八节 萃 取

萃取是利用溶剂从固体或液体混合物中分离出所需要的物质的基本操作，也可以用来除去混合物中少量杂质，通常前者称为萃取，后者称为洗涤。萃取是有机化学实验中用来提取或纯化有机化合物的常用方法之一。

一、基本原理

萃取是利用物质在两种互不相溶（或微溶）的溶剂中溶解度或分配系数的不同，使溶质从一种溶剂中转移到另外一种溶剂中的方法，广泛应用于化学、冶金、食品、石油炼制等工业。而将萃取后两种互不相溶的液体分开的操作，称为分液。将含有有机化合物的水溶液用有机溶剂萃取时，有机化合物就在两液相间进行分配。在一定温度下，此有机化合物在有机相中和在水相中的浓度之比为一常数，此即所谓分配定律。假如一物质在两液相 A 和 B 中的质量浓度分别为 C_A 和 C_B，则在一定温度下，$C_A/C_B = K$。K 是一常数，称为分配系数，它可近似地看作此物质在两溶剂中的溶解度之比。

有机物在有机溶剂中的溶解度一般比在水中的溶解度大，所以可将它们从水溶液中萃取出来。除非分配系数极大，否则一次萃取是不可能将全部物质萃入新的有机相中。在萃取时，若在水溶液中先加入一定量的电解质（如氯化钠），利用所谓盐析效应，以降低有机化合物和萃取溶剂在水溶液中的溶解度，常可提高萃取效果。

当用一定量的溶剂从水溶液中萃取有机物时，一次萃取好还是多次萃取好呢？我们可利用下列推导来说明。设在 V ml 的水中溶解 W_0 g 的物质，每次用 S ml 与水不互溶的有机溶剂重复萃取。假如 W_1 g 为萃取一次后剩在水溶液中的物质的质量，则在水中的浓度和在有机相中的浓度就分别为 W_1/V 和 $(W_0 - W_1)/S$，两者之比等于 K，即：

$$\frac{W_1/V}{(W_0 - W_1)/S} = K \ \text{或} \ W_1 = W_0 \frac{KV}{KV + S} \tag{1}$$

令 W_2 为萃取两次后在水中的剩余质量，则有：

$$\frac{W_2/V}{(W_1 - W_2)/S} = K \ \text{或} \ W_2 = W_1 \frac{KV}{KV + S} = W_0 \left(\frac{KV}{KV + S}\right)^2 \tag{2}$$

显然，萃取 n 次后的剩余量 W_n 应为：

$$W_n = W_0 (\frac{KV}{KV+S})^n \qquad (3)$$

当用一定量的溶剂萃取时，我们希望在水中的剩余量越少越好。因为上式中 $KV/(KV+S)$ 恒小于 1，所以 n 越大 W_n 就越小。也就是说把溶剂分成几份进行多次萃取比用全部的溶剂进行一次萃取效果好。但必须注意，上面的公式只适用于与水几乎不互溶的溶剂，例如苯、四氯化碳和氯仿等。对于在水中有较大溶解度的溶剂，如乙醚等，上面的公式只是近似的，但也可以定性地给出预期的结果。

例如：在 100ml 水中含有 4g 正丁酸的溶液，在 15℃ 时用 100ml 苯来萃取，设已知在 15℃ 时正丁酸在水和苯中的分配系数 $K=1/3$。用 100ml 苯一次萃取后，正丁酸在水中的剩余量为：

$$W_1 = 4 \times \frac{\frac{1}{3} \times 100}{\frac{1}{3} \times 100 + 100} = 1.0g$$

如果用 100ml 苯萃取 3 次，每次用苯 33.3ml，则剩余量为：

$$W_3 = 4 \times (\frac{\frac{1}{3} \times 100}{\frac{1}{3} \times 100 + 33.3})^3 = 0.5g$$

从上面的计算可知 100ml 苯一次萃取可提出 3.0g（75%）的正丁酸，而分 3 次萃取时则可提出 3.5g（87.5%）。所以，用同样体积的溶剂，分多次萃取比一次萃取的效率高。但是当溶剂的总量保持不变时，萃取次数 n 增加，S 就要减小。例如当 $n>5$ 时，n 和 S 这两个因素的影响就几乎相互抵消了，再增加 n，W_n/W_{n+1} 的变化很小。通过运算也可以证明这一结论。

上面的考虑也适合于由溶液中萃取出（或洗涤去）溶解的杂质的情况。

二、仪器及装置

从液体中萃取常用分液漏斗（图 3-86），也可以采用连续萃取装置实现液液萃取；从固体中萃取通常用索氏提取器，又称脂肪提取器；有时为了方便，可以用简易索氏提取器，即使用恒压滴液漏斗替代索氏提取器（图 3-87）。

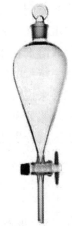

图 3-86　分液漏斗

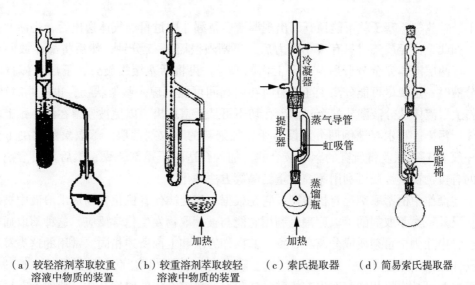

（a）较轻溶剂萃取较重　　（b）较重溶剂萃取较轻　　（c）索氏提取器　　（d）简易索氏提取器
　　　溶液中物质的装置　　　　　溶液中物质的装置

图 3-87　连续萃取装置

三、萃取操作

1. 溶液中物质的萃取　在实验中用得最多的是水溶液中物质的萃取。最常用的萃取仪器为分液漏斗，操作时应选择容积较液体体积大一倍以上的分液漏斗，把活塞擦干，薄薄地涂上一层凡士林，塞好后把活塞旋转数周，使凡士林均匀分布，然后放在铁圈中待用（若使用聚四氟乙烯材质活塞的分液漏斗，聚四氟乙烯活塞则不用涂抹凡士林）。关好活塞，将含有有机化合物的水溶液和萃取溶剂（一般为水溶液体积的1/3）依次自上口倒入分液漏斗中，塞好塞子（此塞子不能涂凡士林，塞好后可再旋紧一下，以免漏液），取下分液漏斗，双手握持，振摇［图 3-88（a）］，以使两液相之间的接触面增加，以提高萃取效率。在开始时要慢慢振摇，每摇几次以后，就要将漏斗向上倾斜（朝向无人处），打开活塞，使过量的蒸气逸出，称为放气［图 3-88（b）］。以乙醚萃取水溶液中物质为例，在振摇后乙醚可产生 $300 \sim 500 mmHg$ 的蒸气压，加上原来空气和水蒸气压，漏斗中的压力就大大超过了大气压。

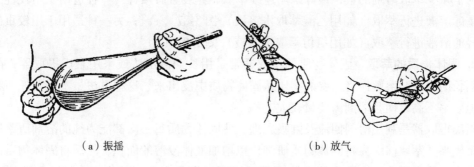

（a）振摇　　　　　　　　　　　　　　（b）放气

图 3-88　分液漏斗的使用

如果不经常放气，塞子就可能顶开而出现漏液。待漏斗中过量的气体逸出后，将活塞关闭再振摇。如此重复至放气时只有很小压力后，再剧烈振摇 2~3 分钟，然后将漏斗放回铁圈中静置。待两层液体完全分开后，打开上面的塞子，再将活塞缓缓旋开，下层液体自活塞放出。分液时一定要尽可能分离干净，有时在两相间可能出现一些絮状物，也应同时放下去。然后将上层液体从分液漏斗的上口倒出，切不可从活塞放出，以免被残留在漏斗颈上的第一种液体所污染。将水溶液倒回分液漏斗中，加入新的萃取剂萃取。萃取次数取决于分配系数，一般为 3~5 次。将所有的萃取液合并，加入合适的干燥剂干燥，然后蒸去溶剂。萃取所得的有机物视其性质可利用蒸馏、重结晶等方法纯化。

上述操作中的萃取剂是有机溶剂，它是根据分配定律使有机化合物从水溶液中被萃取出来的。另外一类萃取剂的萃取原理是利用它能与被萃取物发生化学反应，这种萃取通常用于从化合物中除去少量杂质或分离混合物，其操作方法和上面所述相同。常用的这类萃取剂如5%氢氧化钠水溶液，5%或10%的碳酸钠、碳酸氢钠溶液，稀盐酸、稀硫酸及浓硫酸等。碱性的萃取剂可从有机相中萃取出有机酸，或除去有机溶剂中的酸性杂质，使酸性杂质形成钠盐而溶于水中。稀盐酸及稀硫酸可从混合物中萃取出有机碱性物质或用于除去碱性杂质。浓硫酸则可用于除去饱和烃中的不饱和烃，从卤代烷中除去醇及醚等。

在萃取时，特别是当溶液呈碱性时，常常会产生乳化现象。有时由于存在少量轻质的沉淀、溶剂互溶、两液相的比重相差较小等原因也可能使两液相不能很清晰地分层，这样很难将它们完全分离。用来破坏乳化的方法有：①较长时间静置。②若因两种溶剂（水与有机溶剂）能部分互溶而发生乳化，可以加入少量电解质（如氯化钠），利用盐析作用加以破坏。在两相比重相差很小时，也可加入食盐，以增加水相的比重。③若因溶液碱性而发生乳化，常可加入少量稀硫酸或采用过滤等方法除去。此外，根据不同情况，还可以加入其他破坏乳化的物质如乙醇、磺化蓖麻油等。

萃取溶剂的选择要根据被萃取物质在此溶剂中的溶解度而定，同时要易于和溶质分离，所以最好用低沸点的溶剂。一般水溶性较小的物质可用石油醚萃取；水溶性较大的物质可用苯或乙醚萃取；水溶性极大的物质用乙酸乙酯萃取。第一次萃取时使用溶剂的量，常较以后几次萃取使用溶剂的量多一些，这主要是为了补足由于溶剂稍溶于水而引起的损失。

当有机化合物在原有溶剂中比在萃取溶剂中更易溶解时，就必须使用大量溶剂并多次萃取。为了减少萃取溶剂的量，最好采用连续萃取，其装置有两种：一种适用于用较轻的溶剂对较重的溶液进行萃取（如用乙醚萃取水溶液）[图3-87（a）]；另一种适用于用较重的溶剂对较轻的溶液进行萃取（如用氯仿萃取水溶液）[图3-87（b）]。

2. 固体物质的萃取　固体物质的萃取通常是用长期浸出法或采用索氏提取器，前者是靠溶剂长期的浸润溶解而将需要的物质从固体物质中浸来。这种方法虽不需要任何特殊器皿，但效率不高，而且溶剂需要量较大。

索氏提取器是利用溶剂回流及虹吸原理，使固体物质每一次都能为纯的溶剂所萃取，因而效率较高。萃取前应先将固体物质研细，以增加液体浸溶的面积，然后将固体物质放在滤纸套筒内，置于提取器中。提取器的下端通过磨口和盛有溶剂的烧瓶连接，上端接上冷凝管。当溶剂沸腾时，蒸气通过蒸气导管上升，被冷凝管冷却成液体，滴入提取器中。当液面超过虹吸管的最高处时，即虹吸流回烧瓶，从而萃取出溶于溶剂的部分物质。就这样利用溶剂回流和虹吸作用，使固体中的可溶物质富集到烧瓶中，然后用其他方法将萃取到的物质从溶液中分离出来。

四、注意事项

1. 使用分液漏斗前必须检查

（1）分液漏斗的玻璃塞和活塞是否用细绳绑住，否则容易调错。

（2）分液漏斗的气密性是否良好。如有漏水现象，应及时按下述方法处理：脱下活塞，用纸或干布擦净活塞及活塞孔道的内壁，然后用玻璃棒蘸取少量凡士林，先在活塞近把手的一端抹上一层凡士林，注意不要抹在活塞的孔中，再在活塞孔道内也抹上一层凡士林（方向和活塞相反），然后插上活塞，逆时针旋转至透明时，即可使用。注意玻璃塞不能涂上凡士林，聚四氟乙烯材质的塞子不需涂凡士林。

2. 使用分液漏斗时应注意

（1）不能把活塞上附有凡士林的分液漏斗放在烘箱内烘干，分液漏斗烘干时应将塞子和活塞取下。

（2）不能用手拿分液漏斗的下端。

（3）不能用手拿着分液漏斗进行静置分层。

（4）玻璃塞打开后才能开启活塞。

（5）上层的液体一定从分液漏斗的上口倒出。

3. 分液漏斗的振摇与放气　右手手掌顶住漏斗磨口玻璃塞，手指可握住漏斗颈部或本身。左手握住漏斗的活塞部分，大拇指和示指按住活塞柄，中指垫在塞座下边，振摇时将漏斗稍倾斜，漏斗的活塞部分向上，这样便于自活塞放气。

4. 分液漏斗使用后处理　应用水冲洗干净，玻璃塞用薄纸包裹后塞回去。

第十九节　重　结　晶

从有机反应中分离出来的固体有机化合物往往是不纯的，常夹杂一些副产物、未反应的原料及催化剂等。重结晶是纯化固体有机化合物的重要方法之一，其一般过程为：①将不纯的固体有机物在溶剂的沸点或接近沸点的温度溶解在溶剂中，制成接近饱和的浓溶液，若固体有机物的熔点较溶剂沸点低，则应制成在熔点温度以下的饱和溶液。②若溶液含有色杂质，可加活性炭煮沸脱色。③趁热过滤除去不溶物质及活性炭。④将滤液冷却，使结晶自过饱和溶液中析出，而杂质仍留在母液中。⑤减压过滤，分离得到结晶，洗涤结晶以除去吸附的母液。结晶经干燥后测定熔点，如发现其纯度不符合要求，则可重复上述操作直至达到要求。

一、基本原理

固体有机物在溶剂中的溶解度与温度有密切关系，溶解度一般随温度升高而增大。重结晶就是利用物质的溶解度与温度的这一规律实现的，其原理是利用溶剂对被提纯物质及杂质的溶解度不同，可以使被提纯物质从过饱和溶液中析出，而让杂质全部或大部分仍留在溶液中（或被过滤除去），从而达到提纯目的。若把固体溶解在热的溶剂中并达到饱和，溶剂冷却时即由于溶质溶解度降低，溶液变成过饱和而析出结晶。

假设某固体混合物由 9.5g 被提取物 A 和 0.5g 杂质 B 组成，选择某溶剂进行重结晶，室温时 A、B 在此溶液中的溶解度分别为 S_A 和 S_B。通常存在着下列情况。

1. 杂质较易溶解（$S_B > S_A$） 设室温下 $S_B = 2.5g/100ml$，$S_A = 0.5g/100ml$。如果 A 在此沸腾溶剂中的溶解度为 9.5g/100ml，使用 100ml 溶剂即可使混合物在沸腾时全部溶解。将此滤液冷却至室温时可析出 A 9g，而 B 仍留在母液中。A 损失很小，产物的回收率达到 94%。如果 A 在沸腾溶剂中的溶解度更大，例如是 47.5g/100ml，则只要使用 20ml 溶剂即可使混合物在沸腾时全溶，这时可析出 A 9.4g，B 仍留在母液中，产物的回收率更可高达 99%。由此可见，如果杂质在冷却时的溶解度大而产物在冷却时的溶解度小，或溶剂对产物的溶解性随温度的变化较大，这两方面都有利于提高回收率。

2. 杂质较难溶解（$S_B < S_A$） 设在室温下 $S_B = 0.5g/100ml$，$S_A = 2.5g/100ml$。A 在沸腾溶液中的溶解度仍为 9.5g/100ml，则使用 100ml 溶剂重结晶后的母液中含有 2.5g A 和 0.5g B（即全部），析出的结晶 A 为 7g，产物回收率为 74%。但这时，即使 A 在沸腾溶剂中的溶解度更大，使用的溶剂也不能再少了，否则杂质 B 也会部分析出，就需再次重结晶。如果混合物中的杂质含量很多，则重结晶的溶剂量就要增加，或者重结晶的次数要增加，操作过程冗长，回收率极大地降低。

3. 两者的溶解度相等（$S_A = S_B$） 设在室温下溶解度皆为 2.5g/100ml。若也用 100ml 溶剂重结晶，仍可得到纯 A 7g。但如果这时杂质含量太多，则用重结晶法分离产物就比较困难。在 A 和 B 含量相等时，重结晶法就不能用来分离产物了。

从上述讨论中可以看出，在任何情况下，杂质的含量过多都是不利的（杂质太多还会影响结晶速度，甚至妨碍结晶的生成）。一般重结晶只适用于纯化杂质含量在 5% 以下的固体有机化合物，所以反应粗产物直接重结晶是不适宜的，必须先采用其他方法进行初步提纯，例如萃取、水蒸气蒸馏、减压蒸馏等，然后再用重结晶提纯。

在进行重结晶时，选择理想的溶剂是一个关键，理想的溶剂必须具备下列条件：①不与被提纯物质起化学反应。②对被提纯物质而言，在较高温度时溶解度较大，而在室温或更低的温度时溶解度小。③对杂质的溶解度非常大或非常小（前一种情况是使杂质留在母液中不随被提纯物晶体一同析出，而后一种情况是使杂质在热过滤时被滤出）。④所选溶剂容易挥发，易于除去。⑤能给出较好的结晶。常见的溶剂见表 3-10。

表 3-10　常用的重结晶溶剂

溶剂	沸点/℃	冰点/℃	比重	与水的混溶性	易燃性
水	100	0	1.0	+	0
甲醇	64.7	<0	0.79	+	+
95%乙醇	78.1	<0	0.804	+	++
冰乙酸	118.1	16.7	1.05	+	+
丙酮	56.2	<0	0.79	+	+++
乙醚	34.5	<0	0.71	−	++++
石油醚	30~60	<0	0.64	−	++++
乙酸乙酯	77.1	<0	0.9	−	++
苯	80.1	5	0.88	−	++++
氯仿	61.3	<0	1.48	−	0
四氯化碳	76.8	<0	1.59	−	0

如有几种溶剂都合适时，则应根据结晶的回收率、操作的难易、溶剂的毒性、易燃性和价格等进行选择。

当一种物质在一些溶剂中的溶解度太大，而在另一些溶剂中的溶解度又太小，不能选择到一种合适的溶剂时，使用混合溶剂常可以得到满意的结果。所谓混合溶剂，就是把对此物质溶解度很大和溶解度很小而又能互溶的两种溶剂（如水和乙醇）混合起来，这样常可获得新的良好的溶解性能。用混合溶剂重结晶时，可先将待纯化物质在接近良性溶剂的沸点时溶于良性溶剂中（在此溶剂中极易溶解）。若有不溶物，趁热过滤；若有色，则用活性炭煮沸脱色后趁热过滤。于此热溶液中小心地加入热的不良溶剂（物质在此溶剂中溶解度很小），直至所呈现的浑浊不再消失为止，然后使结晶自溶液中析出。有时也可将两种溶剂先行混合，如 1∶1 的乙醇和水，其操作与使用单一溶剂时相同。常用的混合溶剂有：乙醇-水，乙醇-甲醇，乙酸-水，乙醚-丙酮，丙酮-水，乙醚-石油醚，吡啶-水，苯-石油醚等。

二、仪器及装置

重结晶的整个过程所需要的仪器主要有锥形瓶或圆底烧瓶、球形冷凝管、抽滤瓶、布氏漏斗等。所需减压过滤装置见第三章第八节。

三、重结晶操作

1. 溶剂的选择　重结晶时需要知道用哪一种溶剂最合适，以及物质在该溶剂中的溶解情况，一般化合物可以查阅手册或辞典中的溶解度一栏，也可以通过实验确定选用哪种溶剂。

选择溶剂时，必须考虑被溶物质的成分与结构。因为溶质往往易溶于结构与其近似的溶剂，极性物质较易溶于极性溶剂，而难溶于非极性溶剂。例如含羟基的化合物，在大多数情况下或多或少地能溶于水中；高级醇随碳链增长，在水中的溶解度显著降低，而在烃类化合物中的溶解度却会增加。

溶剂的最后选择，只能用实验方法确定。其方法是：取 0.1g 待结晶的粉末于一小试管中，用滴管逐滴加入溶剂，并不断振荡。如果该物质能溶解在 1~4ml 的沸腾溶剂中，且将试管进行冷却后有结晶析出，则该溶剂是合适的；如果结晶不能自行析出，用玻璃棒摩擦液面下的试管壁，或辅以冰水冷却后有结晶析出，则该溶剂也是合适的。如果结晶在几种不同的溶剂中均能析出，还要根据析出结晶的量，选用结晶收率最好的溶剂进行重结晶。若此物质在小于 1ml 的热溶剂中即可完全溶解，则该溶剂不适用；若热溶剂用量达到 4ml 以上，物质仍不能完全溶解，则该溶剂也不适用。

2. 样品的溶解　通常将待结晶物置于锥形瓶或圆底烧瓶中，加入较需要量稍少的适宜溶剂，加热至微微沸腾，若未完全溶解，可再分次逐渐加入溶剂，每次加入后均需再加热使溶液沸腾，直至物质完全溶解（要注意判断是否有不溶性杂质存在，以免误加过多的溶剂）。要使重结晶得到的产品纯度和回收率高，溶剂的用量是个关键。虽然从减少溶解损失来考虑，溶剂应尽可能避免过量，但这样在热过滤时会引起很大的麻烦和损失，特别是当待结晶物的溶解度随温度变化很大时更是如此。因而要根据这两方面的损失来衡量溶剂的用量，一般可比需要量多加 20% 左右的溶剂。

为了避免溶剂挥发、可燃溶剂着火、有毒溶剂中毒，应在锥形瓶或圆底烧瓶上安装球形冷凝管，溶剂可由冷凝管上端加入。根据溶剂的沸点和易燃性，选择适当的热浴加热。

3. 杂质的去除　制备好的热溶液必须趁热过滤（保温过滤或趁热抽滤），以除去不溶性杂质。如有有色杂质，则要脱色，一般是待上述热饱和溶液稍冷却后，加入适量的活性炭（不能在沸腾的溶液中加入活性炭，否则会引起暴沸，使溶液冲出容器，引起事故并造成产品损失），搅拌均匀，加热煮沸 5~10 分钟，趁热过滤除去不溶性杂质和活性炭。

4. 晶体的析出　将滤液在冷水浴中迅速冷却并剧烈搅动时可得到颗粒很小的晶体。小晶体包含杂质较少，但其表面积较大，吸附于其表面的杂质较多。若希望得到均匀而较大的晶体，可将滤液（如在滤液中已析出晶体，可加热使之溶解）在室温或保温下静置使之缓缓冷却。

由于滤液中焦油状物质或胶状物的存在而不易析出结晶，或因形成过饱和溶液不析出结晶时，可用玻璃棒摩擦器壁以形成粗糙面，使溶质分子呈定向排列，从而使结晶形成的过程较为迅速和容易；或者投入晶种（同一物质的晶体，若无此物质的晶体，可用玻璃棒蘸一些溶液，稍干后即会析出晶体），供给定型晶核，使晶体迅速形成。

有时被纯化的物质呈油状析出，油状物长时间静置或足够冷却后虽也可以固化，但这样的固体往往含有较多杂质，一方面因为杂质在油状物中溶解度常较在溶剂中大，另一方面析出的固体中还会包含部分母液。用溶剂大量稀释，虽可防止油状物生成，但将使产物大量损失。这时可将析出油状物的溶液重新加热溶解，然后慢慢冷却。一旦油状物析出时便剧烈搅拌混合物，使油状物在均匀分散的状况下固化，这样包含的母液就大大减少。但最好还是重新选择溶剂，使之形成晶体。

5. 减压过滤　第三章第八节。

6. 晶体的干燥　减压过滤和洗涤后的结晶，表面上还吸附有少量溶剂，常需要用适当的方法进行干燥。重结晶后的产物则需要通过测定熔点来简单检验其纯度，在测定熔点前，晶体必须充分干燥，否则熔点会下降。固体的干燥方法很多，可根据重结晶所用的溶剂及结晶的性质来选择。常用的干燥方法有如下几种。

（1）室温晾干：将抽干的固体物质转移到表面皿上，铺成薄薄的一层，再用一张滤纸覆盖以免灰尘沾污，然后在室温下放置，一般要经几天后才能彻底干燥。

（2）烘干：一些对热稳定的化合物可以在低于该化合物熔点的温度下进行烘干。实验室中常用红外线、烘箱、蒸气浴等进行干燥。必须注意，由于溶剂的存在，结晶可能在较其熔点低得多的温度下就开始熔融了，因此必须控制温度并经常翻动晶体。

（3）滤纸吸干：有时晶体吸附的溶剂在过滤时很难抽干，这时可将晶体放在二、三层滤纸上，上面再用滤纸挤压以吸出溶剂。此法的缺点是晶体上易沾污一些滤纸纤维。

（4）置干燥器中干燥：见第三章第二十二节。

四、注意事项

1. 重结晶只适宜杂质含量在5%以下的固体有机混合物的提纯。杂质太多直接重结晶是不适宜的，必须先采取其他方法初步提纯，然后再重结晶提纯。

2. 活性炭不能在液体沸腾时加入，否则会引起暴沸，使溶液溢出容器，引起事故并造成产品损失。

3. 除活性炭脱色外，也可采用层析柱来脱色，如氧化铝吸附色谱等。

4. 趁热抽滤前应将布氏漏斗放入烘箱（或用电吹风）预热，然后用同一热溶剂将滤纸润湿，使其紧贴于漏斗的底面。

5. 趁热抽滤时如布氏漏斗和抽滤瓶加热不充分或者趁热抽滤时间过长，抽滤瓶中将大量结晶，这时不要用溶剂冲洗。待烧杯中液体冷却后，用倾泻法把母液小心倒入抽滤瓶中，小心冲洗瓶壁，使晶体进入母液，再倒入烧杯内，这样可减少被提纯物的溶解损失。

6. 凡最后曾用乙醇、乙醚等易燃溶剂洗过的物质，不能在烘箱中烘干，以免爆炸。

第二十节　升　　华

升华是纯化固体物质的一种方法，利用升华可除去不挥发性杂质，或分离不同挥发度的固体混合物，但只有在其熔点温度以下具有相当高（高于20mmHg）蒸气压的固体物质，才可应用升华来提纯。升华常可得到较高纯度的固体物质，但操作时间长，损失也较大，在实验室里只用于较少量（1~2g）固体物质的纯化。

一、基本原理

升华是指固体物质受热不经过液态而直接转变成蒸气，蒸气又直接冷凝为固体的过程。对有机化合物的提纯来说，重要的是使物质蒸气不经过液态而直接转变成固体，因为这样常能得到高纯度的固体物质。因此，在有机化学实验操作中，不管物质蒸气是由固态直接气化还是由液态蒸发而产生的，只要是物质从蒸气不经过液态而直接转变成固体的过程都称为升华。一般来说，对称性较高的固体物质具有较高的熔点，且在熔点温度以下具有较高的蒸气压，易于应用升华进行提纯。

为了了解控制升华的条件，就必须研究固、液、气三相平衡（图3-89）。图中ST表示固相与气相平衡时固体的蒸气压曲线，TW是液相与气相平衡时液体的蒸气压曲线，TV表示固、液两相平衡时固体的蒸气压曲线，三线在T处相交。T称为三相点，在这一温度和压力下，固、液、气三相处于平衡状态。

物质的正常熔点是固、液两相在大气压下平衡时的温度，而在三相点时的压力是固、液、气三相的平衡蒸气压，所以三相点的温度和正常的熔点有些差别。然而这种差别非常小，通常只有几分之一度，因此在一定的压力范围内，TV曲线偏离垂直方向很小。

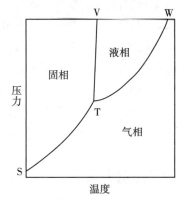

图3-89　物质三相平衡蒸气压曲线

在三相点以下，物质只有固、气两相。若降低温度，蒸气就不会经过液态而直接变成固态；若升高温度，固态也会不经过液态而直接变成蒸气。因此，一般的升华操作皆应在三相点温度以下进行。若某物质在三相点温度以下的蒸气压很高，气化速率很快，就可以很容易从固态直接变成蒸气，且此物质蒸气压随温度降低而下降得非常显著，稍降低温度即能由蒸气直接转变成固态，则此物质容易在常压下用升华方法来纯化。例如六氯乙烷（三相点温度186℃，压力780mmHg）在185℃时的蒸气压已达760mmHg，因而在低于186℃时就完全由固相直接挥发为蒸气，中间不经过液态阶段。樟脑（三相点温度179℃，压力370mmHg）在160℃时蒸气压为218.4mmHg，即未达熔点前已有相当高的蒸气压，只要缓缓加热，使温度维持在179℃以下，它就可不经熔化而直接升华，蒸气遇到冷的表面就凝结成为固态，这样蒸气压可始终维持在370mmHg以下，直至升华完毕。像樟脑这样的固体物质，它的三相点平衡蒸气压低于一个大气压，如果加热很快，使蒸气压超过三相点的平衡蒸气压，这时固体就会熔化成为液体，如继续加热至蒸气压到760mmHg时，液体就开始沸腾。

有些物质在三相点时的平衡蒸气压比较低（为了方便，可以认为三相点时的温度及平衡蒸气压与熔点的温度及蒸气压相差不多），例如苯甲酸熔点122℃，6mmHg；萘熔点80℃，7mmHg。这时如果也用上述升华樟脑的办法，就不能得到满意的升华产物。例如萘加热至80℃时要熔化，而其相应的蒸气压很低。当蒸气压达到760mmHg时（218℃）开始沸腾。

若要使大量萘全部转变成为气态，就必须保持温度在218℃左右，但这时萘的蒸气冷却后要转变为液态，除非达到三相点（此时的蒸气压为7mmHg）时，才转变成为固态。在三相点温度时，萘的蒸气压很低（萘的分压：空气分压＝7∶753），因此升华的收率很低。为了提高升华的收率，对于萘及其他类似情况的化合物，除可在减压下进行升华外，也可以采用一个简单有效的方法：将化合物加热至熔点以上，使具有较高的蒸气压，同时通入空气或惰性气体来带出蒸气，促使蒸发速率加快；也可降低被纯化物质的分压，使蒸气不经过液化阶段而直接凝成固体。

二、仪器及装置

1. **仪器** 蒸发皿、玻璃漏斗、锥形瓶、圆底烧瓶等。
2. **升华装置** 几种升华装置见图3-90。

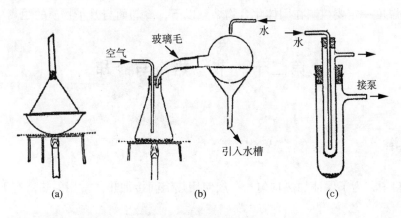

图 3-90 升华装置

三、升华操作

1. **常压升华** 图3-90（a）是最简单的常压升华装置，在蒸发皿中放置被升华物质，上面覆盖一张穿有许多小孔的滤纸（最好在蒸发皿的边缘上先放置大小合适的用石棉纸做成的狭圈，用以支持此滤纸）。然后将大小合适的玻璃漏斗倒盖在上面，漏斗的颈部塞有玻璃毛或棉花团，以减少蒸气外逸。在石棉网上缓缓加热蒸发皿（最好能用砂浴或其他热浴），小心调节火焰，控制浴温低于被升华物质的熔点，使其慢慢升华。蒸气通过滤纸小孔上升，冷却后凝结在滤纸上或漏斗壁上。必要时漏斗外壁可用湿布冷却。

在空气或惰性气体流中进行升华的装置见图3-90（b）。在锥形瓶口装一双孔橡皮塞，一孔插入玻璃管以导入空气或惰性气体，另一孔插入接液管，接液管的另一端伸入圆底烧瓶中，烧瓶口塞一些棉花团或玻璃毛。当物质开始升华时，通入空气或惰性气体此时，升华物质被带出。随后，被带出的升华物质遇到冷水冷却的烧瓶内壁后，凝结于烧瓶内壁上。

2. **减压升华** 为了加快升华速率，可在减压条件下进行升华。减压升华特别适用于常压下蒸气压不大或受热易分解的物质。图 3-90（c）是用于少量物质减压升华的装置。

将待升华的固体物质放在吸滤管中，然后将装有"冷凝脂"的橡皮塞紧密塞住管口，利用水泵或油泵减压。接通冷凝水流，将吸滤管浸在水浴或油浴中加热，使之升华。

四、注意事项

1. 升华只能用于在不太高的温度下有足够大的蒸气压（在熔点前高于 20mmHg）的固态物质纯化，因此有一定的局限性。

2. 在升华操作过程中所用样品必须干燥，否则，其中的水受热气化后冷凝于瓶底，会使固体物质不易附着。

3. 滤纸上的小孔应尽量大一些，以便蒸气上升时顺利通过滤纸，在滤纸的上面和漏斗中结晶，否则将会影响晶体的析出。

4. 升华温度一定要控制在固体化合物熔点以下，冷却面与升华物质的距离尽可能近些。

第二十一节 热浴与冷却

一、热浴

有机实验中，为了保证加热均匀，一般使用热浴间接加热。常用的热浴有下列几种，可按需要选用。

1. 水浴 加热温度不超过100℃时，最好用水浴加热，可将容器放置于水中，但勿使容器触及水浴锅壁或底部。

由于水浴中的水不断蒸发，适当时间要增加热水，使水浴中的液面保持稍高于容器内反应物的液面。

2. 油浴 适用温度为 100~250℃，优点是使反应物受热均匀，反应物的温度一般低于油浴液 20℃左右。常用的浴液如下。

（1）甘油：可以加热到140~150℃，温度过高则会分解。

（2）植物油：如菜籽油、蓖麻油和花生油等，可以加热到220℃，常加入 1%对苯二酚等抗氧化剂，便于久用，温度过高则会分解，达到闪点可能会燃烧起来，所以使用时要小心。

（3）石蜡：通常指固态的石蜡。能加热到 200℃左右，冷到室温时凝成固体，保存方便。

（4）液体石蜡：又称石蜡油，可加热到200℃左右，温度稍高并不分解，但较易燃烧。

（5）硅油：无色、无味、不易挥发的液体，不溶于水、甲醇、乙二醇，可与苯、二甲醚、甲乙酮、四氯化碳或煤油互溶，具有很小的蒸气压，较高的闪点和燃点。

当采用甘油、植物油、石蜡和液体石蜡作为浴液时，应特别小心，应避免可能引起油浴燃烧的因素，防止着火。当油受热冒烟时，应立即停止加热。油量不能过多，否则受热溢出后易引起火灾。

硅油由于具有卓越的耐热性、电绝缘性、疏水性、生理惰性、较高的闪点、燃点及不易挥发等特点，逐渐成为浴液的首选。

油浴中应挂一支温度计，可以观察油浴的温度和有无过热现象，便于调节温度。

加热完毕取出反应容器时，仍用铁夹夹住反应容器使其离开液面悬置片刻，待容器壁上附着的油滴完后，用纸或干布擦干。

3. 酸液浴 常用酸液为浓硫酸，可加热至 250~270℃，当加热至 300℃左右时浓硫酸则分解，生成白烟。若加入适量硫酸钾，则加热温度可升至 350℃左右。

4. 砂浴 一般是用铁盆装干燥的细海砂（或河沙），把反应容器半埋砂中加热。加热沸点在 80℃以上的液体时可以采用，特别适用于加热温度在 220℃以上者。但砂浴的缺点是传热慢，温度上升慢，且不易控制，因此砂层要薄一些。砂浴中应插入温度计，温度计水银球要靠近反应器。

5. 空气浴 利用热空气间接加热，对于沸点在 80℃以上的液体均可采用。空气浴也是实验室常用的加热方式之一。

6. 金属浴 选用适当的低熔合金，可加热至 350℃左右，一般不超过 350℃，否则合金将会迅速氧化。

二、冷却

在有机实验中，有些反应需要在低温条件下进行，有些分离提纯也需要低温条件，因此须采用冷却剂进行冷却操作。下列几种情况常需要进行冷却操作：①某些反应要在特定的低温条件下进行，才有利于产物的生成，如重氮化反应一般在 0~5℃进行。②沸点很低的有机物，冷却时可减少损失。③加速结晶的析出。④高度真空蒸馏装置，防止低沸点物质进入真空泵，采用冷阱冷却。

根据不同的要求，选用适当的冷却剂冷却，最简单的是用水和碎冰的混合物，可冷至 0~5℃，它比单纯用冰块的冷却效果好。因为冰水混合物可与容器的器壁充分接触。

若在碎冰中酌加适量的盐类，则得到冰盐混合冷却剂，温度可到 0℃以下。如食盐与碎冰的混合物（30∶100），其温度可由始温-1℃降至-21.3℃，但在实际操作中的温度为-18~-5℃。冰盐浴不宜用大块的冰，而且要按上述比例将食盐均匀撒布在碎冰上，这样冷却效果才好。

除上述冰浴或冰盐浴外，若无冰时，则可用某些盐类溶于水吸热作为冷却剂使用（表3-11、表3-12）。

表 3-11　用一种盐及水冰组成的冷却剂

盐类	用量/g	水/冰	温度/℃	
			始温	冷冻
KCl	30		+13.6	+0.6
$CH_3COONa \cdot 3H_2O$	95		+10.7	−4.7
NH_4Cl	30	100g 水	+13.3	−5.1
$NaNO_3$	75		+13.2	−5.3
NH_4NO_3	60		+13.6	−13.6
$CaCl_2 \cdot 6H_2O$	167		+10.0	−15.0
NH_4Cl	25		−1	−15.4
KCl	30		−1	−11.1
NH_4NO_3	45	100g 冰	−1	−16.7
$NaNO_3$	50		−1	−17.7
NaCl	33		−1	−21.3
$CaCl_2 \cdot 6H_2O$	204		0	−19.7

表 3-12　用两种盐及水冰组成的冷却剂

盐类及其用量	水/冰	温度/℃	
		始温	冷冻
NH_4Cl 31g+KNO_3 20g		+20	−7.2
NH_4Cl 24g+$NaNO_3$ 53g	100g 水	+20	−5.8
NH_4NO_3 79g+$NaNO_3$ 61g		+20	−14
NH_4Cl 26g+KNO_3 13.5g		−1	−17.9
NH_4Cl 20g+NaCl 40g		−1	−30.0
NH_4Cl 13g+$NaNO_3$ 37.5g	100g 冰	−1	−30.1
NH_4NO_3 42g+NaCl 42g		−1	−40.0

第二十二节　干　　燥

　　化合物干燥的方法通常有物理方法和化学方法两种。物理方法有加热挥发、吸附、分馏等，近年来也采用分子筛来脱水。化学方法是在有机液体中加入干燥剂，干燥剂与水发生化学反应或与水结合生成水合物，从而除去有机液体所含的水分，达到干燥的目的。在实验室中常用化学方法干燥，但用此法时有机液体中所含的水分不能太多（一般在百分之几以下），否则需要使用大量的干燥剂，而大量的干燥剂在吸水的同时，也会吸附一定量的有机液体，从而造成较大的损失。

一、液体的干燥

1. 常用的干燥剂　常用干燥剂的种类很多，选用时必须注意以下几点：①干燥剂与有机物不发生任何化学反应，对有机物也无催化作用。②干燥剂不溶于有机液体。③干燥剂的干燥速度快、吸水量大、价格便宜。

常用干燥剂有下列几种。

(1) 无水氯化钙：价格便宜，吸水能力强，是最常用的干燥剂之一，与水化合可生成一水、二水、四水或六水化合物（在30℃以下）。它只适用于烃类、卤代烃、醚等有机物的干燥，不适用于醇、胺和某些醛、酮、酯等有机物的干燥，因为无水氯化钙能与它们形成络合物。也不宜用作酸（或酸性液体）的干燥剂。

(2) 无水硫酸镁：它是中性盐，不与有机物和酸性物质起作用，可作为各类有机物的干燥剂，它与水生成 $MgSO_4 \cdot 7H_2O$（48℃以下）。无水硫酸镁价格便宜，吸水能力强，故可用于不能用无水氯化钙干燥的有机物。

(3) 无水硫酸钠：它的用途和无水硫酸镁相似，价廉，但吸水能力和吸水速度都差一些。与水结合生成 $Na_2SO_4 \cdot 10H_2O$（37℃以下）。当有机物水分较多时，常先用本品处理，再用其他干燥剂处理。

(4) 无水碳酸钾：吸水能力一般，与水生成 $K_2CO_3 \cdot 2H_2O$，作用较慢，可用于干燥醇、酯、酮、腈类等中性有机物和生物碱等一般的有机碱性物质。但不适用于干燥酸、酚或其他酸性物质。

(5) 金属钠：醚、烷烃、芳烃等有机物用无水氯化钙或无水硫酸镁等处理后，若仍含有微量的水分，可加入金属钠（切成薄片或压成丝）除去。不宜用作醇、酯、酸、卤代烃、醛、酮及某些胺等能与碱起反应或易被还原的有机物的干燥剂。

各类有机物的常用干燥剂见表3-13。

表3-13　各类有机物的常用干燥剂

液态有机物	适用的干燥剂
醚类、烷烃、芳烃	$CaCl_2$、Na、P_2O_5
醇类	K_2CO_3、$MgSO_4$、Na_2SO_4、CaO
醛类	$MgSO_4$、Na_2SO_4
酮类	$MgSO_4$、Na_2SO_4、K_2CO_3
酸类	$MgSO_4$、Na_2SO_4
酯类	$MgSO_4$、Na_2SO_4、K_2CO_3
卤代烃	$CaCl_2$、$MgSO_4$、Na_2SO_4、K_2CO_3
有机碱类（胺类）	$NaOH$、KOH

2. 液态有机物干燥的操作　液态有机物的干燥一般在干燥的锥形瓶中进行。把选定的干燥剂投入液体里，塞紧塞子（用金属钠作为干燥剂时例外，此时塞中应插入一个无水氯化钙干燥管，使氢气放空而水汽不致进入），振荡片刻，静置，待所有的水分全部被吸收。如果水分太多，或干燥剂用量太少，致使部分干燥剂溶解于水时，可将干燥剂滤出，用吸管吸出水层，再加入新的干燥剂，放置一定时间，将液体与干燥剂分离，进行蒸馏精制。

二、固体的干燥

重结晶得到的固体常带水分或有机溶剂，应根据化合物的性质选择适当的干燥方法。

1. 自然晾干　自然晾干是最经济的干燥方法。把需要干燥的化合物在滤纸上压平，然后薄薄地摊开，用另一张滤纸覆盖，在空气中慢慢晾干。

2. 加热干燥　对热稳定的固体可以放在烘箱内加热干燥，加热温度切勿超过该固体的熔点，以免固体变色或分解，如需要也可在真空恒温干燥箱中干燥。

3. 红外线干燥　该方法具有穿透性强，干燥快等特点。

4. 干燥器干燥　对易吸湿或在较高温度干燥时可分解或变色的物质，可用干燥器干燥。干燥器有普通干燥器和真空干燥器两种。

5. 冷冻干燥　冷冻干燥是利用冰晶升华的原理、将湿物料或溶液在较低的温度（$-50 \sim -10 ℃$）下冻结成固态，然后在真空（$1.3 \sim 13.0Pa$）下使其中的水分不经液态直接升华成气态，最终使物料脱水的干燥技术。冷冻干燥与其他干燥方法相比有许多优点，主要总结如下。

（1）干燥后的物料保持原来的化学组成和物理性质（如多孔结构、胶体性质等）。

（2）对热敏性物质特别适合，可以使热敏性物质干燥后保留热敏成分。

（3）在真空和低温下操作，微生物的生长和酶的作用会受到抑制。

（4）热量消耗比其他干燥方法少。

（5）因在真空下操作，氧气极少，因此，一些易氧化的物质（如油脂类）会得到保护。

三、干燥器的使用

1. 品种与规格　通常为玻璃材质，大小以外径大小表示，分为普通干燥器和真空干燥器两种。

2. 用途　干燥器底层放干燥剂，可保持样品干燥。

3. 注意事项　①磨口处涂凡士林，以保持干燥器的气密性，还可以防止盖子滑落。②不能放炽热、带水物品。③温度很高的物体，应稍冷却后再放进去（不可冷却至室温），放入后，一定要在短时间内再打开盖子 $1 \sim 2$ 次，以免干燥器内空气冷却使其内部压力降低而打不开盖子。④打开（或盖上）干燥器，应沿水平方向向前（或向后）推动盖子［图3-91（a）］。⑤搬动干燥器时，用两手的拇指按住盖子，以防盖子滑落打碎［图3-91（b）］。

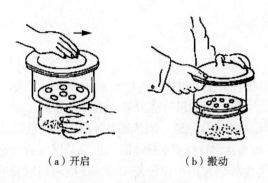

（a）开启　　　　　（b）搬动

图 3-91　干燥器的使用

第二十三节　搅　　拌

　　搅拌是有机制备实验常用的基本操作之一，搅拌的目的是使反应物混合得更加均匀，反应体系的热量更容易散发和传导。搅拌后反应体系的温度更加均匀，从而有利于反应的进行，特别是非均相反应，搅拌更是必不可少的。

　　搅拌的方法有两种：人工搅拌和机械搅拌。简单的、反应时间不长的且反应体系中无有毒气体放出的制备实验，可用人工搅拌。反之，复杂的、反应时间较长的且反应体系中有有毒气体放出的制备实验，则要用机械搅拌。目前，机械搅拌常用的有电动搅拌器和磁力搅拌器两种。

一、人工搅拌

　　人工搅拌可以用搅拌棒沿着内壁均匀地搅动，但应避免碰撞器壁。实验室中常用的搅拌棒一般是用玻璃制成的，根据反应器的大小、形状、瓶口的大小及反应条件的要求，搅拌棒可以有各种样式（图 3-92）。前三种较易制作，后四种搅拌效果较好。

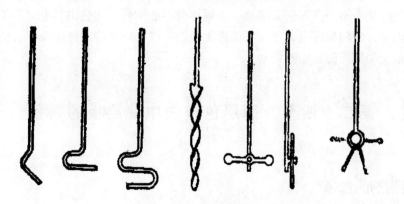

图 3-92　搅拌棒

二、机械搅拌

1. 电动搅拌器 电动搅拌器主要由机座、电动机、调速器三大部分组成，电动机下端的轧头用于安装搅拌棒（图3-93）。电动机是动力部分，可以前后上下调节，主杆及横杆均有支头螺丝可任意松紧。搅拌棒与电动机相连，当接通电源后，电动机就带动搅拌棒转动而进行搅拌，然后根据需要，扭动调速器到符合要求转速时为止（调速器的转速是200~4000r/min）。

2. 磁力搅拌器 磁力搅拌器常用于比较复杂的、反应时间较长的制备实验及滴定实验。它一般无噪声、无振动、搅拌效果显著，多用于搅拌强黏度溶液（图3-94）。

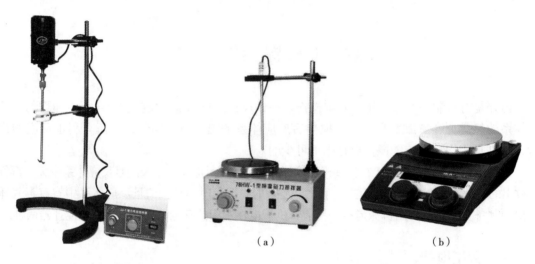

（a）　　　　　　　　（b）

图 3-93　电动搅拌器　　　　　　　图 3-94　磁力搅拌器

使用时，首先检查配件是否齐全，然后按顺序先装好夹具，把所需搅拌的烧杯（烧瓶用铁架台固定）放在加热盘正中，加入溶液，把搅拌子放在烧杯（烧瓶）溶液中。接通电源，打开电源开关，指示灯亮即开始工作。调速应从低速逐步增加至高速，不允许高速档直接启动，以免搅拌子不同步，引起跳动。不搅拌时不能加热，加热由总电源开关控制。不工作时应切断电源，为确保安全，使用时请接上地线，仪器应保持清洁干燥，不能使溶液进入搅拌器内，以免损坏，防止剧烈震动。

第二十四节　薄层色谱法中薄层板的制备

一、吸附剂的选择

在薄层色谱中吸附剂与展开剂的选择是否合适，是色谱分离能否获得成功的关键。一般来说，柱色谱中常用的吸附剂在薄层色谱中也能应用，如氧化铝、硅胶、硅藻土、聚酰胺、纤维素等，其中最常用的是氧化铝和硅胶，它们的吸附性好，适用于多种化合物的分离。只是用于薄层色谱的硅胶和氧化铝的粒度通常比柱层析用得更细一些。

选择吸附剂主要是根据样品的性质如溶解度、酸碱性及极性而定的。氧化铝一般是微碱性的吸附剂，适用于碱性物质和中性物质的分离；而硅胶则微带酸性，适用于酸性及中性物质的分离。在实际工作中，一般都先选用这两种吸附剂，只有在这两种不适合时再选用别的吸附剂或改用分配色谱、离子交换色谱等。

1. 硅胶 作为薄层色谱吸附剂，粒度通常为 $10\sim40\mu m$，铺成硬板时需加黏合剂。薄层色谱常用黏合剂有煅烧石膏、羧甲基纤维素钠（CNC-Na），高效薄层板常用黏合剂为聚丙烯酸。常用的薄层层析用的硅胶如下。

（1）硅胶 H：不含黏合剂的硅胶，用时需另加黏合剂。

（2）硅胶 G：煅烧石膏作黏合剂的硅胶，标记 G 代表石膏（gypsum）。

（3）硅胶 HF_{254}：不含黏合剂，但含有一种无机荧光剂，如锰激活的硅酸锌，在 254nm 波长紫外光下呈强烈黄绿色荧光背景。

（4）硅胶 GF_{254}：含煅烧石膏及荧光物质的层析用硅胶。

2. 氧化铝 和硅胶类似，有氧化铝 H、氧化铝 G 和氧化铝 HF_{254} 等，适用于一般分离鉴定。

二、铺板方法

1. 载板的准备 为了能使吸附剂均匀地涂布于玻璃板、塑料膜和金属铝箔的表面，要求所用载板必须是表面光滑、平整清洁的。因此，使用前先用适当方法进行必要的处理，如玻璃板先用肥皂水充分洗涤，再用洗涤液浸泡适当时间（视板的清洁程度），最后再用水冲洗洁净，烘干备用。若玻璃板上存有油污，则薄层不易铺成，即使铺成后也很容易发生薄层翘裂脱落现象。

玻璃板的大小视实验条件和分离的难易而定，一般有 20cm×5cm、20cm×10cm、20cm×20cm，以及显微镜载玻片等不同规格。

2. 薄层板的涂布 将吸附剂以干燥粉末方式直接进行涂布，所得薄层板为软板；若涂布时将吸附剂用水或羧甲基纤维素钠（CMC-Na）溶液调成浆料后再进行，则所得薄层板为硬板。

（1）软板的铺制：软板的铺制方法（图 3-95）是将吸附剂置于玻璃板一端，另取一适当的玻璃管，在管的两端包裹上适当厚度的橡皮膏或塑料管（橡皮管），视薄层厚度要求而定，一般为 0.25~0.50mm（分析用）。在一端已包好的橡皮膏上，再多包几层橡皮膏或套一段橡皮管，以固定玻璃管边缘，防止滑动时边缘不齐。在移动玻璃管时，不宜用力过强移动太快，也不能中途停顿以免板面厚薄不匀。由于软板易被吹散，现在用得比较普遍的是硬板。

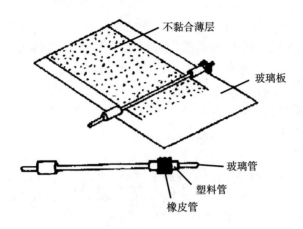

图 3-95　软板铺制操作示意

（2）硬板的铺制：具体如下。

1）硅胶 G 板的铺制：在硅胶 G 中所用煅烧石膏为 $CaSO_4 \cdot 1/2H_2O$，在 140℃烘 4 小时后，加入硅胶中研匀。一般煅烧石膏量为硅胶的 5%～15%，常用 10%～13%。制板时，每份硅胶 G 加水 2～3 份，调成糊状，备用。市售硅胶 G 可以直接加水调制。

2）硅胶 CMC 板的铺制：通常采用的黏合剂是 CMC-Na 0.25%～0.75%水溶液，配制方法是取 CMC-Na 适量，加蒸馏水加热煮沸，直至完全溶解，然后放置冷却，铺板时取其上清液使用。制板时，取层析硅胶适量，缓缓加入 CMC-Na 上清液，搅拌调成糊状。为了防止由于搅拌而带入气泡，常常加入少量乙醇或将吸附剂糊首先置于抽真空干燥器中脱气，以免薄层表面出现气泡点，影响分离效果。

（3）铺板：包括倾注法、平铺法和机械铺板法。其中，前两种方法所铺薄层板，只适宜于一般定性分离，不宜用于定量分离。

1）倾注法：取适量调制的吸附剂糊，倒在准备好的玻璃板上，用洗净玻璃棒铺成一均匀的薄层，再稍加振动，使整板薄层均匀。铺成的薄层先置于水平台面上晾干（在薄层上方置一玻璃罩，以防灰尘）后，再在烘箱中于 110℃活化 30 分钟，置于干燥器中备用。

本法所用吸附剂糊中，水分适当增加，否则较难铺匀。本法是最简单的手工铺板方法，缺点是花时多，板面的一致性差。

2）平铺法：在水平台面上放置适当大小的玻璃平板，在此平板上放置准备好的玻璃板，另在玻璃板两边加入玻璃条做成框边（框边的厚度应稍高于中间玻璃板 0.25～1.00mm），将吸附剂糊倒在中间玻璃板上，用有机玻璃板或玻璃棒向一定方向均匀地将吸附剂刮平，然后逐块再轻轻振动均匀，置于平台上晾干，活化备用。本法可以一次平铺多块薄层板，简单易行。

3）机械铺板法：机械铺板法是目前应用最多的铺板方法，适用于制备一定规格（20cm×20cm）的定量薄层板。国内常用的有 stahl 型薄层涂布器（图 3-96），CAMAG 公司生产的自动铺板器及国产自动铺板器。一般构造是有一个填装吸附剂的给料槽，由电机带动皮带轮驱动给料槽从玻璃板表面上经过时，即将吸附剂糊均匀地涂布于玻璃板上，成为一均匀的薄层。同样方法也有带动玻璃板从给料斗下通过而成为薄层。用涂铺器可以一次铺成几块板，且分离效果好，重现性好，可做定量分析板。

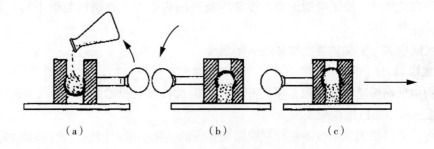

（a）　　　　　　　　　（b）　　　　　　　　　（c）

图 3-96　stahl 型薄层涂布器侧面及铺板示意

用涂布器铺设的薄层板和上述手工铺板一样，应先在水平的台面上或薄层架上晾干，然后再放入干燥箱中升温至 105～110℃进行活化。一般硅胶板活化 30 分钟，冷却即可使用。也有些薄层板铺好后阴干即可使用，而不必加热活化。有的薄层板则需要保存在具有一定温度的空气中，才能获得较好的分离效果，如聚酰胺为吸附剂铺成的薄层板。

三、薄层自动铺板器

薄层色谱法为常用的药物鉴别、检查及含量测定方法。薄层板的质量直接影响测定结果的可靠性及重现性。市售预制薄层板的效果较好，但价格较贵。使用器械涂铺的薄层板，其厚度比较均匀一致，操作方便。本书介绍国产的 PBQ-1 型薄层自动铺板器。

1. 构造　PBQ-1 型薄层自动铺板器的外形如图 3-97，由主机、薄层板搁架、吸附剂槽等组成。吸附剂槽由槽及铝制条板组成，铝制条板下端的两金属小球控制薄层的厚度。

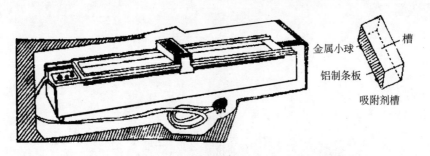

图 3-97　PBQ-1 薄层自动铺板器

2. 操作步骤

（1）将待铺的玻璃板（20cm×5cm、20cm×10cm、20cm×20cm）依次紧密地置于薄层板搁架上，始端放置一块较厚的玻璃板为引板。

（2）将吸附剂槽置于始端的引板上并放平，然后放上可控制薄层厚度的铝制条板（按薄层厚度可选用不同规格的铝制条板）。

（3）接通电源，置开关于停止档。

（4）将经调配好并经脱气处理均匀吸附剂液迅速倾入吸附剂槽中，注满后，置开关于铺板档。

（5）涂布完毕后，取下吸附剂槽，将薄层板及搁板取出，置通风处晾干后，取出薄层板，活化后备用。

（6）关闭电源，清除仪器上残留的吸附剂液。

3. 注意事项

（1）所用玻璃板应均匀一致，厚度相同，否则所得薄层板的吸附剂厚度不一，控制不准，且铺板过程中易出现停滞现象。

（2）应注意保护铝制条板下端控制吸附剂厚度的金属小球，切忌与硬物相碰而受损。

（3）铺板完毕后，应将仪器上残留的吸附剂擦干净，否则易使仪器生锈。

第四章

基 础 实 验

实验一　溶液浓度的标定与滴定操作训练

一、实验目的

1. 了解用滴定法测定溶液浓度的原理和计算方法。
2. 熟练掌握酸碱滴定操作方法。

二、实验原理

配制近似浓度的溶液，用已知浓度的标准溶液来测定待测溶液的浓度。

溶液浓度的滴定：用移液管准确地量取一定体积的某种溶液，然后又从滴定管中放出另一种溶液，使它们相互作用达到反应的终点，这种操作称为滴定。

反应的终点经常是用指示剂来确定的，用指示剂能在等当点附近发生颜色变化来指示滴定终点的到达。本实验是用已知浓度的 HCl 标准溶液来滴定配制的 Na_2CO_3 溶液，选用甲基橙为指示剂。甲基橙变色范围 pH 为 $3.1 \sim 4.4$，颜色变化为红色→黄色。当 Na_2CO_3 全部与 HCl 作用完毕时，只要 1 滴过量的 HCl 溶液，就可使甲基橙恰好由黄色变为橙红色，此时表明已到达滴定的终点（图 4-1）。

该中和反应进行得很完全，且按下列计量方程反应：

$$Na_2CO_3(待测溶液) + 2HCl(标准溶液) = 2NaCl + H_2CO_3$$

根据化学反应计量方程式可得：

$$2C_{Na_2CO_3} \cdot V_{Na_2CO_3} = C_{HCl} \cdot V_{HCl} \tag{1}$$

HCl 的浓度是已知的，其体积通过实验用滴定管精确地量出，而 Na_2CO_3 溶液的体积可由移液管精确地量取，有了 V_{HCl}、C_{HCl}、$V_{Na_2CO_3}$ 这三个数据，Na_2CO_3 溶液的浓度即可由上式算出。

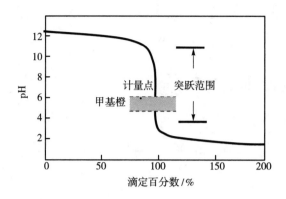

图4-1 甲基橙指示剂指示滴定终点的到达示意

三、主要仪器与试剂

1. 仪器 容量瓶（250ml）、酸式滴定管、移液管（25ml）、锥形瓶、洗耳球、洗瓶、铁架台、滴定管夹、烧杯、玻璃棒、酒精灯、三足架、石棉网、小滴管和台秤（公用）。

2. 试剂 分析纯无水 Na_2CO_3、甲基橙指示剂、盐酸、蒸馏水。

四、实验内容

1. 仪器的准备 依照"度量仪器的使用"的相关规定，准备好实验所需的移液管、酸式滴定管、容量瓶、锥形瓶等仪器。

2. Na_2CO_3 溶液的配制 本溶液只需配成近似浓度，用台秤称量 1.3 ~ 1.4g 的 Na_2CO_3 固体，置于小烧杯中，加蒸馏水约40ml，小心振荡使之完全溶解，然后将此溶液慢慢用玻璃棒引流至250ml 容量瓶中，用蒸馏水荡洗小烧杯 2~3 次，将洗涤液一并转入容量瓶，再用蒸馏水加至离容量瓶的刻度线下方 1~2cm 处，改用滴管滴加蒸馏水至250ml 刻度线（溶液的弯月面的底部与刻度线相切），定容250ml 混匀备用。Na_2CO_3 溶液的近似浓度按下列公式来计算。

$$\frac{W}{M} \times 1000 = C \cdot V \tag{2}$$

式中，C、V 分别代表 Na_2CO_3 溶液的近似摩尔浓度和体积毫升数，W 代表 Na_2CO_3 的质量、M 代表 Na_2CO_3 的摩尔质量。

3. Na_2CO_3 溶液浓度的标定 上述所配制的代表 Na_2CO_3 溶液，由于使用台秤称量和量筒稀释，得到的浓度只是近似浓度，为求其精确浓度，必须用已知浓度的 HCl 标准溶液来滴定所配制的 Na_2CO_3 溶液。

用移液管精确吸取 10.00ml 的 Na_2CO_3 溶液，放置于100ml 洁净的锥形瓶中（此瓶无须干燥，不可用 Na_2CO_3 溶液润洗），加 1 滴甲基橙指示剂，使用已知浓度的标准 HCl 溶液滴

定，边滴定边摇晃，滴定至锥形瓶中的溶液颜色由黄色变为橙红色。煮沸 2~3 分钟除去 CO_2，冷却，如溶液呈橙黄色，继续滴定至橙红色，即表示达到滴定终点。记录滴定管读数，滴定前后两次读数之差，即为中和 10.00ml 的 Na_2CO_3 溶液所消耗 HCl 溶液的体积。仿照上述方法，做 3 次平行实验，确保每次滴定所消耗的标准 HCl 溶液体积间的差值 $|\Delta V| \leq 0.1ml$，取 3 次结果的平均值即为所用 HCl 溶液的体积，然后计算出 Na_2CO_3 溶液的准确浓度。

4. 实验数据的处理 取 3 次结果的平均值代入式（1），计算出 Na_2CO_3 的准确浓度。

五、滴定操作要诀

酸管碱管莫混用，视线刻度要齐平。
尖嘴充液无气泡，液面不要高于零。
莫忘添加指示剂，开始读数要记清。
左手轻轻旋开关，右手摇动锥形瓶。
眼睛紧盯待测液，颜色一变立即停。
数据记录要及时，重复滴定求平均。

思考题

1. 为什么移液管、酸式滴定管必须用预装溶液润洗，而锥形瓶只用纯净水洗涤，不需要用 Na_2CO_3 溶液润洗？
2. 酸碱滴定中，什么是滴定突跃范围？指示剂的选择原则是什么？

实验二 缓冲溶液的配制与性质

一、实验目的

1. 练习 pH 试纸的使用。
2. 掌握配制缓冲溶液的原理和方法，并加深认识缓冲溶液的性质。

二、实验原理

弱酸及其盐（例如 HAc 和 NaAc）或者弱碱及其盐（例如 $NH_3 \cdot H_2O$ 和 NH_4Cl）的混合溶液，能在一定程度上对外来的酸或碱起缓冲作用，即当另外加少量酸、碱或稀释时，此混合溶液的 pH 变化不大，这种溶液叫作缓冲溶液。

三、主要仪器与试剂

1. 仪器　试管、试管架、烧杯（50ml）、量筒（10ml）、玻璃棒。

2. 试剂　HCl（0.1mol/L，0.2mol/L）、HAc（0.1mol/L，0.2mol/L，1.0mol/L）、NaOH（0.1mol/L，0.2mol/L）、$NH_3 \cdot H_2O$（0.1mol/L，0.2mol/L）、NaAc（0.1mol/L，0.2mol/L）、NH_4Cl（0.1mol/L，0.2mol/L）、NaH_2PO_4（0.1mol/L），以及 Na_2HPO_4（0.2mol/L）和 pH 试纸。

四、实验内容

1. 缓冲溶液的配制

（1）分别测定蒸馏水、0.1mol/L HAc 的 pH。

（2）在两支各装 5ml 蒸馏水的试管中，分别加入 5 滴 0.1mol/L HCl 和 0.1mol/L NaOH 溶液，测定它们的 pH。

（3）向 1 只小烧杯中加入 0.1mol/L HAc 和 0.1mol/L NaAc 溶液各 15ml（用量筒尽可能准确量取），用玻璃棒搅匀，配制成 HAc-NaAc 缓冲溶液。用 pH 试纸测定该溶液的 pH，并与计算值比较。

（4）在 1 支试管中加 10ml 0.1mol/L NaH_2PO_4 溶液和 1ml 0.2mol/L Na_2HPO_4 溶液，混合均匀，测定其 pH，并与计算值比较（H_3PO_4 的 K_{a2}：6.2×10^{-8}）。

（5）用下列给定试剂设计几种配制缓冲溶液的方案，写出每种试剂的用量（缓冲溶液体积不超过 5ml）。用 pH 试纸测定缓冲溶液的 pH 并与理论计算值比较。

给定试剂包括 $NH_3 \cdot H_2O$（0.1mol/L，0.2mol/L），NaOH（0.1mol/L，0.2mol/L），NH_4Cl（0.1mol/L，0.2mol/L），HCl（0.1mol/L，0.2mol/L）。

2. 缓冲溶液的性质

（1）缓冲溶液的稀释：取三支试管各加入自制的 HAc-NaAc 缓冲溶液 3ml，然后分别加蒸馏水 5 滴、3ml、30ml，测定其 pH，并与原缓冲溶液的 pH 比较，观察缓冲溶液 pH 有否变化。

（2）缓冲溶液的抗酸、抗碱作用：

1）取两支试管，各加入 5ml 自制的 HAc-NaAc 缓冲溶液，一支中加入 1 滴 0.2mol/L HCl，另一支中加入 1 滴 0.2 mol/L NaOH，用 pH 试纸测定各自的 pH。

2）取另两支试管，同样各加入 5ml 自制的 HAc-NaAc 缓冲溶液，1 支中加入 1ml 0.2mol/L HCl，另 1 支中加入 1ml 0.2mol/L NaOH，再次用 pH 试纸测定溶液的 pH，并与原来缓冲溶液的 pH 比较。观察缓冲溶液 pH 是否有变化？

分析上述三组实验结果，对缓冲溶液的性质做出结论。

　　1. 用同离子效应分析缓冲溶液的缓冲原理是什么?

　　2. 为什么在缓冲溶液中加入少量强酸或强碱时, pH 无明显变化?

　　3. 怎样来配制 pH 一定的缓冲溶液, 在配制过程中, 为获得适宜的缓冲容量, 应注意什么?

实验三　电解质溶液

一、实验目的

1. 了解弱电解质的电离平衡及其移动。

2. 了解盐类的水解反应及其水解平衡的移动。

3. 了解难溶电解质的多相离子平衡及溶度积规则。

4. 学习离心分离基本操作。

二、实验原理

1. 弱电解质的电离平衡及同离子效应　对于弱酸或弱碱 AB, 在水溶液中存在下列平衡:$AB \rightleftharpoons A^+ + B^-$, 各物质浓度关系满足 $K^\ominus = [A^+] \cdot [B^-] / [AB]$, $K^\ominus$ 为电离平衡常数。在此平衡体系中, 若加入含有相同离子的强电解质, 即增加 A^+ 或 B^- 离子的浓度, 则平衡向生成 AB 分子的方向移动, 使弱电解质的电离度降低, 这种效应叫作同离子效应。

2. 盐类的水解反应　盐类的水解反应是由组成盐的离子和水电离出来的 H^+ 和 OH^- 的离子作用, 生成弱酸或弱碱的反应过程。水解反应往往使溶液呈现酸性或碱性。例如:①弱酸强碱所生成的盐 (如 NaAc) 水解使溶液呈碱性。②强酸弱碱所生成的盐 (如 NH_4Cl) 水解使溶液呈酸性。③对于弱酸弱碱所生成的盐的水解, 则视生成的弱酸与弱碱的相对强度而定。例如 NH₄Ac 溶液几乎为中性, 而 $(NH_4)_2S$ 溶液则呈碱性。通常水解后生成的酸或碱越弱, 则盐的水解度越大。水解是吸热反应, 加热能促进水解作用。

3. 沉淀平衡

(1) 溶度积:在难溶电解质的饱和溶液中, 未溶解的固体及溶解的离子间存在着多相平衡, 即沉淀平衡。$K_{sp}^\ominus$ 表示在难溶电解质的饱和溶液中, 难溶电解质的离子浓度 (以其化学计量数为幂指数) 的乘积, 叫作溶度积常数, 简称溶度积。根据溶度积规则可以判断沉淀的生成和溶解。若以 Q 表示溶液中难溶电解质的离子浓度 (以其系数为指数) 的乘积, 那么, 溶液中 $Q > K_{sp}^\ominus$ 有沉淀析出或溶液过饱和;$Q = K_{sp}^\ominus$ 溶液恰好饱和或达到沉淀平衡;$Q < K_{sp}^\ominus$

溶液无沉淀析出或沉淀溶解。

（2）分步沉淀：有两种或两种以上的离子都能与加入的某种试剂（沉淀剂）反应生成难溶电解质时，沉淀的先后顺序决定于所需沉淀剂离子浓度的大小，需要沉淀剂离子浓度较小的先沉淀，需要沉淀剂离子浓度较大的后沉淀，这种现象叫作分步沉淀。

（3）沉淀的转化：把一种难溶电解质转化为另一种难溶电解质，即把一种沉淀转化为另一种沉淀的过程叫作沉淀的转化。一般来说，溶度积较大的难溶电解质容易转化为溶度积较小的难溶电解质。

三、主要仪器与试剂

1. 仪器 试管、试管架、试管夹、离心试管 2 支、玻璃棒、烧杯（100ml 及 50ml）、量筒（10ml）、酒精灯、点滴板洗瓶、铁架、铁圈、石棉铁丝网、离心机（公用）。

2. 试剂 HCl（0.1mol/L，1mol/L，6mol/L）、HAc（0.1mol/L，1mol/L）、NaOH（0.1mol/L，1mol/L）、$NH_3 \cdot H_2O$（2mol/L）、NaCl（0.1mol/L）、Na_2CO_3（0.1mol/L）、NaAc（1mol/L，固体）、KI（0.001mol/L，0.1mol/L）、K_2CrO_4（0.1mol/L）、$MgCl_2$（0.1mol/L）、$Al_2(SO_4)_3$（0.1mol/L）、$Pb(NO_3)_2$（0.001mol/L，0.1mol/L）、$AgNO_3$（0.1mol/L）、NH_4Cl（0.1mol/L，饱和溶液，固体）、Na_3PO_4（0.1mol/L）、Na_2HPO_4（0.1mol/L）、NaH_2PO_4（0.1mol/L）、$SbCl_3$（固体）、$FeCl_3$（固体）、标准缓冲溶液 NaH_2PO_4 和 Na_2HPO_4（pH = 6.86，4.00）、锌粒（固体）、酚酞溶液（1%）、甲基橙指示剂（0.1%）、pH 试纸。

四、实验内容

1. 强弱电解质溶液的比较 用 pH 试纸分别测定 HAc（0.1mol/L）、HCl（0.1mol/L）溶液的 pH。然后在两支试管中分别加入 1ml 上述溶液，再各加入一小颗锌粒并加热，观察哪支试管中产生氢气的反应比较剧烈。

2. 弱电解质溶液中的电离平衡及其移动

（1）在两支试管中，各加 1ml 0.1mol/L HAc 溶液和 1 滴甲基橙指示剂，摇匀，观察溶液颜色；在 1 支试管中加入少量 NaAc 固体，振荡使之溶解，观察溶液颜色有何变化，与另一支试管溶液进行比较，指出同离子效应对电离度的影响。

（2）在两支试管中，各加 5 滴 0.1mol/L $MgCl_2$ 溶液，在其中一支试管中再加入 5 滴饱和 NH_4Cl 溶液，然后在两支试管中各加 5 滴 2mol/L $NH_3 \cdot H_2O$ 溶液，观察两支试管发生的现象，写出有关反应方程式并说明原因。

3. 盐类水解反应及其影响因素

（1）盐的水解与溶液的酸碱性

1）取 3 支小试管，分别加入 5 滴 0.1mol/L NaCl、Na_2CO_3 及 $Al_2(SO_4)_3$ 溶液，用玻璃棒蘸取少许溶液在 pH 试纸上测定溶液的酸碱性。写出水解的离子方程式，并解释。

2）用 pH 试纸分别测定 0.1mol/L Na_3PO_4、Na_2HPO_4、NaH_2PO_4 溶液的酸碱性，并说明原因。

（2）影响盐类水解反应的因素

1）温度：取两支试管，分别加入 5 滴 1mol/L NaAc 溶液和 5 滴蒸馏水，并各加入 1 滴酚酞溶液，将其中一支试管用酒精灯（或水浴）加热，观察颜色变化，并观察冷却后颜色又如何？解释原因。

2）酸度：将少量 $FeCl_3$、$SbCl_3$ 固体（火柴头大小即可）置于 1 个小试管中，加入 1ml 蒸馏水，有何现象产生？用 pH 试纸测定溶液的酸碱性。再向试管中加入几滴 6mol/L HCl，观察沉淀是否溶解？最后将所得溶液再加入 2ml 蒸馏水稀释，又有什么变化？解释实验现象并写出有关反应方程式。

3）相互水解：在 2 支试管中，分别加入 1ml 0.1mol/L 的 Na_2CO_3 及 1ml 0.1mol/L 的 $Al_2(SO_4)_3$ 溶液，先用 pH 试纸分别测定溶液的 pH，然后将二者混合，观察实验现象并写出有关反应的离子方程式。

4. 沉淀的生成、溶解和分步沉淀

（1）沉淀的生成

1）取 1 支试管，加入 10 滴 0.1mol/L $Pb(NO_3)_2$ 溶液，再缓慢加入 10 滴 0.1mol/L KI 溶液，观察沉淀的生成和颜色。

2）取另 1 支试管，加入 10 滴 0.001mol/L $Pb(NO_3)_2$ 溶液，再缓慢加入 10 滴 0.001mol/L 的 KI 溶液，观察有无沉淀的生成？试以溶度积规则解释上述现象。

3）试设计实验，比较 ZnS、CuS、MnS 几种硫化物难溶盐溶解度的大小。

（2）沉淀的溶解：在一支离心试管中，加入 5 滴 0.1mol/L $AgNO_3$ 溶液和 2 滴 0.1mol/L NaCl 溶液混合，观察现象，离心沉降，弃去上层清液，向沉淀中滴加 2mol/L $NH_3 \cdot H_2O$ 溶液，观察原有沉淀是否溶解？解释上述现象。

（3）分步沉淀：在离心试管中，加入 5 滴 0.1mol/L NaCl 和 2 滴 0.1mol/L K_2CrO_4 溶液，用蒸馏水稀释至 1ml，摇匀，逐滴加入 0.1mol/L $AgNO_3$ 溶液，边加边振摇，当砖红色沉淀转化为白色沉淀转化较慢时，离心沉降，观察生成沉淀的颜色。再向清液中滴加 0.1mol/L $AgNO_3$ 溶液，观察又有何现象？解释现象，写出相应方程式。

（4）沉淀的转化：在一支离心试管中，加入 5 滴 0.1mol/L $AgNO_3$ 溶液和 2 滴 0.1mol/L NaCl 溶液混合，观察现象，离心沉降，弃去上层清液，向沉淀中滴加 0.1mol/L KI 溶液并搅拌，观察沉淀的颜色变化并写出有关反应方程式。

思考题

1. 为什么 NaH_2PO_4、Na_2HPO_4 溶液分别呈现弱酸性和弱碱性？
2. 水解和电离的区别何在？
3. 如何配制 pH=5.0 的缓冲溶液？
4. 同离子效应对弱电解质的电离度和难溶电解质的溶解度各有何影响？
5. 试根据所给试剂设计实验：AgCl 沉淀的制备和溶解，写出具体步骤及相应方程式。
6. 什么是分步沉淀？

实验四　溶度积常数的测定

一、实验目的

1. 了解离子交换法测定难溶电解质 $PbCl_2$ 的溶度积原理和方法。
2. 学习离子交换树脂的使用方法。
3. 进一步训练酸碱滴定的基本操作。

二、实验原理

离子交换树脂是具有可供离子交换的活性基团的高分子化合物，这类化合物具有可供离子交换的活性基团。具有酸性交换基团（如磺酸基-SO_3H、羧酸基-COOH）、能和阳离子进行交换的称为阳离子交换树脂。具有碱性交换基团（如-NH_3Cl）、能与阴离子进行交换的称为阴离子交换树脂。本实验中采用的是 1×7 强酸型阳离子交换树脂，这种树脂出厂时一般为 Na^+ 型，即活性基团为-SO_3Na，如用 H^+ 把 Na^+ 交换下来，即得 H^+ 型阴离子交换树脂。

例：R-SO_3H（强酸型阳离子交换树脂），用一定的饱和 $PbCl_2$ 溶液与 H^+ 型阳离子交换树脂充分交换：

$$2R\text{-}SO_3H + PbCl_2 \Longrightarrow (R\text{-}SO_3)_2Pb + 2HCl$$

交换出来的 H^+ 用已知浓度的标准 NaOH 溶液滴定，根据化学反应计量方程可得：

$$2C_{PbCl_2} \cdot V_{PbCl_2} = C_{HCl} \cdot V_{HCl} = C_{NaOH} \cdot V_{NaOH} \qquad (1)$$

$$PbCl_2(s) \Longrightarrow Pb^{2+}(aq) + Cl^-(aq)$$

$$K_{sp}^{\theta} = [Pb^{2+}] \cdot [Cl^-]^2 = (C_{PbCl_2}) \cdot (2C_{PbCl_2})^2 = 4C_{PbCl_2}^3 \qquad (2)$$

三、主要仪器与试剂

1. **仪器**　离子交换柱碱式滴定管、移液管、量筒、小烧杯、锥形瓶、温度计、漏斗、漏斗架、铁架台、滴定管夹、玻璃棒、定量滤纸、玻璃纤维（或药棉）、螺旋夹、吸气橡皮球。

2. **试剂**　标准 NaOH 溶液（0.1mol/L）、HCl（6.0mol/L）、HNO_3（0.1mol/L）、$PbCl_2$（固体，分析纯）、溴百里酚蓝（0.1%）、1×7 强酸型阳离子交换树脂（16～50目）、蒸馏水、pH 试纸。

四、实验内容

1. **装柱** 在离子交换柱底部填入少量玻璃纤维（或药棉），然后在小烧杯中，称取 15~20g 阳离子交换树脂（R-Na$^+$型，最好先用蒸馏水浸泡 24~48 小时，洗净），加入少量蒸馏水成糊状，将糊状物注入离子交换柱内高约 20cm，如图 4-2 所示。如水太多，可打开螺旋夹，让水慢慢流出，直到液面略高于阳离子交换树脂面后，夹紧螺旋夹。在以上操作中，一定要使阳离子交换树脂始终浸泡在溶液中，勿使溶液流干，否则气泡在侵入离子交换树脂柱中，将影响离子交换的进行。若出现气泡，可加入少量蒸馏水，使液面高于阳离子交换树脂面，并用玻璃棒搅动阳离子交换树脂，以便赶走气泡。

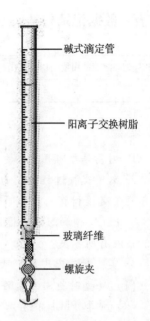

图 4-2 离子交换柱示意

2. **转型** 为保证 Pb^{2+} 完全交换出来的离子是可直接方便定量滴定的 H$^+$，应先把 Na$^+$ 型树脂完全转变成 H$^+$ 型树脂，否则将使实验结果偏低。

往离子交换柱中加入 20ml 6.0mol/L 的 HCl 溶液，调节螺旋夹，使溶液以 40 滴/分的流速通过交换柱，待柱中 HCl 溶液面降低至接近阳离子交换树脂层上表面时，用蒸馏水洗涤阳离子交换树脂直到流出液呈中性（用 pH 试纸检验），将流出液全部弃去。

如已用 6.0mol/L 的 HCl 浸泡过的或已用 0.1mol/L 的 HNO$_3$ 再生过的阳离子交换树脂，则无须转型，可直接装柱。

3. **PbCl$_2$ 饱和溶液的配制** 将 1g 分析纯的 PbCl$_2$ 固体溶于 70ml 蒸馏水（经煮沸除去 CO$_2$，并冷至室温）中，经充分搅动和放置，使溶液达到沉淀溶解平衡。使用前测量、记录饱和溶液的温度，并用定量滤纸过滤，所用的漏斗和容器必须干燥。

4. **洗涤树脂** 用蒸馏水洗涤阳离子交换树脂直到中性。把转型时多余的 H$^+$ 从树脂中除去，以确保定量滴定的 H$^+$ 都是阳离子交换树脂上交换下来的。

5. **交换和洗涤** 用移液管精确吸取 10.00ml PbCl$_2$ 饱和溶液，放入交换柱，控制速度为 20~25 滴/分，不宜交换太快（确保充分交换），用洁净锥形瓶承接流出液，交换完全后，用 50ml 的蒸馏水洗涤阳离子交换树脂，直到流出液呈中性（流出液仍用同一只锥形瓶承接），使交换出来的 H$^+$ 全部转入锥形瓶中，在整个交换和洗涤过程中，应注意离子交换柱中的液面略高于阳离子交换树脂面，勿使流出液损失。

6. **滴定** 在全部流出液中，加入 2~3 滴溴百里酚蓝指示剂，用标准 NaOH 溶液滴定至终点（终点指示：溶液颜色由黄色转为蓝色，pH 6.2~7.6）。精确记录下滴定前后管中 NaOH 标准溶液的读数。

7. **再生** 实验完毕后，请将 5ml 的 0.1mol/L HNO$_3$ 溶液缓慢加入离子交换树脂柱，打开螺旋夹，让 HNO$_3$ 溶液充满整个离子交换树脂柱，将其树脂柱再生，以备下组学生使用。

图注（图右侧标注）：碱式滴定管、阳离子交换树脂、玻璃纤维、螺旋夹

五、数据记录与结果处理

$PbCl_2$ 饱和溶液的用量/ml	NaOH 标准溶液的浓度/（mol·L^{-1}）	所消耗的 NaOH 的体积/ml	K_{sp} 参考值
			$1.6×10^{-5}$

(思)(考)(题)

    1. 树脂转型可用 HCl，再生时为什么只能用 HNO_3，而不能用 HCl？

    2. 离子交换过程中，为什么要控制液体的流速，不宜太快？为什么始终要保持液面高于离子交换树脂面？

    3. $PbCl_2$ 饱和溶液通过离子交换树脂柱后，为什么要用蒸馏水洗涤至中性，且不允许流出液有所损失？

    4. 实验时，出现以下情况对实验结果有何影响？

    （1）转型时所用的盐酸太稀、用量又少以致阳离子交换树脂未能完全转型为 H$^+$型。

    （2）量取 $PbCl_2$ 饱和溶液的体积不准确。

    （3）转型时流出的淋洗液未接近中性就停止淋洗，放入 $PbCl_2$ 饱和溶液至离子交换树脂柱中进行离子交换。

实验五　弱酸电离平衡常数的测定

一、实验目的

1. 了解 pH 计的使用方法。
2. 掌握用 pH 电位法测定弱酸的电离常数的原理与方法。
3. 进一步加深有关电离平衡的基本概念，练习酸碱滴定操作。

二、实验原理

醋酸是一元弱酸，在水溶液中存在以下电离平衡：

$$HAc(aq) \rightleftharpoons H^+(aq) + Ac^-(aq)$$

其电离平衡常数的表达形式为：

$$K_{HAc}^{\theta} = \frac{[H^+] \cdot [Ac^-]}{[HAc]} \tag{1}$$

以对数式表示：

$$\lg K_{HAc}^{\theta} = \lg [H^+] + \lg \frac{[Ac^-]}{[HAc]} \qquad (2)$$

当 $[Ac^-] = [HAc]$ 时：

$$\lg K_{HAc}^{\theta} = \lg [H^+] + \lg 1 = \lg [H^+] = -pH \qquad (3)$$

如果在一定温度下，能使得醋酸溶液中 $[Ac^-] = [HAc]$，只需测定此时的 pH，即可计算出醋酸的电离平衡常数的近似值。

用 NaOH 溶液滴定 HAc 溶液时：

$$HAc + OH^- \rightleftharpoons Ac^- + H_2O$$

$[HAc] = [Ac^-]$，而 NaOH 的用量也应等于完全中和 HAc 时所需要的一半，如果测得此时溶液的 pH，即可计算出醋酸的电离平衡常数的近似值。

三、主要仪器与试剂

1. **仪器**　pH-25 酸度计（酸度计是用电位法测定溶液 pH 的一种仪器，其配套的指示电极是玻璃电极，参比电极是甘汞电极）、酸式滴定管、碱式滴定管、锥形瓶、烧杯、铁架台。

2. **试剂**　标准 NaOH 溶液（0.1mol/L）、HAc（约 0.1mol/L）、标准缓冲溶液（pH 6.8~7.0）、酚酞指示剂（1% 乙醇溶液）、蒸馏水。

四、实验内容

1. 在 250ml 洁净锥形瓶中，从酸式滴定管中准确地放出 22.00ml HAc，加入 2 滴酚酞指示剂，用碱式滴定管中的 0.1mol/L NaOH 标准溶液滴定。不断摇荡均匀，至溶液刚出现红色为止，记录所消耗的 NaOH 体积，以供下面测定 pH 作为参考。重复上述实验，使两次所消耗的 NaOH 体积的偏差 $|\Delta V| \leqslant 0.1ml$。

2. 取 100ml 烧杯，从酸式滴定管中准确地放出 22.00ml HAc，加入步骤 1 中所消耗的平均体积一半的 NaOH，搅拌均匀，再用 pH-25 酸度计（图 4-3）测定其 pH。

3. pH-25 酸度计使用方法如下。

（1）预热仪器：接通电源，开启电源开关，指示灯亮。pH-mV 档旋至 pH 档预热 20~30 分钟。

（2）安装电极：检查玻璃电极内部溶剂中有无气泡，有应除去。把饱和甘汞电池下端的橡皮套和皮管上的小橡皮塞拔下保存好，检查饱和 KCl 溶剂，检查电极弯管内有无气泡，有应除去。将玻璃电极和甘汞电极以胶木帽分别夹在电极夹上，应使玻璃电极的球泡比甘汞电极的陶瓷芯稍高一些以免碰破球泡，将玻璃电极的插头插入电极插口处（内）旋紧插口

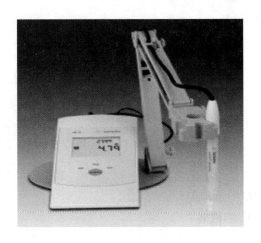

图 4-3　pH-25 酸度计

上的紧固螺丝，甘汞电极的引线接在接线柱上。

（3）校正仪器：调整电极架使电极的球泡和陶瓷芯都浸到缓冲溶液中。将温度补偿器调至溶液的温度。根据缓冲溶液的 pH 将量程开关旋至 0~7 或 7~14 范围。按下读数开关并略转动调节定位调节器，使指针指在标准缓冲溶液的 pH 处，若有变动应再旋动定位器，否则重新校正（两点法校正）。

（4）测定 pH：提起电极将缓冲溶液移开，用蒸馏水冲洗电极，再用滤纸轻轻吸干电极上的水滴，然后，将电极浸入待测溶液中。按下读数开关读数（待测溶液的 pH），重复测量一次取平均值，放开读数开关，提起电极移开待测溶液，用蒸馏水冲洗电极。测量完毕，把量程开关旋至"0"，关闭电源开关，整理好甘汞电极，将玻璃电极浸入蒸馏水中。

五、数据记录与结果处理

$C_{HCl}=\dfrac{2m_{Na_2CO_3}\times1000}{M_{Na_2CO_3}\cdot V_{HCl}}$ $(M_{Na_2CO_3}=105.99\,g/mol)$	C_{NaOH}	V_{NaOH}	$\bar{V}_{NaOH}$	pH
$V_1=$　　　ml		$V_1=$　　　ml		
$V_2=$　　　ml	mol/L	$V_2=$　　　ml	ml	
$V_2=$　　　ml		$V_2=$　　　ml		

（思考题）

　　1. 当 HAc 的量一半被 NaOH 中和时，为什么可近似地认为溶液中［Ac⁻］=［HAc］？

　　2. 当 HAc 完全被 NaOH 中和时，反应终点的 pH 是否等于 7，为什么？

实验六　氧化还原反应

一、实验目的

1. 理解氧化还原反应的实质，并掌握电极电势对氧化还原反应的影响。
2. 定性观察浓度及酸度对电极电势的影响。
3. 实验浓度、酸度对氧化还原反应的影响。

二、实验原理

氧化还原过程是电子得失的过程。在反应中，得到电子的物质是氧化剂，失去电子的物质是还原剂。氧化剂和还原剂得失电子能力的大小，即氧化、还原能力的强弱，可根据它们的氧化型和还原型所组成电对的电极电势数值的相对大小来衡量。电极电势数值较大的氧化型物质是较强的氧化剂，电极电势数值较小的还原型物质是较强的还原剂。只有较强的氧化剂和较强的还原剂之间才能够发生反应，生成较弱的还原剂和较弱的氧化剂。故根据电极电势可以判断氧化还原反应的方向。

借助氧化还原反应而产生电流的装置，称为原电池。在一定的条件下，原电池的电动势等于两个电极电势之差。当电池中溶液浓度发生改变时，其电极电势的数值也必然发生改变，故两极电势差也将发生改变，即电动势发生改变。准确测定电动势是用对消法在电势计上进行的。本实验只是为了定性地进行比较，所以采用伏特计，通过两电极电压的变化，了解浓度对电极电势的影响。

浓度及酸度对电极电势的影响，可能导致氧化还原反应方向的改变。酸度不仅能影响氧化还原反应的方向，而且还能影响氧化还原反应的产物。例如 $KMnO_4$ 在酸性介质中的还原产物是 Mn^{2+}，在中性或弱碱性介质中，还原产物是 MnO_2，在强碱性介质中则生成 MnO_4^{2-}。

三、主要仪器与试剂

1. **仪器**　pHS-25 酸度计、蓝色石蕊试纸、盐桥、Cu 电极、Zn 电极、温度计。
2. **试剂**　H_2SO_4（3.0mol/L）、$H_2C_2O_4$（0.1mol/L）、HAc（1.0mol/L）、NaOH（2.0mol/L）、淀粉溶液、KSCN（0.1mol/L）、Pb（NO_3）$_2$（0.1mol/L，0.5mol/L）、Na_2SO_3（0.1mol/L）、$KMnO_4$（0.1mol/L）、$FeSO_4$（0.1mol/L）、$CuSO_4$（1.0mol/L，0.1mol/L）、KBr（0.1mol/L）、KI（0.1mol/L）、$NaNO_2$（0.1mol/L）、KIO_3（0.1mol/L）、$SnCl_2$（0.1mol/L）、Na_2S（0.1mol/L）、$ZnSO_4$（1.0mol/L，0.1mol/L）、$FeCl_3$（0.1mol/L）、CCl_4、I_2 水、Br_2 水、Na_2SiO_3（d=1.06）。

四、实验内容

1. 电极电势与氧化还原反应的关系

（1）在试管中加入 0.1mol/L 的 KI 溶液 0.5ml 和 0.1mol/L 的 $FeCl_3$ 溶液 2~3 滴，观察现象。再加入 0.5ml 的 CCl_4，充分振荡后观察 CCl_4 层的颜色。写出离子反应方程式。

（2）用 0.1mol/L 的 KBr 溶液代替 0.1mol/L KI 溶液，进行同样的实验，观察现象。

根据（1）、（2）实验结果，定性比较 Br_2/Br^-、I_2/I^-、Fe^{3+}/Fe^{2+} 三个电对电极电势的大小，并指出哪个电对的氧化型物质是最强的氧化剂，哪个电对的还原型物质是最强的还原剂。

（3）在两支试管中分别加入 I_2 水和 Br_2 水各 0.5ml，再加入 0.1mol/L 的 $FeSO_4$ 溶液少许及 0.5ml 的 CCl_4，摇匀后观察现象。写出有关反应的离子方程式。根据（1）、（2）、（3）实验结果，说明电极电势与氧化还原反应方向的关系。

（4）在试管中加入 0.1mol/L 的 $FeCl_3$ 溶液 4 滴和 0.01mol/L 的 $KMnO_4$ 溶液 2 滴，摇匀后往试管中逐滴加入 0.1mol/L 的 $SnCl_2$ 溶液，并不断摇动试管。待 $KMnO_4$ 溶液褪色后，加入 0.1mol/L 的 KSCN 溶液 1 滴，观察现象，继续滴加 0.1mol/L 的 $SnCl_2$ 溶液，观察溶液颜色的变化。解释实验现象，并写出离子反应方程式。

2. 浓度、温度、酸度对电极电势及氧化还原反应的影响

（1）浓度对电极电势的影响

1）在 2 只 50ml 烧杯中，分别加入 30ml 的 1.0mol/L $ZnSO_4$ 溶液和 1.0mol/L $CuSO_4$ 溶液。在 $CuSO_4$ 溶液中插入 Cu 电极，在 $ZnSO_4$ 溶液中插入 Zn 电极，并分别与 pH 计的 "+" "−" 接线柱相接，溶液以盐桥相连。测量两极之间的电动势。

2）用 0.1mol/L 的 $ZnSO_4$ 代替 1.0mol/ 的 $ZnSO_4$，观察电动势有何变化，解释实验现象，说明浓度的改变对电极电势的影响。

（2）温度对氧化还原反应的影响：A、B 两支试管中都加入 0.01mol/L 的 $KMnO_4$ 溶液 3 滴和 3.0mol/L 的 H_2SO_4 溶液 5 滴，C、D 两支试管都加入 0.1mol/L 的 $H_2C_2O_4$ 溶液 5 滴。将 A、C 试管放在水浴中加热几分钟后混合，同时，将 B、D 试管中的溶液混合。比较两组混合溶液颜色的变化，并做出解释。

（3）浓度、酸度对氧化还原反应的影响：在两支试管中，分别盛有 0.5mol/L 和 0.1mol/L 的 $Pb(NO_3)_2$ 溶液各 3 滴，都加入 1.0mol/L 的 HAc 溶液 30 滴，混匀后，再逐滴加入 26~28 滴 Na_2SiO_3（d=1.06）溶液，摇匀，用蓝色石蕊试纸检查，溶液仍呈酸性，在 90℃ 水浴中加热（切记：温度不可超过 90℃），此时，两试管中均出现胶冻。从水浴中取出两支试管，冷却后，同时往两支试管中插入表面积相同的锌片，观察两支试管中铅树生长的速度，并做出解释。

3. 介质的酸碱度对 $KMnO_4$ 还原产物的影响

（1）在试管中加入 0.1mol/L 的 KI 溶液 10 滴和 0.1mol/L 的 KIO_3 溶液 2~3 滴，观察有无变化。再加入几滴 3.0mmol/L 的 H_2SO_4 溶液，观察现象。再逐滴加入 2.0mol/L 的 NaOH

溶液，观察反应的现象，并做出解释。

（2）取 3 支试管，各加入 0.01mol/L 的 $KMnO_4$ 溶液 2 滴；第 1 支试管加入 5 滴 3.0mol/L 的 H_2SO_4 溶液，第 2 支试管中加入 5 滴 H_2O，第 3 支试管中加入 5 滴 6.0mol/L 的 NaOH 溶液，然后往 3 支试管中各加入 0.1mol/L 的 Na_2SO_3 溶液 5 滴。观察实验现象，并写出离子反应方程式。

思考题

1. 通过这次实验，你能归结出哪些因素影响电极电势？怎样影响？

2. 介质的酸碱度对哪些氧化还原反应有影响？$KMnO_4$ 为什么必须在酸性介质中才有强氧化性？

3. 分析氧化还原反应进行的程度的大小和反应速度的快慢是否必然一致？为什么？能否以实验为证？

4. 如何将反应 $KMnO_4 + KI + H_2SO_4 = MnSO_4 + I_2 + H_2O$ 设计为原电池，并指出原电池的正极和负极。

实验七　药用氯化钠的制备、鉴别与杂质限度检查

一、实验目的

1. 初步了解药品的鉴别、杂质限度检查方法。
2. 练习和巩固称量、溶解过滤、沉淀、蒸发等基本操作。
3. 掌握药用氯化钠的制备原理和方法。

二、实验原理

1. 药用氯化钠制备原理　药用氯化钠（NaCl）由粗食盐提纯而得。一般粗食盐中含有泥沙等不溶性杂质及 Fe^{3+}、SO_4^{2-}、Ca^{2+}、Mg^{2+} 和 K^+ 等可溶性杂质。氯化钠的溶解度随温度的变化很小，不能用重结晶的方法纯化，而需用化学法处理，使可溶性杂质都转化成难溶物，过滤除去。

此方法的原理是利用稍过量的氯化钡与粗食盐中的 SO_4^{2-} 反应，使 SO_4^{2-} 转化为难溶的硫酸钡；再加 NaOH、Na_2CO_3 与粗食盐中的 Ca^{2+}、Mg^{2+} 及没有转化为硫酸钡的 Ba^{2+} 反应，生成碳酸盐沉淀，过量的碳酸钠会使产品呈碱性，所以沉淀过滤后要加盐酸除去过量的 CO_3^{2-}，有关化学反应式如下：

$$Ba^{2+}+SO_4^{2-}=BaSO_4\downarrow \qquad Ca^{2+}+CO_3^{2-}=CaCO_3\downarrow$$
$$2Mg^{2+}+2OH^-+CO_3^{2-}=Mg_2(OH)_2CO_3\downarrow \quad CO_3^{2-}+2H^+=CO_2\uparrow+H_2O$$
$$Fe^{3+}+3OH^-=Fe(OH)_3$$

至于用沉淀剂不能除去的其他可溶性杂质，如 K^+、Br^-、I^-，在最后的浓缩结晶过程中，绝大部分仍留在母液内，而与氯化钠晶体分开，少量多余的盐酸在干燥氯化钠时，以氯化氢形式逸出。

2. 检查试验原理 鉴别试验是鉴别被检药品组成离子的特征性试验（这里指的是氯化钠的组成离子 Na^+、Cl^-）。

钡盐、硫酸盐、钾盐、钙盐、镁盐的限度检查，是根据沉淀反应原理，样品管和标准管在相同条件下进行比浊试验，样品管不得比标准管浊度更深。

重金属的检查，是在相同条件下进行比色实验。重金属系指 Pb^{2+}、Bi^{3+}、Cu^{2+}、Hg^{2+}、Sb^{2+}、Sn^{2+}、Co^{2+}、Zn^{2+} 等金属离子，它们在一定条件下能与 H_2S 或 Na_2S 作用而显色。《中国药典》规定，在弱酸性条件下进行，用稀醋酸调节。实验证明，在 pH 为 3 时，PbS 沉淀最完全，相关反应式为：

$$Pb^{2+}+S^{2-}\rightleftharpoons PbS$$

三、主要仪器与试剂

1. 仪器 台秤、电炉、蒸发皿、铂丝棒、烧杯、奈氏比色管、抽滤装置。

2. 试剂 HCl（浓、1.0mol/L、0.02mol/L）、H_2SO_4（3.0mol/L）、HAc（3.0mol/L）、HNO_3（6.0mol/L）、NaOH（2.0mol/L）、Na_2CO_3 饱和溶液、氨试剂（6.0mol/L）、$BaCl_2$（25%）、KI（10%）、钙盐溶液、镁盐溶液、$AgNO_3$（0.25mol/L）、KBr（10%）、醋酸铀酰锌溶液、$(NH_4)_2C_2O_4$ 溶液、Na_2HPO_4 溶液、NH_4Cl 溶液、标准铁溶液、四苯硼钠溶液、H_2S 溶液、氯仿、淀粉-碘化钾试纸、溴麝香草酚蓝试纸、粗食盐、$(NH_4)_2S_2O_8$。

四、实验内容

1. 食盐精制 药用氯化钠的制备实验操作流程见图4-4。

2. 鉴别试验 制备1：10的氯化钠溶液供鉴别使用。

（1）钠盐

1）焰色反应：取铂丝，用浓盐酸润湿后在无色火焰中灼烧，直至蓝色火焰不显颜色为止（表示铂丝已洁净）。后蘸取氯化钠溶液，置无色火焰中灼烧，火焰出现持久鲜黄色。

2）沉淀反应：取氯化钠溶液 1~2 滴，用 3 滴 3.0mol/L HAc 酸化，加入醋酸铀酰锌试液 10 滴，用玻璃棒摩擦管壁，即渐渐析出醋酸铀酰锌钠淡黄色沉淀。反应式如下：

$$Na^++Zn^{2+}+3UO_2^{2+}+8Ac^-+HAc+9H_2O\longrightarrow NaAc\cdot Zn(Ac)_2\cdot 3UO_2(Ac)_2\cdot 9H_2O\downarrow+H^+$$

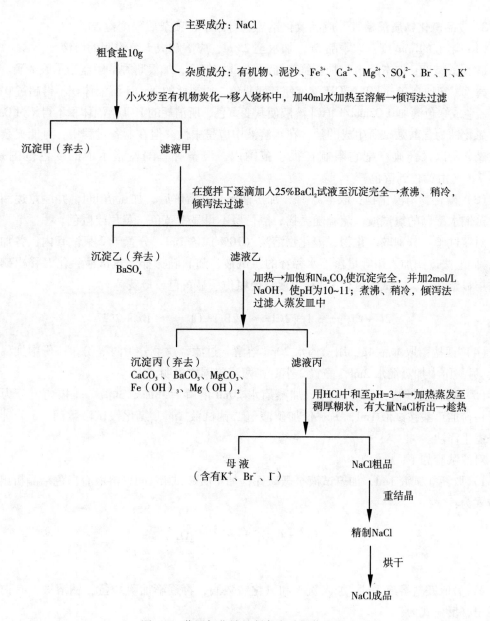

图 4-4　药用氯化钠的制备实验操作流程

注：①倾泻法过滤，多在沉淀易于下沉的条件下使用，是指尽量将沉淀保留于烧杯中，待溶液澄清后，只将澄清液过滤；②检查沉淀是否完全，可吸滤少量上层清液置试管中，加 1～2 滴沉淀剂，无浑浊生成即表示已沉淀完全。

（2）氯化钠生成氯化银沉淀：取氯化钠溶液 1～2 滴，加 0.25mol/L 硝酸银试液 2 滴，即发生白色凝乳状沉淀。滴加 6.0mol/L 氨试液，沉淀溶解，继加 6.0mol/L 的 HNO_3 至显酸性又有白色沉淀生成。相关反应式如下：

$$Ag^+ + Cl^- \longrightarrow AgCl\downarrow \qquad AgCl(s) + 2NH_3 \longrightarrow [Ag(NH_3)_2]^+ + Cl^-$$

$$[Ag(NH_3)_2]^+ + Cl^- + 2H^+ \longrightarrow AgCl\downarrow + 2NH_4^+$$

3. 成品氯化钠质量检查 成品氯化钠需进行以下各项杂质限度检查。

（1）溶液的澄清度：取本品5g，加水至25ml，应溶解成无色澄明的溶液。

（2）酸碱度：取本品5g，加新鲜蒸馏水50ml溶解后，加溴麝香草酚蓝指示液2滴。如溶液呈黄色，滴加0.02mol/L NaOH溶液使其变蓝色，所消耗的NaOH溶液体积不得超过0.1ml。如显蓝色或绿色加0.02mol/L HCl溶液使其变黄色，所消耗的HCl溶液体积不得超过0.2ml。

氯化钠为强酸强碱所生成的盐，在水溶液中应呈中性。但在制备过程中，可能夹杂少量酸或碱，所以《药典》把它限制在很小范围内，溴麝香草酚蓝指示液的变色范围是pH 6.6~7.6（由黄色到蓝色）。

（3）碘化物与溴化物：取本品1g，加蒸馏水3ml溶解后，加氯仿lml，并注意逐滴加用等量蒸馏水稀释的氯试液，随滴随振摇，氯仿层不得显紫黄色、黄色或橙色。

对照试验：分别取碘化物、溴化物溶液（10%）各1ml，分置于2只试管内，各加氯仿1ml，同上法逐滴加入用等量蒸馏水稀释的氯试液，随滴随振摇。氯试液氧化I^-释出碘，使氯仿层显紫红色，氯试液氧化Br^-释出溴，使氯仿层显黄色或橙黄色。

$$2I^- + Cl_2 \longrightarrow I_2 + 2Cl^- \qquad 2Br^- + Cl_2 \longrightarrow Br_2 + 2Cl^-$$

（4）钡盐：取本品4g，用蒸馏水20ml溶解、过滤，滤液分为两等份。一份中加稀硫酸2ml，另一份中加蒸馏水2ml，静置2小时，两液应同样澄明。

（5）钙盐与镁盐：取本品4g，加蒸馏水20ml溶解后，加氨试液2ml摇匀，分为两等份。一份加草酸铵试液1ml，另一份加磷酸氢二钠试液1ml，氯化铵试液数滴，5分钟内均不得发生浑浊。

对照试验如下。

1）取钙盐试液1ml，加氨试液至微碱性，加草酸铵试液1ml，溶液有白色结晶析出。其反应式为：

$$Ca^{2+} + C_2O_4^{2-} \longrightarrow CaC_2O_4 \downarrow$$
$$白色$$

2）另取镁盐溶液1ml，加入氨水和氯化铵数滴，再逐滴加磷酸氢二钠溶液，有白色沉淀析出，反应式为：

$$Mg^{2+} + HPO_4^{2-} + NH_4^+ + OH^- \longrightarrow MgNH_4HPO_4 \downarrow$$
$$白色$$

（6）硫酸盐：本品含硫酸盐，依下法检查，如发生浑浊，和标准硫酸钾溶液1ml制成的对照标准液比较，不得更浓（0.002%）。

取100ml奈氏比色管两支，甲管中加标准硫酸钾溶液1ml，加蒸馏水稀释至约35ml后，加1.0mol/L盐酸5ml，氯化钡试液5ml，再加适量的蒸馏水稀释至50ml，摇匀。

取本品5g置乙管中，加适量的蒸馏水溶解，稀释至约35ml，加1mol/L盐酸5ml，溶液应澄明。如果不澄明可用滤纸过滤，加氯化钡试液5ml，用蒸馏水稀释至50ml，摇匀。

甲乙两管放置 10 分钟后，置比色管架上，在光线明亮处双眼自上而下透视。比较两管的浑浊度，乙管发生的浑浊度不得大于甲管。

标准硫酸钾溶液的制备：精密称取硫酸钾 0.1813g，置 1000ml 的容量瓶中，加适量的蒸馏水使溶解并稀释至刻度，摇匀即得（每 1ml≈0.1mg 的 SO_4^{2-}）。

（7）铁盐：取本品 5g 置于 100ml 奈氏比色管中，加蒸馏水 35ml 溶解，加 0.1mol/L 盐酸 5ml，过硫酸铵约 30mg，再加硫氰化铵试液 5ml，再加适量的蒸馏水稀释至 50ml，摇匀。如显色，与标准铁溶液 1.5ml 用同法处理后制得的标准管的颜色比较，不得更深（0.0003%）。其反应式为：

$$Fe^{3+} + SCN^- \longrightarrow [Fe(SCN)]^{2+}$$
$$\text{血红色}$$

标准铁溶液的制备：精密称取未风化的硫酸铁铵 0.8630g，置于 1000ml 的容量瓶中，加蒸馏水溶解后，加稀盐酸 2ml，用蒸馏水稀释至刻度，摇匀。精密量取溶液 10ml，置 100ml 的容量瓶中，加稀盐酸 0.5ml，用蒸馏水稀释至刻度，摇匀即得（每 1ml≈0.01mg 的 Fe^{3+}）。

（8）钾盐：取本品 5g 置于奈氏比色管中，加蒸馏水 20ml 溶解，加 3mol/L 醋酸 2 滴（使 pH 为 5~6），加 0.1mol/L 四苯硼钠液 2ml，加水稀释至 50ml，如显浑浊，与标准硫酸钾 0.5ml 制成的对照标准溶液比较，不得更浓（0.01%）。其反应式为：

$$K^+ + B(C_6H_5)_4^- \longrightarrow KB(C_6H_5)_4 \downarrow$$
$$\text{白色}$$

标准硫酸钾溶液的制备：精密称取 105℃ 干燥至恒重的硫酸钾 2.228g，置 1000ml 容量瓶中，加适量蒸馏水溶解，加水至刻度摇匀即得（每 1ml≈1mg 的 K^+）。

四苯硼钠溶液的制备：取四苯硼钠 $NaB(C_6H_5)_4$ 1.5g，置乳钵中加 10ml 水研磨后，再加 40ml 水研匀，用质密的滤纸过滤即得。

（9）重金属：取 50ml 比色管两支，于第 1 管中加 0.01mg/ml 标准铅溶液 1ml，加稀醋酸 2ml 再加水稀释至 25ml。于第 2 管中加样品 5g，蒸馏水 20ml 溶解后，加稀醋酸 2ml 与水适量稀释至 25ml。再于两管中分别加硫化氢试液各 10ml，摇匀在暗处放置 10 分钟，然后进行比色。如第 2 管所显颜色比第 1 管为浅，说明重金属不超过规定限度。

上述标准铅溶液 1ml 是根据具体情况计算出来的，介绍如下。

药典规定氯化钠的重金属检查项目：取样品 5g，加蒸馏水 2ml 溶解后，加醋酸 2ml 依法检查，重金属含量不得超过百万分之二，并没有直接给出标准铅溶液的取用量，需要按下述次序自行计算。

1）仅根据供试品的取用量和重金属的限量求得重金属含量的 mg 数。题给条件：NaCl 的取用量为 5g，其中含重金属的限量为百万分之二。则允许重金属（Pb）的 mg 数：

$$5 \times 1000 \times 0.000\ 002 = 0.01mg(Pb)$$

2）再计算标准铅溶液的取用量。

因为标准铅溶液每毫升含 Pb 0.01mg。

所以需 0.01mg Pb 作为标准进行对照应取标准铅溶液的 ml 数为：

$$0.01mg/0.01mg = 1ml$$

思考题

1. 食盐精制过程中加试剂的次序，为什么必须先加 $BaCl_2$，再加 Na_2CO_3，最后加 HCl？次序是否可以改变？

2. 食盐原料中所含的 K^+、Br^-、I^- 等离子是怎样去除的？

3. 何谓重结晶？根据自己所得粗品 NaCl 晶体的量计算，应加入多少毫升水使之溶解为宜？

4. 根据硫酸盐的检查方法，试计算其含量限度。

实验八　配位化合物的生成、性质与应用

一、实验目的

1. 了解配位化合物的生成及配离子与简单离子的区别。

2. 了解配位化合物在分析化学中的应用。

3. 比较配离子的稳定性，了解配位平衡与沉淀反应、氧化-还原反应以及溶液酸度的关系。

二、实验原理

配位化合物是由中心离子 M（金属离子或原子）与若干中性分子或阴离子以配位键结合而形成的一类化合物。中心离子形成配合物后性质不同于原来的金属离子，具有新的化学特征。其颜色、酸碱性、溶解性，以及氧化还原性都会变化。

金属离子和配位体在溶液中形成配离子时存在配合平衡：

$$M^{n+} + aA^- \rightleftharpoons [MA_a]^{n-a}$$

根据平衡移动原理，改变金属离子或配位体的浓度均会使平衡发生移动，从而导致配离子的生成或解离。当配位体是弱酸根离子时，改变溶液的酸度使 A^- 生成难电离的弱酸，可使平衡左移，使配离子解离；在配离子溶液中加入某种沉淀剂，使金属离子生成难溶化合

物，导致配离子解离；配合物的形成会改变金属离子的氧化-还原能力，这是由于形成配合物后会影响金属离子浓度，从而影响电极电势。

同时，配合物形成反应的速度和配合物形成反应进行的趋势和程度是两个不同的概念。有些配合物形成反应进行的程度很大，但速度很慢，两者并不一致。

配合物有广泛的应用，在分析化学中往往可利用配合物的形成反应来进行元素的分析鉴定，消除有害离子的干扰等。

三、主要仪器与试剂

1. 仪器　离心机、试管、滴管、酒精灯、点滴板。

2. 试剂　$HgCl_2$（0.1mol/L）、$CuSO_4$（0.1mol/L）、$BaCl_2$（0.1mol/L）、$FeCl_3$（0.1mol/L）、KSCN（0.1mol/L、1.0mol/L）、$K_3[Fe(CN)_6]$（0.1mol/L）、$(NH_4)_2C_2O_4$（0.1mol/L）、氨水（0.5mol/L、6.0mol/L）、$CaCl_2$（0.1mol/L）、NaOH（0.1mol/L、2.0mol/L）、$CoCl_2$（0.1mol/L）、Na_2H_2Y(EDTA，0.1mol/L)、HCl（1.0mol/L、6.0mol/L）、$AgNO_3$（0.1mol/L）、$Na_2S_2O_3$（0.5mol/L）、KI（0.1mol/L）、KBr（0.1mol/L）、KCl（0.1mol/L）、NH_4F（2.0mol/L）、$CrCl_3$（0.1mol/L）、酚酞指示剂、四氯化碳、丙酮或戊醇、$FeSO_4$（0.1mol/L）、0.25%邻菲罗啉、$NiSO_4$（0.1mol/L）、1%二乙酰二肟。

四、实验内容

1. 配离子的生成和配位化合物的组成

（1）在试管中加入 2 滴 0.1mol/L 的 $HgCl_2$ 溶液（有毒），逐滴加入 0.1mol/L 的 KI，观察有无沉淀生成，然后再继续加入 KI，观察有何变化，试解释之，写出反应式。

（2）两支试管中各加 2 滴 0.1mol/L 的 $CuSO_4$ 溶液，然后在一支试管中逐滴加入 0.1mol/L 的 $BaCl_2$，另一支中加入 0.1mol/L 的 NaOH 数滴，观察现象，写出反应式。

再取一支试管加入 4 滴 0.1mol/L 的 $CuSO_4$ 溶液，加入 6.0mol/L 氨水 1ml 摇匀，然后将此溶液分成两份，一份加 0.1mol/L 的 $BaCl_2$ 数滴，另一份加 0.1mol/L 的 NaOH 数滴，观察现象，并解释。

2. 简单离子和配离子的区别　在试管中加 0.1mol/L $FeCl_3$ 溶液 2 滴，加少量 0.1mol/L 的 KSCN 溶液，观察现象写出反应式。以 0.1mol/L 的 $K_3[Fe(CN)_6]$ 溶液代替 $FeCl_3$ 溶液，做同样实验，观察现象并说明。

3. 配合平衡

（1）配合平衡与介质的酸碱性

1）在试管中加 0.1mol/L 的 $FeCl_3$ 溶液 2 滴，再滴加少量 0.1mol/L 的 KSCN 溶液，分成两份。一份中加入 0.1mol/L 的 HCl 数滴，一份中加入 2mol/L 的 NaOH 数滴，讨论 $[Fe(SCN)_6]^{3-}$ 在酸性和碱性溶液中的稳定性。

2）在试管中加 0.1mol/L 的 $FeCl_3$ 溶液 2 滴，加数滴 0.1mol/L 的 $(NH_4)_2C_2O_4$ 溶液，

即有配离子 $[Fe(C_2O_4)_3]^{3-}$ 生成，滴加 1 滴 0.1mol/L 的 KSCN 溶液，是否有现象发生？然后在溶液中滴加数滴 6mol/L 的 HCl 溶液，有何现象发生？为什么？写出反应式。

3）形成配合物时的 pH 变化：在一支试管中滴加 1ml 0.1mol/L 的 $CaCl_2$，另一支中滴加 1ml 0.1mol/L 的 Na_2H_2Y（EDTA）溶液，各加 1 滴酚酞，并各滴加 0.5mol/L 的氨水调到溶液刚刚变红，把两溶液相混，有何变化？写出反应式，解释现象。

（2）配合平衡与沉淀反应：先查找 AgCl、AgBr、AgI 的溶度积和 $[Ag(NH_3)_2]^+$、$[Ag(S_2O_3)_2]^{3-}$、$[Ag(CN)_2]^-$ 配离子的稳定常数，估计在下列各步中应有什么现象，用实验来验证你的推测。

1）在试管中加 2 滴 0.1mol/L 的 $AgNO_3$ 溶液，加同量的 0.1mol/L 的 KCl 溶液。

2）再加几滴 6mol/L 氨水。

3）再加 2 滴 0.1mol/L 的 KBr 溶液。

4）再加 2 滴 0.1mol/L 的 $Na_2S_2O_3$ 溶液。

5）再加 2 滴 0.1mol/L 的 KI 溶液。

（3）配合平衡与氧化还原反应：在试管中滴加数滴 0.1mol/L 的 $FeCl_3$ 溶液，滴加 0.1mol/L 的 KI 溶液至出现黄棕色，然后加 0.5ml 四氯化碳，振摇，观察四氯化碳层的颜色，写出反应式。在另一支试管中加数滴 0.1mol/L 的 $FeCl_3$ 溶液，逐滴加入 2mol/L 的 NH_4F 至溶液变为无色，再滴入 0.1mol/L 的 KI 溶液和四氯化碳，振摇后，观察四氯化碳层的颜色，解释现象并写出有关的反应式。

4. 配合物的活动性

（1）在试管中，加入 10 滴 0.1mol/L 的 $CrCl_3$ 溶液，再滴加 2ml 0.1mol/L 的 EDTA 溶液，混匀，观察有无配合物生成（Cr^{3+} 与 EDTA 生成的配合物呈深紫色）。将溶液加热，观察现象，有无配合物生成。解释现象。

（2）查出 Cr^{3+} 与 EDTA 生成的配合物的稳定常数，讨论：Cr^{3+} 与 EDTA 不易形成配合物的原因是因为配合物不稳定吗？

5. 配合物在分析化学上的应用

（1）利用形成显色配合物来鉴定某些离子

1）Fe^{2+} 的鉴定：Fe^{2+} 与邻菲罗啉在微酸性溶液中生成橘红色的配离子（$K_{\text{不稳}} = 5.0 \times 10^{-22}$），而 Fe^{3+} 无此反应。

在小试管中加 1 滴 0.1mol/L 的 $FeSO_4$，再逐滴加入 0.25% 的邻菲罗啉，若溶液变成橘红色，表示溶液中有 Fe^{2+} 存在。

2）Ni²⁺的鉴定：Ni²⁺与二乙酰二肟作用生成鲜红色的内络盐沉淀。

$$Ni^{2+}+2 \begin{array}{c} CH_3-C=NOH \\ | \\ CH_3-C=NOH \end{array} \longrightarrow 鲜红色内络盐沉淀+H^+$$

从上面的反应可看出，H⁺不利于 Ni²⁺的检出，二乙酰二肟是弱酸，若 H⁺浓度太高，则 Ni²⁺沉淀不完全或不生成沉淀；但 H⁺浓度也不能太低，否则会生成 Ni（OH）₂沉淀，合适的酸度是 pH 为 5~10。

在试管中加 0.1mol/L 的 NiSO₄ 1 滴，6.0mol/L 氨水 1 滴和 1%二乙酰二肟 1 滴，若有鲜红色沉淀生成，表示有 Ni²⁺存在。

（2）利用配合物掩蔽干扰离子

1）在鉴定或分离离子时，常常利用形成配合物的方法把干扰离子掩蔽起来。例如 Co²⁺的鉴定，可利用它与 SCN⁻的配位反应生成 [Co（SCN）₄]²⁻，该配离子易溶于有机溶剂呈现蓝绿色，若 Co²⁺溶液中有 Fe³⁺，Fe³⁺就会与 SCN⁻生成血红色的配离子而产生干扰，这时可利用 Fe³⁺与 F⁻形成更稳定的无色 [FeF₆]³⁻，把 Fe³⁺掩蔽起来，从而避免它的干扰。

2）取 1 滴 0.1mol/L 的 FeCl₃ 溶液和 4 滴 0.1mol/L 的 CoCl₂ 溶液于同一试管中，加入几滴 1.0mol/L 的 KSCN 溶液，有何现象？逐滴加入 2.0mol/L 的 NH₄F 溶液，并振摇试管，结果如何？等溶液的血红色褪去后，加几滴戊醇或丙酮，振摇静置观察戊醇或丙酮层的颜色。

五、注意事项

1. HgCl₂等试剂有毒，使用时须注意安全。切勿使其入口或与伤口接触，用完试剂后须洗手，剩余的废液不能随便倒入下水道，必须统一收集在废液缸里，由专业的废液处理公司处理。

2. NH₄F 试剂对玻璃有腐蚀作用，贮存时最好放在塑料瓶中。

思考题

1. 总结在本实验中观察到的现象，说明配离子与简单离子的区别，以及影响配位平衡的因素。

2. 根据本实验观察到的实验现象，总结配位体的酸效应与中心离子的水解效应对配合物的稳定性存在的影响。

实验九　硫酸亚铁铵的制备

一、实验目的

1. 掌握复盐的制备原理和方法。
2. 掌握水浴加热溶解、过滤（减压过滤）、蒸发以及结晶的分离与洗涤的基本操作。

二、实验原理

硫酸亚铁铵俗称莫尔盐，为浅绿色透明晶体，易溶于水。空气中比一般的亚铁铵盐稳定，不易被氧化。由于硫酸亚铁铵在 0~60℃ 水中的溶解度比组成它的简单盐硫酸铵和硫酸亚铁要小，因此只要将硫酸铵和硫酸亚铁按一定的比例在水中溶解、混合后，蒸发、浓缩即可制得硫酸亚铁铵的晶体，其方法为：将金属铁溶于稀硫酸，制备硫酸亚铁。

$$Fe + H_2SO_4 = FeSO_4 + H_2 \uparrow$$

将制得的硫酸亚铁溶液与等物质的量的 $(NH_4)_2SO_4$ 在溶液中混合，经加热浓缩，冷却后得到溶解度较小的硫酸亚铁铵晶体。

$$FeSO_4 + (NH_4)_2SO_4 + 6H_2O = FeSO_4(NH_4)_2SO_4 \cdot 6H_2O$$

一般亚铁盐在空气中易被氧化，但复盐硫酸亚铁铵却比较稳定，在空气中不易被氧化。此晶体叫作摩尔（Molar）盐，在定量分析中常用来作为配制亚铁离子的标准溶液。

三、主要仪器与试剂

1. **仪器**　温控水浴锅、真空抽滤泵、抽滤瓶、布氏漏斗、比重计、温度计、台秤、锥形瓶、烧杯、量筒、蒸发皿、滤纸。
2. **试剂**　H_2SO_4（浓硫酸，3mol/L）、Na_2CO_3（10%）、C_2H_5OH（95%）、$(NH_4)_2SO_4$（固）、铁屑、去离子水、95%乙醇。

四、实验内容

1. **稀硫酸的配制**　用比重计测出浓 H_2SO_4 的密度，根据密度，查出该浓 H_2SO_4 的浓度，然后计算配制 30ml 3mol/L H_2SO_4 所需浓 H_2SO_4 的量。用小量筒量取所需浓 H_2SO_4 体积，沿玻璃棒慢慢倒入已加有适量去离子水的小烧杯中，边倒边搅拌，最后溶液总体积应为

30ml。浓硫酸与水混合时，溶液体积要缩小。若加入的浓硫酸的体积为 5ml，则加入的去离子水总共需 26ml，可得 30ml 稀硫酸。

2. 铁屑的净化 用台秤称取 2.0g 铁屑，放入锥形瓶中，加入 15ml 10% Na_2CO_3 溶液，缓慢加热约 10 分钟，将铁屑上面的碱性溶液倒去，再用水把铁屑洗干净。铁屑净化的流程简图如下。

$$锥形瓶 \xrightarrow{加入2g铁屑} 洗涤 \xrightarrow{15ml\ Na_2CO_3(10\%)} 倒去碱性溶液,用水冲洗干净$$

3. 硫酸亚铁铵的制备 往盛有 2.0g 清洁铁屑的锥形瓶中加入 10ml 上面实验所配制的 3mol/L H_2SO_4 溶液，在水浴中加热（温控≤70℃），使铁屑与硫酸反应到基本不再有气泡为止。趁热进行减压过滤，如果滤纸上有 $FeSO_4 \cdot 7H_2O$ 晶体析出，可用热蒸馏水将晶体溶解过滤。滤液承接在清洁的蒸发皿中，用数毫升热水洗涤锥形瓶及漏斗上的残渣。将残渣取出，用滤纸碎片吸干，称重，从而称出溶液中所溶解的铁屑重量（若残渣很少，其重量可略而不计）。

根据化学方程式计算所需（NH_4）$_2SO_4$ 的用量（假设所溶解的铁屑是纯铁）。用台秤称取所需的（NH_4）$_2SO_4$ 晶体，并根据（NH_4）$_2SO_4$ 溶解度，配制成饱和溶液，加到 $FeSO_4$ 溶液中，在水浴上蒸发（温控≤90℃），浓缩至溶液表面出现薄层的晶膜为止，放置，让其慢慢冷却，即有硫酸亚铁铵晶体析出。用布氏漏斗减压抽滤过滤，尽可能使母液与晶体分离完全，再用少量 95% 乙醇洗去晶体表面附着的水分（继续减压抽滤）。将晶体取出，摊在两张干净的吸水纸（或滤纸）之间，并轻压以吸干母液。用台秤称重，计算理论产量和产率。硫酸亚铁铵制备的流程简述如下。

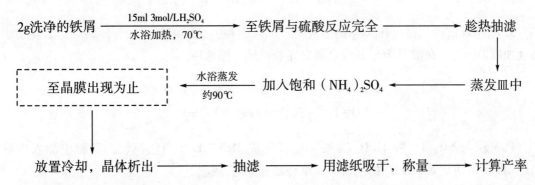

注意事项：在水浴加热、水浴蒸发的过程中，请务必注意温度的调节，否则 Fe^{2+} 很容易被空气中的氧气氧化！

思考题

1. 在制备 $FeSO_4$ 过程中，为什么开始时需加入过量 Fe 并采用水浴加热？
2. 本实验中所需硫酸铵的重量和硫酸亚铁铵的理论产量应如何计算？
3. 为什么制备硫酸亚铁铵晶体时，溶液必须呈酸性？

实验十　矿物药的鉴定

一、实验目的

1. 掌握朴硝、硝石、滑石、雄黄、铅丹、赭石、自然铜、炉甘石、轻粉、朱砂 10 种矿物药的主要成分及化学鉴定方法。

2. 进一步培养学生灵活运用已掌握的理论知识和实验技能，学会查阅有关资料，自行设计实验，提高学生分析问题的能力。

二、实验原理及内容

1. 在含 Na^+ 的溶液中加入醋酸铀酰锌试剂，可得到黄色晶形沉淀，此沉淀在乙醇中溶解度小。

$$Na^+ + Zn^{2+} + 3UO_2^{2+} + 8Ac^- + HAc + 9H_2O \longrightarrow NaAc \cdot Zn(Ac)_2 \cdot 3UO_2(Ac)_2 \cdot 9H_2O \downarrow + H^+$$

2. 在含 K^+ 的溶液中加入四苯硼钠，可得白色沉淀。

$$K^+ + [B(C_6H_5)_4]^- = K[B(C_6H_5)_4] \downarrow$$

3. 棕色环试验　在含有 NO_3^- 的溶液中，加入饱和 $FeSO_4$ 溶液，试管倾斜后，沿管壁小心滴加浓 H_2SO_4，在浓 H_2SO_4 和混合液交界处可见一棕色环。

$$NO_3^- + 3Fe^{2+} + 4H^+ = 3Fe^{3+} + NO + 2H_2O$$
$$NO + Fe^{2+} + SO_4^{2-} = [Fe(NO)]SO_4$$

4. Mg^{2+} 与 NH_4Cl、Na_2HPO_4 溶液反应可生成 $MgNH_4PO_4$ 白色沉淀，实验中加入少量 $NH_3 \cdot H_2O$ 可防止 Na_2HPO_4 的水解，而维持足够 PO_4^{3-} 浓度。

5. 在 SiO_3^{2-} 试液中加入 $(NH_4)_2MoO_4$，可生成黄色的硅钼酸铵溶液，若再加入酸苯胺并加入 $NaAc$ 使之转为 HAc 酸性，则硅钼酸铵氧化联苯铵，会产生联苯胺蓝和钼蓝，使溶液变成蓝色。

6. 雄黄 As_4S_4 煅烧后可得到 As_2O_3，As_2O_3 与盐酸作用后可形成 As^{3+}，在含有 As^{3+} 的溶液中加入饱和 H_2S 溶液可得到 As_2S_3 黄色沉淀，再加入 $(NH_4)_2CO_3$ 沉淀可溶解。

$$AS_4S_4 + 7O_2 \xrightarrow{\Delta} 2AS_4O_3 + 4SO_2 \uparrow$$
$$AS_2O_3 + 3H_2O \longrightarrow 2H_3AsO_3$$

$$As^{3+} + 3OH^- \rightleftharpoons As(OH)_3 \rightleftharpoons H_3AsO_3 \rightleftharpoons 3H^+ + AsO_3^{3-}$$

$$2As^{3+} + 3H_2S \xrightarrow{H^+} As_2O_3 \downarrow + 6H^+$$

$$As_2S_3 + 3(NH_4)2CO_3 = (NH_4)_3AsS_3 \downarrow + (NH_4)_3AsO_3 + 3CO_2 \uparrow$$

7. Pb_3O_4 可以和 HNO_3 反应，歧化生成 Pb^{2+} 和 PbO_2 沉淀。

8. 在 Zn^{2+} 试液中，加入 $K_4[Fe(CN)_6]$，有微蓝色沉淀产生。

$$2Zn^{2+} + [Fe(CN)_4]^{4-} = Zn_2[Fe(CN)_6] \downarrow$$

9. 将轻粉（Hg_2Cl_2）和无水 Na_2CO_3 一起放在试管中共热后，在干燥试管壁上有金属汞（Hg）析出。

$$Hg_2Cl_2 + Na_2CO_3(无水) = Hg \downarrow + HgO + 2NaCl + CO_2 \uparrow$$

三、实验要求

1. 根据本实验的目的、原理，由学生通过查阅有关资料，拟定出合适的实验方案，选用仪器、溶液（所需规格及浓度）、实验步骤等，方案经教师审阅后，如果方法合理、条件具备，学生可按照自己的设计方案进行实验。

2. 独立完成实验，根据自己的实验设计方案，认真思考与操作，不断完善实验方法，培养自己的实验能力。

3. 完成实验报告。实验结束后，以论文的形式写出实验报告，内容包括实验目的、实验原理、实验仪器与药品、实验步骤、实验现象、实验结果讨论等。

实验十一　玄明粉的鉴别及重金属与砷盐的检查

一、实验目的

1. 了解钠盐和硫酸盐的鉴别方法。
2. 掌握重金属和砷盐的检查方法。
3. 综合训练有关实验的基本技能。

二、实验原理

玄明粉主要含硫酸钠，可利用钠盐、硫酸盐的鉴别反应对玄明粉进行鉴别。

在实验条件下，重金属与硫化钠作用显色，利用比色测定，可以检查玄明粉中的重金属。

碘化钾和氯化亚锡将砷酸还原成亚砷酸，亚砷酸又由锌与盐酸作用所产生的氢还原为砷化氢，砷化氢与二乙基二硫代氨基甲酸银〔$AgSCSN(C_2H_5)_2$〕，简写成 Ag（DDC）作用，游离出银，此胶状的银呈红色，可作比色测定，主要反应为：

$$H_3AsO_4 + 2KI + 2HCl = H_3AsO_3 + 2KCl + H_2O + I_2$$
$$H_3AsO_4 + SnCl_2 + 2CHl = H_3AsO_3 + SnCl_4 + H_2O$$
$$H_3AsO_4 + 3Zn + 6HCl = AsH_3 + 3ZnCl_2 + 3H_2O$$
$$AsH_3 + 6Ag（DDC）= 6Ag + 3HDDC + As（DDC）_3$$

三、主要仪器与试剂

1. **仪器**　铂丝、量瓶（1000ml、100ml）、移液管（10ml、20ml）、25ml 纳氏比色管、砷测定装置、喷灯、离心机、电子天平。

2. **试剂**　HCl（浓）、NaOH 试液、醋酸铀酰锌试液、$BaCl_2$ 试液、Pb（Ac）$_2$ 试液、Na_2S 试液、KI 试液、$SnCl_2$ 酸性试液、Ag（DDC）吸收液（二乙基二硫代氨基甲酸银试液）、标准铜溶液、标准砷溶液、醋酸铅棉花、氯仿、无砷锌粒、玄明粉。

四、实验内容

1. **钠盐的鉴别**

（1）取铂丝蘸浓 HCl 灼烧直至火焰不再显色，然后用铂丝蘸取样品，在无色火焰中燃烧，火焰显鲜黄色，表示有 Na^+。

（2）将 0.1g 样品溶解在 10ml H_2O 中，即得样品溶液。取样品溶液 1ml（剩余溶液留作后用），加 4 滴 95% 乙醇和 8 滴醋酸铀酰锌试液，用玻璃棒摩擦管壁，即生成黄色沉淀〔$NaAc \cdot Zn(Ac)_2 \cdot 3UO_2(Ac)_2 \cdot 9H_2O$〕，表示有 Na^+ 存在。此反应尽可能于接近中性的溶液中进行。

2. **硫酸盐的鉴别**

（1）取样品溶液，加氯化钡试液，即生成 $BaSO_4$ 白色沉淀，分离，沉淀在盐酸或硝酸中不溶解。

（2）取样品溶液，加醋酸铅试液，即生成 $PbSO_4$ 白色沉淀，分离，沉淀在醋酸铵试液或氢氧化钠试液中溶解。

（3）取样品溶液，加盐酸，不生成白色沉淀（与硫代硫酸盐区别）。

3. **重金属的检查**　取 25ml 纳氏比色管 2 支，甲管中加标准铅溶液 2ml（每 1ml 相当于 10μg 的铅）、氢氧化钠试液 5ml，水 15ml、硫化钠试液 5 滴，再用水稀释成 25ml，摇匀即得。乙管中加入样品 1g，其余操作同甲管标准铅溶液，同样处理后进行颜色比较，乙管颜色不得比甲管更深，此时样品中重金属含量小于 20%。

4. 砷盐的检查

（1）标准砷对照液的制备：精密吸取标准砷溶液（每1ml相当于1μg的As）10ml，置于砷化氢发生器的三角瓶中，加盐酸5ml与水21ml，再加碘化钾试液5ml与酸性氯化亚锡试液1.5ml，在室温中放置10分钟，加入无砷锌粒2g，立即接上装有醋酸铅棉花导气管的瓶塞，导管通入盛有5ml Ag(DDC)吸收液的吸收管中，反应1小时（温度不宜过低），添加氯仿至刻度，混匀，即得。

（2）样品检查：取玄明粉0.5g，加水23ml溶解后，加盐酸5ml，置于砷化氢发生器的三角瓶中，而后参照标准砷对照液的制备方法制得样品溶液，将所得溶液与标准砷对照液同置白色背景上进行观察、比较，所得溶液的颜色不得比标准砷对照液更深，此时样品中砷含量小于20/百万。

五、注意事项

1. 发生砷化氢前要仔细检查发生器，观察是否漏气。
2. 装醋酸铅棉花不能太紧也不能太松，要使气体畅通。
3. 标准砷对照液的制备应与样品检查同时进行。

思考题

1. 本实验中样品与硫代硫酸盐分别加入盐酸后有何区别？
2. 为什么在气体发生以前要仔细检查发生器是否漏气？
3. 为什么反应1小时后，吸收管中的吸收液要用氯仿添加至刻度，并且摇匀？

实验十二　硫酸铜中结晶水及其脱水温度的测定

一、实验目的

1. 通过计算机模拟实验，初步了解利用热重分析仪进行热重分析的原理和方法。
2. 通过热重法模拟测定硫酸铜中的结晶水。了解硫酸铜中五个结晶水热稳定性差异与空间结构的关系。

二、实验原理

热分析是在程序控制温度下（一般指线性升温）测量物质的物理性质与温度关系的一项技术，是研究物质受热或冷却时所发生的各种物理和化学变化的重要方法。热分析仪器操作简便、灵敏、速度快、所需试样量少，从而得到的科学信息广泛。

热重法是热分析方法中使用最多、最广泛的一种。它是在程序控制温度下测量物质质量与温度关系的一种技术。因此只要物质受热时质量发生变化，就可以用热重法来研究其变化过程，如脱水、吸湿、分解、化合、吸附、解吸、升华等。已被广泛地应用在化学及与化学有关的领域中。

用于热重法的热重分析仪（即热天平）是连续记录质量与温度函数关系的仪器。它是把加热炉与天平结合起来进行质量与温度测量的仪器。热天平的结构如图 4-5 所示。

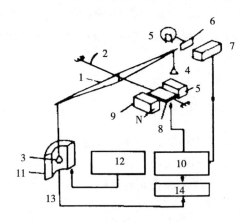

1. 天平梁；2. 张丝；3. 试样篮；4. 砝码盘；5. 光源；6. 光阀；7. 光电倍增管；8. 反馈线圈；
9. 磁铁；10. 测重放大器；11. 加热电炉；12. 程序控温仪；13. 热电偶；14. 记录仪。

图 4-5　热天平结构示意

热天平的主要工作原理是把电炉和天平结合起来，通过程序控温仪使加热电炉按一定的升温速率升温（或恒温）。如被测试样发生重量变化，光电传感器能将重量变化转换为直流微电信号。此信号经测重电子放大器放大并反馈至天平动圈，产生反向电磁力矩，驱使天平梁复位。反馈形成的电位差与重量变化成正比（即可转变为样品的重量变化）。其变化信息通过记录仪描绘形成热重（TG）曲线（图 4-6）。

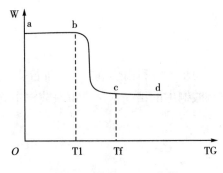

图 4-6　热重（TG）曲线

图 4-6 是一固体热分解的热重曲线。纵坐标表示质量，横坐标表示温度。TG 曲线上质量基本不变的部分称为平台。如图 4-6 中 ab 和 cd。图 4-6 中 b 点表示变化的起始点，对应的温度 T，即为变化的起始温度。图中 C 点表示变化终止点，对应的温度 Tf 表示变化的终止温度。从热重曲线可求得试样组成、热分解温度等有关数据。

本实验对硫酸铜结晶水的数目进行测定。其结晶水分三段失去，因此 TG 图上会出现四个平台。每步失水的个数可根据样品的失重（平台间所表示的质量差）、样品质量比及 H_2O、$CuSO_4$ 的摩尔质量求出。

从 TG 曲线上也可找出每步失水的起始温度与终止温度。但必须注意：当样品的升温速率不同或样品的粒度不同时，会得到不同的 TG 曲线、不同的失水温度。

硫酸中结晶水的失去分三个阶段，与其结构有关。$CuSO_4 \cdot 5H_2O$ 的空间结构如图 4-7 所示。四个水分子以平面四边形配位在 Cu^{2+} 的周围，第五个水分子以氢键与硫酸根结合，SO_4^{2-} 在平面四边形的上和下，形成不规则的八面体。四个与 Cu^{2+} 配位的水分子中有两个与第五个水分子也分别形成一个氢键。结合实验读数可分析硫酸铜中五个结晶水失去的难易程度及先后次序。

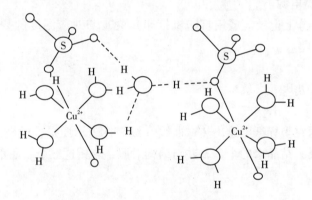

图 4-7　$CuSO_4 \cdot 5H_2O$ 的结构

三、实验内容

在 IBM PC/XT 计算机上，调用本实验的"测定"程序，模拟测定按下述步骤进行。

1. 用电光在石英样品篮内准确称取 10.00~15.00mg 研细的硫酸铜样品，挂至热天平的石英挂钩上，装好反应器套管（也可在热天平上直接称量），套上加热电炉。

2. 打开密封（天平砝码盘的）玻璃罩，在砝码盘上加减砝码，使天平处于大致平衡的状态。

3. 接通记录仪电源，放下双笔。

4. 调试重量记录笔。具体方法：接通测重放大器电源，将选择旋钮扳至"置零"，将"量程"旋钮根据失重扳至所需档 10ml。用"基线"旋钮调节记录笔 2（记录重量笔）的位置，使其处于记录纸中心"50"格处。将选择旋钮扳至"测量"档。此时测重放大器与热天平接通，检测天平零点位置，用"调零"旋钮使记录笔2重新到达中心"50"格处。再用"基线"旋钮（或记录仪上调零2旋钮）将记录笔2调到记录纸右端100格（或90格）处（此点表示样品的实际质量，测量时如记录笔左移到0格，则表示样品失重10.00mg）。

5. 调试温度记录笔。具体方法：将记录仪上记录笔1"量程"转到50mV处。热电偶冷端放入冰水中，用记录笔1的"调零"旋钮将记录笔1调到室温的度数（用50mV、0~1230℃记录纸的刻度线对照）。

6. 选择走纸速度。具体方法：将记录仪上"走纸变速"旋钮扳至相应位置4格/分（记录仪开始工作）。

7. 选定升温最高温度。将控温仪设定温度扳到250℃。

8. 选择升温速率5℃/min。具体方法：将控温仪的升温速率按钮4和1（即5℃/min）按下。记录仪即开始画出温度及失重曲线。当温度到达设定温度后，即自动停止升温。将"走纸变速"旋钮扳回零，用记录仪笔1的"调零"旋钮，和测重放大器的"基线"旋钮（或记录笔2的"调零"旋钮）画出笔间距。抬起记录笔，关上记录仪电源。

9. 关上其他仪器电源。

10. 从计算机屏幕上记录（或用打印机打印）失重与对应温度的数据（此数据已减去笔法），进行数据处理。

四、实验数据处理

根据记录的数据在坐标纸上绘出热重曲线（纵坐标表示质量，横坐标表示温度）。根据热重曲线计算每步失去结晶水的个数，并与结构对照，分析这五个结晶水的不同热稳定性。

思考题

1. 升温速率如果太快，对实验有何影响？
2. 对测定样品的质量有什么要求？如样品装得太多、太厚，对实验有何影响？

实验十三　熔点的测定

一、实验目的

1. 了解熔点测定的意义。
2. 掌握测定熔点的操作。

二、实验原理

通常固体化合物加热到一定温度时，即可从固态转变为液态，此时的温度就是该化合物的熔点，纯固体有机化合物一般都有固定的熔点。

严格地讲，熔点应为固-液两相在大气压下处于平衡状态时的温度。图4-8为化合物的蒸气压随温度变化的曲线，SM表示一种物质固相的蒸气压随温度变化的曲线，LL′表示该物质液相的蒸气压随温度变化的曲线，由于固相的蒸气压随温度变化比相应的液相大，从而两线相交于M。在交叉点M处，固、液两相蒸气压相等，固、液两相平衡共存，此时的温度T_M就是该物质的熔点。当温度超过T_M时，固相的蒸气压较液相的蒸气压大，使固相全部转化为液相，所以要准确测定熔点，在接近熔点时加热速度一定要慢。

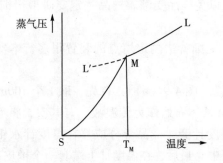

图4-8 化合物的蒸气压随温度变化的曲线

固体化合物从开始熔化（初熔）至完全熔化（全熔）的温度范围称为熔点距，又称熔点范围或熔程。纯固体有机化合物的熔点距很小，一般为0.5~1.0℃，如果混有杂质其熔点下降且熔点距增大，故通过测定熔点可以推测固体有机化合物的纯度。

测定熔点的样品若为熔点相同的两种不同有机化合物，如肉桂酸和尿素（熔点均为133℃），将它们等量混合后测得的熔点比各自的熔点（133℃）低很多，而且熔点距大，这种混合熔点下降可用于检测两种熔点相同或相近的有机化合物是否为同一种物质。

固体有机化合物熔点的测定方法很多，其中以毛细管法和显微熔点测定法为主。①毛细管法，应用广泛，具有设备简单，加热、冷却速度快等优点，但由于在加热时熔点测定管内的温度不均匀，故不能准确地观察样品在加热过程中的转化情况，测得的熔点不够准确。②显微熔点测定法：由于采用可调电热板加热、温度计或热电偶测温以及显微镜观察样品的熔融情况，提高了熔点测定准确度，可用于测定微量样品和具有较高熔点（高于350℃）样品的熔点。

三、主要仪器与试剂

1. **仪器** 毛细管、Thiele管、显微熔点测定仪。
2. **试剂** 被测样品肉桂酸和尿素（分析纯尿素、分析纯肉桂酸、肉桂酸和尿素1：9、

1∶1、9∶1 的混合物）。

四、实验内容

1. 毛细管法

（1）熔点管：通常将内径约 1mm、长 60~70mm，一端封闭的毛细管作为熔点管。

（2）样品的填装：取 0.1~0.2g 样品[1]置于干净的表面皿上，用玻璃棒或清洁小刀研成粉末，聚成小堆。将毛细管开口一端插入粉末堆中，样品便被挤入毛细管内，再把开口一端向上，轻轻在桌面上敲击，使粉末落入毛细管底。也可将装有样品的毛细管反复通过一根长约 40cm 直立于玻板上的玻璃管，让样品自由落下，直至样品高度达 2~3mm 为止，然后擦去毛细管外黏附的粉末。

样品填装操作要迅速，以免样品受潮。样品一定要研得很细，装样要结实，如有空隙，不易传热，会影响测定结果。

（3）测定熔点的装置：毛细管法测定熔点的装置很多，本实验采用如下两种最常用的装置。

1）烧杯式熔点测定装置［图 4-9（a）］：首先，取 1 个 100ml 的烧杯置于放有石棉网的铁环上，烧杯中加入约 50ml 液体石蜡作为传温液[2]。其次，将毛细管中下部用液体石蜡润湿后，用橡皮圈将其附在温度计旁，样品部分应靠在温度计水银球的中部［图 4-9（b）］，注意橡皮圈不能浸入传温液中。最后，在温度计上端套一个橡皮塞，并用铁夹夹住，将其垂直固定在离烧杯底约 1cm 的中心处。测定时在烧杯中放入一个玻璃搅拌棒，最好在玻璃棒底端烧一个圆环［图 4-9（c）］，便于上下搅拌。搅拌棒上下搅动时不要触及温度计和毛细管。

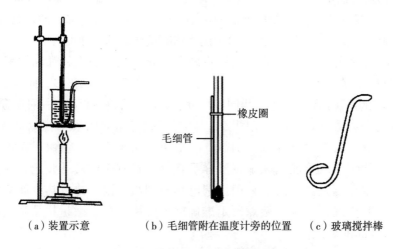

（a）装置示意　　　（b）毛细管附在温度计旁的位置　　　（c）玻璃搅拌棒

图 4-9　烧杯式熔点测定装置

2）Thiele 管熔点测定装置：Thiele 管又称 b 形管或熔点测定管（图 4-10）。将熔点测定管夹在铁架台上，加入液体石蜡至高出上侧管约 1cm，熔点测定管口配一缺口单孔橡皮塞，温度计插入孔中，刻度朝向橡皮塞缺口。毛细管如同烧杯式熔点测定装置附在温度计旁，温

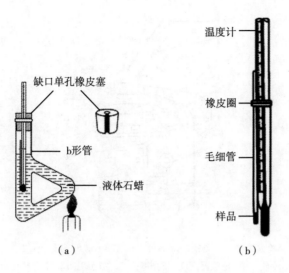

图 4-10　Thiele 管熔点测定装置

度计水银球恰好在熔点测定管的两侧管的中部。测定熔点时在侧管处加热，利用管内液体因温度差而发生对流作用传热，操作简便，但温度不均匀，改变温度计、毛细管的位置及加热处，测得的熔点会有显著差异。

（4）熔点的测定：准备工作完成后，在充足光线下即可进行熔点测定的操作。先缓慢加热（用第一种装置时还须小心不断地进行搅拌），以每分钟上升 3~4℃的速度升高温度至与熔点差 15℃左右时，减慢加热速度，使温度每分钟上升 1~2℃，接近熔点时加热要更慢，每分钟上升 0.3~0.5℃[3]，此时应特别注意温度的上升和毛细管中样品的情况。当毛细管中样品开始塌落和有湿润现象时，表示样品已开始熔化，为初熔，记下初熔温度；继续微加热至固体样品消失成为液体时，为全熔，记下全熔温度，即为该样品的熔点距。

熔点测定至少要进行两次平行操作，每一次测定必须用新的毛细管新装样品，做第二次测定时，传温液的温度至少冷却至熔点以下 30℃。测定未知物的熔点时，先以较快的速度升温测出未知物的粗略熔点作为参考，再进行两次平行操作准确测定未知物的熔点。

实验完毕，温度计要自然冷却至接近室温时才能用水冲洗，否则容易发生水银柱断裂。如果传温液温度很高（200℃），温度计取出后其水银柱会急速下降而容易发生断裂，所以应待传温液温度下降至 100℃以下才能取出温度计。

2. 显微熔点测定法　显微熔点测定法是采用显微熔点测定仪测定固体化合物的熔点，可以在显微镜下观察样品熔化的全过程。显微熔点测定仪（图 4-11）主要由四部分组成：包括由目镜 1、物镜 3 组成的显微镜放大成像系统；由波段开关、电位器 10、温度计 5、载热台 6 组成的加热控温系统；由反光镜 11、载热台小孔组成的照明系统；由热台 4、上隔热玻璃 13 形成的隔热封闭腔体。

显微熔点测定仪的使用方法如下。

（1）接通电源，将仪器底座上的波段开关拧到停止加热位置，并将碘钨灯光源对准反光镜。

（2）将波段开关拧到快速升温位置，打开上隔热玻璃让其散发潮气。当温度升到 200℃

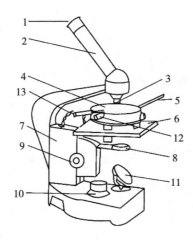

1. 目镜；2. 棱镜检偏部件；3. 物镜；4. 热台；5. 温度计；6. 载热台；7. 镜身；8. 起偏镜；
9. 手轮；10. 电位器；11. 反光镜；12. 拨动圈；13. 上隔热玻璃。

图 4-11　显微熔点测定仪结构示意

时潮气基本消除，将波段开关再拧到停止加热位置，把金属散热块放到热台上，使热台温度迅速降到所需范围。

（3）用沾有酒精-乙醚混合液的脱脂棉球擦洗载玻片和盖玻片。把载玻片放到热台中央，用金属勺取微量样品粉末放在载玻片上（不可堆积），接着在样品上加一块盖玻片，一边轻轻按压，一边转动盖玻片，使它紧贴载玻片，并用拨动圈移动载玻片使样品恰好位于热台中央的小孔上。最后将上隔热玻璃盖在热台上，形成隔热封闭腔体。

（4）转动反光镜及手轮以调节光路照明和焦距，使待测样品处在目镜视场范围并能获得清晰的图像。

（5）将波段开关拧至测试位置，并用电位器调节升温速度至 2～3℃/min。当温度升高到比熔点温度约低 10℃ 时，升温速度要调低至 1℃/min 以内。

（6）当被测样品结晶的棱角开始变圆或熔化时，即为初熔，记下初熔温度，并立刻转动波段开关从测试位置转向停止加热位置，待样品全部熔成液滴时，记下全熔温度。

（7）测量完毕，关闭电源开关。用沾有酒精-乙醚混合液的脱脂棉球擦净载玻片、盖玻片和热台等。

五、温度计的校正

通常使用的温度计大多数不能测量出绝对准确的温度，它们的读数总是有一定的误差，这可能是由于温度计的质量引起的，例如一般温度计中的毛细管孔径不一定是很均匀的，有时刻度也不是很准确。而且长期使用的温度计，玻璃也可能发生变形而使刻度不准。另外，温度计有全浸式和半浸式两种，全浸式温度计的刻度是在温度计的水银线全部均匀受热的情况下刻出来的，而在测熔点时仅有部分水银线受热，因而露出的水银线温度较全部受热者低，这样测出的熔点可能因温度计的误差而不准确。所以，除了要校正温度计刻度以外，还要将温度计外露段所引起的误差进行读数的校正，才能够得到准确的熔点。

1. 温度计读数的校正 温度计读数的校正可按照下式求出水银线的校正值：

$$\Delta t = Kn(t_1 - t_2)$$

式中，Δt 为外露段水银线的校正值；t_1 为由温度计测得的熔点；t_2 为热浴上的气温（用另一支辅助温度计测定，将这支温度计的水银球紧贴于露出液面的一段水银线的中央）；n 为温度计的水银线外露段的度数；K 为水银和玻璃膨胀系数的差。

普通玻璃在不同温度下的 K 值为：$0 \sim 150℃$ 时，$K = 0.000\ 158$；$200 \sim 250℃$ 时，$K = 0.000\ 161$；$150 \sim 200℃$ 时，$K = 0.000\ 159$　$250 \sim 300℃$ 时，$K = 0.000\ 164$。

例如：浴液面在温度计的30℃处测定的熔点为190℃（t_1），则外露段为（190－30）℃ = 160℃，这样辅助温度计水银球应放在 $160℃ \times \dfrac{1}{2} + 30℃ = 110℃$ 处，测得 $t_2 = 65℃$，熔点为190℃，则 $K = 0.000\ 159$，按照上式则可求出：$\Delta t = 0.000\ 159 \times 160 \times (190 - 65) = 3.18 \approx 3.2$，所以校正后的熔点为 $190 + 3.2 = 193.2℃$。

2. 温度计刻度的校正 温度计刻度校正的方法有比较法和熔点法。

（1）比较法：选用一支标准温度计与要进行校正的温度计比较，这种方法比较简便。

将要校正的温度计和标准温度计并排放入液体石蜡或浓硫酸的热浴中，两支温度计的水银球要处于同一水平位置，加热浴液，并用玻璃棒不断搅拌使浴液温度均匀，控制温度上升速度为 $1 \sim 2℃/\text{min}$（不宜过快）。每隔5℃便迅速而准确地记下两支温度计的读数，并计算出 Δt。

$$\Delta t = 被校正温度计的温度(t_2) - 标准温度计的温度(t_1)$$

然后用被校正温度计温度（t_2）对 Δt 作图，从图中便可得出被校正温度计的正确温度误差值。如表 4-1 所示。

表 4-1 被校正温度计与标准温度计读数

项目	数据				
被校正温度计的温度（t_2）/℃	50	55	60	65	70
标准温度计的温度（t_1）/℃	50.6	55.5	60.3	64.7	69.8
Δt/℃	-0.6	-0.5	-0.3	+0.3	+0.2

用被校正温度计的温度（t_2）对 Δt 作图（图 4-12）。

假设温度计测得的温度读数（t_2）为81℃时，从图可得 $\Delta t = +0.8℃$，从而可以求出校正后的正确读数（t_1）。

$t_1 = t_2 - \Delta t = 81℃ - 0.8℃ = 80.2℃$，即当从被校正温度计上读得81℃时，实际温度应为80.2℃。

（2）熔点法：选用数种已知准确熔点的纯有机物，测定其熔点，以测定熔点（t_2）为纵坐标，以测定熔点（t_2）与准确熔点（t_1）之差（Δt）为横坐标作图（图4-13）。如前法一样，从图中可得校正后的正确温度误差值。用本法校正的温度计不必做外露水银线校正（即读数校正）。

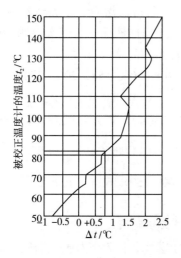

图4-12　比较法温度计刻度校正示意　　　　图4-13　熔点法温度计刻度校正示意

用于熔点法校正温度计的标准化合物的熔点见表4-2，校正时可具体选择其中几种，零点的测定最好用蒸馏水和纯冰的混合物。在一个 15.0cm×φ2.5cm 的试管中加入 20ml 蒸馏水，将试管浸在冰盐浴中，至蒸馏水部分结冰，用玻璃棒搅动使之成为冰-水混合物，然后将试管从冰盐浴中取出，再将温度计插入冰-水混合物中，用玻璃棒轻轻搅动冰-水混合物，待温度恒定 2~3 分钟后取出读数。

表4-2　常用标准化合物的熔点

样品名称	熔点/℃	样品名称	熔点/℃	样品名称	熔点/℃
冰-水	0	间二硝基苯	89~90	尿素	133
α-萘胺	50	二苯乙二酮	95~96	水杨酸	159
对二氯苯	53.1	邻苯二酚	105	D-甘露醇	168
苯甲酸苯酯	70	乙酰苯胺	114.3	对苯二酚	173~174
萘	80.5	苯甲酸	122.4	蒽	216.2~216.4

注：

[1] 一般选用熔点明确、达到熔点时不发生分解的化合物作为熔点测定样品，样品在测定前经研细、干燥，放置于干燥器内备用。对于未知样品或经合成实验所得的样品，应经精制、干燥等处理后再进行测定。

[2] 传温液的量不要超过烧杯体积的 2/3，熔点在 80℃以下的用水，200℃以下的用液体石蜡、浓硫酸或磷酸，200~300℃的用 H_2SO_4 和 K_2SO_4（7：3）的混合液。

用浓硫酸作为传温液时应特别小心，不仅要防止灼伤皮肤，还要注意勿使样品或其他有机物触及浓硫酸。所以填装样品时，沾在毛细管外的样品须拭去，否则硫酸的颜色会变成棕黑色，妨碍观察。如已变黑，可酌加少许硝酸钠（或硝酸钾）晶体，加热后便可褪色。

[3] 加热速度太快，往往使测定的熔点偏高，有时会相差 2℃，所以要严格控制升温速度。

思考题

1. 加热升温快慢为什么会影响熔点的测定？在什么情况下加热升温可以快一些，在什么情况下则要慢一些？

2. 毛细管法测定熔点时，若遇下列情况会产生什么后果？

（1）毛细管的管壁太厚。

（2）样品未完全干燥或含杂质。

（3）样品填装过多。

（4）样品研得不细或装得不紧密。

（5）升温太快。

3. 是否可以使用第一次测定熔点时已经熔化了的有机物使其固化后再作第二次测定？为什么？

4. 分别测得样品 A 和 B 的熔点均为 121~122℃，将样品 A、B 等量混合后，测得混合物的熔点为 105~113℃，此测定结果说明什么？

实验十四　常压蒸馏与沸点的测定

一、实验目的

1. 了解沸点测定的意义。

2. 掌握常量法及微量法测定沸点的原理和方法。

3. 掌握利用常压蒸馏分离纯化液体物质的操作。

二、实验原理

液体的蒸气压随温度升高而增大，当达到与外界大气压相等时，液体就开始沸腾。液体的蒸气压与标准大气压（760mmHg）相等时的温度，称为该液体的沸点。

液体的沸点对外压是相当敏感的，外压降低，沸腾时的蒸气压下降，于是液体就在较低温度沸腾。沸点随外压变化有如下规律：在 1 个大气压附近，压力每下降 10mmHg，多数液体的沸点约下降 0.5℃；在较低压力，压力每降低一半，沸点约下降 10℃。

纯液体有机化合物在一定压力下具有一定的沸点，而且沸程很短，一般为 1℃左右。不纯液体物质的沸点取决于杂质的物理性质，如杂质是难挥发的，不纯液体的沸点比纯液体的高，若杂质是挥发性的，则蒸馏时液体的沸点会逐渐上升（共沸混合物例外），故沸点的测定可用来鉴定有机物或判断其纯度。

沸点的测定方法：样品量很少时采用微量法；样品量较多时采用常量法，即蒸馏法。蒸馏是将液体加热使其成为蒸气，然后蒸气经冷凝管冷凝为液体而收集于另一容器的操作。在常压下进行的蒸馏称为常压蒸馏，常压蒸馏是分离和纯化液体有机物的常用方法之一，也可用于测定纯液体有机化合物的沸点。

三、主要仪器与试剂

1. **仪器** 蒸馏装置、毛细管、烧杯。
2. **试剂** 被测样品乙酸乙酯和苯。

四、实验内容

1. **常压蒸馏法测定沸点** 在一个干燥的 50ml 圆底烧瓶[1]中，加入 20ml 乙酸乙酯和 2~3 粒沸石[2]，依次装上蒸馏头、温度计[3]、直形冷凝管、接液管、接收瓶，装好常压蒸馏装置（图 4-14）。通入冷凝水后用热水浴加热进行蒸馏，调整浴温，控制 1~2 滴/秒蒸出馏出液。在蒸馏过程中，应使温度计的水银球一直附有冷凝的液滴，此时的温度为液体与蒸气平衡时的温度，温度计的读数[4]即为馏出液乙酸乙酯的沸点，记录所测得的沸点。

蒸馏完毕[5]，应先移去热源，稍冷后停止通水，依次拆下接收瓶、接液管、直形冷凝管、温度计、蒸馏头和圆底烧瓶，最后将馏出的乙酸乙酯和残留在圆底烧瓶中的乙酸乙酯分别倒入回收瓶中。

2. **微量法测定沸点** 样品量很少时采用图 4-15 的装置进行微量法测定沸点。取一根直径 4~5mm、长 7~8cm 的玻璃管，用小火封闭其一端作为沸点管的外管，加入待测沸点的样品乙酸乙酯或苯 4~5 滴，在此管中放入一根长 8~9cm、内径约 1mm 的上端封闭的毛细管，即其开口端浸入样品中。然后用橡皮圈将这支微量沸点管附在温度计水银球旁，使样品部分位于温度计水银球的中部，再将其浸入热浴中加热。由于气体膨胀，内管中有小气泡断断续续冒出，当温度升高到稍高于样品的沸点时，将出现一连串的小气泡，此时停止加热，使热浴温度自行下降，气泡逸出的速度渐渐减慢。仔细观察最后一个气泡出现而刚欲缩回内管的瞬间，即表示毛细管内液体的蒸气压和大气压平衡，此时的温度就是此液体的沸点。

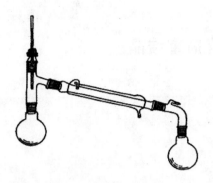

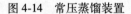

图 4-14　常压蒸馏装置

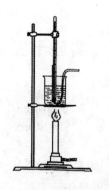

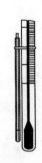

图 4-15　微量法测定沸点装置

注：

［1］选用圆底烧瓶的大小由所蒸馏的液体体积决定，通常液体应占圆底烧瓶容积的1/3～2/3。

［2］液体加热时会产生局部过热，当温度超过沸点时，产生的大量蒸气可使液体突然喷出，这种现象称为暴沸。若加入 2～3 粒沸石、小碎瓷片或毛细管束，就可防止暴沸。瓷片具有很多小孔，孔内含有空气，当温度升高时，小孔中空气以小气泡的形成逐渐被放出，成为产生蒸气的核心，使沸腾平稳。沸腾停止后若重新加热，则必须加入新的沸石。

［3］温度计水银球上端应与蒸馏头支管下侧相平，温度计必须插在塞子的中央，勿与瓶壁接触。

［4］常压蒸馏法中温度计的读数往往低于实际的沸点，因为温度计暴露在空气中的那段水银柱比浸没在蒸气中的水银柱冷，冷水银柱的膨胀程度小于热水银柱，因此必须校正温度计读数。

［5］切勿蒸干，以免发生爆炸。

思考题

1. 如果某液体具有恒定沸点，能否认为它是纯的物质？为什么？

2. 利用常压蒸馏测定沸点，温度计水银球的位置不符合要求（偏高或偏低）会带来什么结果？

3. 进行常压蒸馏时，加入沸石为什么能防止暴沸？如果加热后才发现未加沸石，应该怎么处理才安全？

4. 进行常压蒸馏时，加热后已经有馏出液蒸出才发现直形冷凝管未通水，能否马上通水？应该如何处理？

实验十五　单一溶剂重结晶

一、实验目的

1. 了解重结晶纯化固体有机化合物的原理。
2. 掌握重结晶的基本操作。
3. 掌握减压过滤的操作方法。

二、实验原理

重结晶是纯化固体物质的一种方法，它是利用在不同温度下被提纯物质与杂质在某种溶剂中的溶解度不同，使被提纯物质从过饱和溶液中析出，让杂质全部或大部分仍留在溶液中，从而达到纯化固体物质的目的[1]。

三、主要仪器与试剂

1. **仪器**　减压过滤装置、烧杯。
2. **试剂**　粗苯甲酸、活性炭。

四、实验内容

于 250ml 烧杯中加入 2g 苯甲酸粗品、2~3 粒沸石和约 50ml 水，加热至沸腾并用玻璃棒不断搅拌，使固体完全溶解；若在沸腾状态下未完全溶解，可再加入 3~5ml 水，加热搅拌至完全溶解。待固体全部溶解后再多加 20％的水[2]，移去热源，稍冷后加入适量活性炭[3]，继续加热煮沸 5~10 分钟（此时可以剪好滤纸，并将布氏漏斗放在热水浴中预热）。

取出预热的布氏漏斗[4]，立即放入剪好的滤纸，用热水润湿滤纸，安装好减压过滤装置后开动抽气泵使滤纸紧贴于漏斗的底面，然后将热溶液倒入漏斗中趁热抽滤。每次倒入的溶液不要太满，也不要太少，亦不要等全部抽干后再加溶液。待所有溶液抽滤完后，用少量热水洗涤烧杯并将洗涤液倒入漏斗中抽滤。

将滤液倒入干净的 100ml 烧杯中，在室温下自然冷却析出结晶[5]，再用冷水浴或冰水浴冷却。待结晶完全后进行抽滤，抽到几乎没有母液滤出时，用玻璃瓶塞或玻璃钉挤压晶体以除去晶体表面的母液，然后用少量冷水洗涤结晶[6]1~2 次，抽干，干燥晶体[7]，称重并计算回收率。

> **注：**
>
> [1] 利用重结晶只能提纯杂质含量低于 5% 的固体物质，如果杂质含量大于 5%，则可能在被提纯物质析出结晶时，杂质亦析出，经减压过滤后仍有少量杂质混入被提纯物质中。
>
> [2] 为了避免减压过滤时因温度降低使被提纯物质晶体过早析出造成损失，又不至于由于溶剂用量过多而造成被提纯物质溶解而损失，经验结果表明，溶剂的实际用量应为理论用量的 120%。
>
> [3] 活性炭是一种多孔物质，可以吸附色素和树脂状杂质，同时也可以吸附被提纯物质，只是用量不宜太多。但用量过少时脱色效果不好，所以一般活性炭用量为样品量的 1%~5%。
> 注意！千万不能在沸腾的溶液中加入活性炭，否则会引起暴沸，使溶液溢出容器，引起事故并造成产品损失。
>
> [4] 如果布氏漏斗预热不充分或趁热抽滤时间过长，漏斗孔内易析出结晶堵塞孔道。
>
> [5] 冷却结晶时冷却太快会使晶体颗粒太小，晶体表面易从液体中吸附更多的杂质，增大洗涤难度；冷却太慢有时会使晶体颗粒太大（超过 2mm）而夹带溶液，给干燥带来一定的困难。因此，控制好冷却速度是晶体析出的关键。在冷却结晶过程中，不宜剧烈振摇或搅拌，否则也会造成晶体颗粒太小。
>
> [6] 洗涤结晶前将连接抽滤瓶的橡皮管拔掉，关闭减压泵，用玻璃棒松动晶体，加入少量冷却的溶剂后静置片刻，使晶体均匀地被浸透，然后重新接上橡皮管，开启减压泵进行抽滤。
>
> [7] 当使用的溶剂沸点比较低时，可在室温下使溶剂自然挥发达到干燥的目的；当使用的溶剂沸点比较高而产品又不易分解和升华时，可用烘箱或红外灯烘干。

思考题

1. 重结晶一般包括哪几步操作？各步操作的目的是什么？
2. 本实验使用活性炭的目的是什么？为什么不能在溶液沸腾时加入活性炭？
3. 趁热抽滤时为什么要预热布氏漏斗？

实验十六　HCl 标准溶液的配制与标定

一、实验目的

1. 掌握配制 HCl 标准溶液和用基准物质 Na_2CO_3 标定 HCl 溶液浓度的方法。
2. 掌握酸式滴定管滴定操作。
3. 掌握甲基红-溴甲酚绿混合指示剂指示终点的判断。

二、实验原理

市售盐酸为无色 HCl 水溶液，HCl 含量为 36%~38%，比重约为 1.18，易挥发，不符合直接法配制标准溶液的要求。标定 HCl 标准溶液的基准物质有无水碳酸钠（Na_2CO_3）和硼砂（$Na_2B_4O_7 \cdot 10H_2O$）。本实验选用无水碳酸钠为基准物质，用甲基红–溴甲酚绿混合指示剂指示终点（变色点 pH 5.1），终点颜色是由绿色转变为暗紫色，标定反应式为：

$$2HCl + Na_2CO_3 == 2NaCl + H_2O + CO_2 \uparrow$$

三、主要仪器与试剂

1. 仪器　分析天平（精确度 0.1mg）、酸式滴定管（50ml）。

2. 试剂　无水碳酸钠（AR）、盐酸（AR）、甲基红–溴甲酚绿混合指示剂（取 0.1% 甲基红乙醇溶液 20 ml 与 0.2% 溴甲酚绿乙醇溶液 30 ml，混匀，即得）。

四、实验内容

1. 0.1mol/L HCl 溶液的配制　量取盐酸 9.0ml，加蒸馏水使成 1000ml，摇匀。

2. 0.1mol/L HCl 溶液的标定　取 270～300℃ 干燥至恒重的无水碳酸钠 0.12g，精密称定，置于 250ml 锥形瓶中，加蒸馏水 50ml 使溶解，加甲基红–溴甲酚绿混合指示剂 10 滴。用 0.1mol/L HCl 溶液滴定至溶液由绿色转变为紫红色时，煮沸 2 分钟，冷却至室温，继续滴定由绿色变为暗紫色，即为滴定终点。

计算公式：

$$C_{HCl} = \frac{2m_{Na_2CO_3} \times 1000}{M_{Na_2CO_3} \cdot V_{HCl}} (M_{Na_2CO_3} = 105.99 \text{g/mol}) \tag{1}$$

(思)(考)(题)

1. 称量基准物质无水 Na_2CO_3 时，若吸收了水分，对标定结果有何影响？

2. 用碳酸钠标定盐酸溶液时，滴定至近终点时，为什么需将溶液煮沸？煮沸后为什么又要冷却后再滴定至终点。

实验十七　$NaHCO_3$ 的含量测定

一、实验目的

1. 掌握盐酸测定 $NaHCO_3$ 含量的原理和方法。

2. 熟悉甲基橙指示剂的滴定终点判断。

二、实验原理

NaHCO$_3$又名小苏打，用 HCl 标准溶液滴定时产物为 H$_2$CO$_3$，因此常用甲基橙指示剂，滴定至溶液由黄色变成橙色，反应式为：

$$NaHCO_3 + HCl = NaCl + H_2O + CO_2 \uparrow$$

三、主要仪器与试剂

1. **仪器** 分析天平、酸式滴定管、锥形瓶。
2. **试剂** HCl 标准溶液（0.1mol/L）、甲基橙指示剂（0.2%水溶液）、NaHCO$_3$。

四、实验内容

精密称取 NaHCO$_3$ 0.18g，置于250ml 锥形瓶中，加蒸馏水 30ml，再加 1~2 滴甲基橙指示剂，用 0.1mol/L HCl 滴定溶液由黄色变为橙色，即为终点。

计算公式：

$$NaHCO_3\% = \frac{C_{HCl} \cdot V_{HCl} \cdot M_{NaHCO_3}}{m_s \times 1000} \times 100 \quad (M_{NaHCO_3} = 84.0 \text{g/mol}) \tag{1}$$

思考题

HCl 标准溶液滴定 NaHCO$_3$时指示剂可否用酚酞指示剂？为什么？

实验十八 NaOH 标准溶液的配制与标定

一、实验目的

1. 掌握配制 NaOH 标准溶液和基准物质标定 NaOH 标准溶液浓度的方法。
2. 掌握碱式滴定管滴定操作和滴定终点的判断。
3. 学会用减重法称量固体物质。

二、实验原理

NaOH 容易吸收空气中的 CO_2，使配得的溶液中含有少量 Na_2CO_3。其反应式如下：

$$2NaOH + CO_2 \longrightarrow Na_2CO_3 + H_2O$$

经过标定的含有 Na_2CO_3 的标准碱溶液，用它测定酸含量时，若使用与标定时相同的指示剂，则含碳酸盐对测定结果并无影响；若标定与测定用的是不同的指示剂，则将发生一定的误差。因此，应配制不含碳酸盐的标准碱溶液。

配制不含 Na_2CO_3 的标准 NaOH 溶液的方法很多，最常采用的是用 NaOH 饱和溶液（120：100）配制。Na_2CO_3 在 NaOH 饱和溶液中不溶解，待 Na_2CO_3 沉淀后，量取一定量的上层澄清溶液，再稀释至所需浓度，即可得到不含 Na_2CO_3 的 NaOH 溶液。

NaOH 饱和溶液含量约为 52%（g/g），比重约 1.56。配制 1000ml 的 0.1mol/L NaOH 溶液应取 5.6ml NaOH 饱和溶液。用来配制 NaOH 溶液的水，应加热煮沸后放冷，除去其中的 CO_2。

标定碱溶液用的基准物质很多，如草酸（$H_2C_2O_4 \cdot H_2O$）、苯甲酸（C_6H_5COOH）、氨基磺酸（NH_2SO_3H）、邻苯二甲酸氢钾（$HOOCC_6H_4COOK$）等。目前常用的是邻苯二甲酸氢钾，其滴定反应式如下：

由于反应产物是弱酸的共轭碱，计量点时溶液呈微碱性，可采用酚酞为指示剂。

三、主要仪器与试剂

1. 仪器　分析天平（精确度 0.1mg）、碱式滴定管（50ml）。

2. 试剂　氢氧化钠（AR）、邻苯二甲酸氢钾（AR）、0.2%酚酞指示剂（0.2g 酚酞溶于 100ml 乙醇中，即得）。

四、实验内容

1. 配制

（1）NaOH 饱和溶液配制：取 NaOH 约 120g，加蒸馏水 100ml，振摇使溶液成饱和溶液。冷却后，置塑料瓶中静置数日。

（2）0.1mol/L NaOH 标准溶液的配制：取澄清的 NaOH 饱和溶液 5.6ml，加新煮沸放冷的蒸馏水使成 1000ml，摇匀，待标定。

2. 标定 取 105~110℃ 干燥至恒重的基准邻苯二甲酸氢钾约 0.50g（±10%），精密称定后加入 50ml 新鲜蒸馏水，振摇使之完全溶解，加酚酞指示剂 2 滴，用 0.1mol/L NaOH 溶液滴定使溶液由无色至粉红色（30 秒褪色），即为终点。平行测定 3 次。

计算公式：

$$C_{\text{NaOH}} = \frac{m_{\text{邻苯二甲酸氢钠}} \times 1000}{M_{\text{邻苯二甲酸氢钠}} \cdot V_{\text{NaOH}}} \tag{1}$$

式中，$M_{\text{邻苯二甲酸氢钠}} = 204.2 \text{g/mol}$。

五、注意事项

1. 注意碱式滴定管使用前应检漏，即将标准溶液充满滴定管后，检查管下部是否有气泡，需除去气泡。

2. 注意碱式滴定管的操作。左手无名指和小指夹住出口管，拇指和示指向侧面挤压玻璃珠所在部位稍上处的橡皮管，使溶液从空隙处流出。特别注意：①不能使玻璃珠上下移动。②不能捏玻璃珠下部的橡皮管。

思考题

1. 配制 NaOH 标准溶液能否用称量纸称取固体氢氧化钠？为什么？

2. 本实验中各用什么仪器操作？哪些数据需精确测定？

3. 用邻苯二甲酸氢钾标定 NaOH 溶液时，为什么用酚酞而不用甲基橙作指示剂？

实验十九　枸橼酸的含量测定

一、实验目的

1. 掌握用酸碱滴定法测定枸橼酸含量的原理和操作。

2. 掌握酚酞指示剂的滴定终点判断。

二、实验原理

多元酸碱在水溶液中分步离解，满足 $K_i C \geq 10^{-8}$ 的，含量测定可采用酸碱滴定法准确滴定，当 $K_i / K_{i+1} \geq 10^4$ 能被分步滴定。

枸橼酸（$C_6H_8O_7 \cdot H_2O$）为无色透明或白色结晶型粉末，由水中结晶得到而含 1 分子结晶水。枸橼酸是三元酸，易溶于水，在水中可解离出 H^+，其解离常数为 $Ka_1 = 8.7 \times 10^{-4}$，$Ka_2 = 8.7 \times 10^{-5}$，$Ka_3 = 8.7 \times 10^{-6}$，因此可用碱标准溶液直接滴定。但 Ka_1、Ka_2 和 Ka_3 都比较接近，因而滴定过程中不会出现多个突跃而被 1 次滴定。计量点时 pH 为 8.65，可用酚酞为指示剂。反应式为：

$$C_6H_5O_7H_3 + 3NaOH \longrightarrow C_6H_5O_7Na_3 + 3H_2O$$

三、主要仪器与试剂

1. **仪器** 分析天平（精确度 0.1mg）、碱式滴定管（50ml）。
2. **试剂** NaOH 标准溶液（0.1mol/L）、酚酞指示剂、枸橼酸（药用原料）、蒸馏水。

四、实验内容

称取样品约 0.15g，精密称定，置于 250ml 锥形瓶中，加新煮沸放冷的蒸馏水 50ml 使完全溶解，加酚酞指示剂 1~2 滴，用 0.1mol/L NaOH 标准溶液滴定至溶液呈淡粉红色，经振荡红色 30 秒不再消失即为终点。平行测定 3 次。

计算公式：

$$A\% = \frac{C_{NaOH} \cdot V_{NaOH} \cdot M_A}{m_S \times 3000} \times 100 \qquad (1)$$

式中，A 为枸橼酸，$M_A = 210.1\text{g/mol}$。

思考题

1. 为什么枸橼酸可用 NaOH 直接滴定？

2. 操作步骤中，每份样品重约 0.154g，它是怎样求得的？现一份样品倒出过多，其质量达 0.1694g，是否需要重称？

实验二十　EDTA 标准溶液的配制与标定

一、实验目的

1. 掌握 EDTA 标准溶液的配制和标定方法。
2. 学会使用铬黑 T 指示剂判断终点。

二、实验原理

EDTA 标准溶液常用乙二胺四乙酸二钠盐配制，乙二胺四乙酸二钠是白色结晶粉末，因不易得到纯品，标准溶液用间接法配制。以氧化锌基准物质标定其浓度，在 pH = 10 的条件下用铬黑 T 作为指示剂，溶液由紫红色变为纯蓝色为终点。

滴定前：$Zn^{2+} + HIn^{2-} \longrightarrow ZnIn^- + H^+$

　　　　　　纯蓝色　　　　　　紫红色

滴定中：$Zn^{2+} + H_2Y^{2-} \longrightarrow ZnY^{2-} + 2H^+$

终点时：$ZnIn^- + H_2Y^{2-} \longrightarrow ZnY^{2-} + HIn^{2-} + H^+$

　　　　紫红色　　　　　　　　　　纯蓝色

三、主要仪器与试剂

1. 仪器　碱式滴定管、锥形瓶。

2. 试剂　乙二胺四乙酸二钠（AR）、0.5%铬黑 T 指示剂（取 0.2g 铬黑 T 溶于 15ml 三乙醇胺，待完全溶解后，加 5ml 无水乙醇，此溶液可保存数月）。

四、实验内容

1. 0.05mol/L EDTA 标准溶液的配制：取 EDTA-2Na·2H₂O 19g 加入 1000ml 蒸馏水溶解，贮存在硬质玻璃瓶中。

2. 0.05mol/L EDTA 标准溶液的标定。

（1）取已在 800℃灼烧至恒重的基准物 ZnO 约 0.12g，精密称定。加稀盐酸溶液 3ml 使溶解，加蒸馏水 25ml，加甲基红指示剂 1 滴，滴加氨试液使溶液呈微黄色，再加蒸馏水 25ml、NH₃·H₂O-NH₄Cl 缓冲液 10ml 和铬黑 T 指示剂，用 0.05mol/L EDTA 液滴定至溶液由紫红色变为纯蓝色，即为终点，平行测定 3 次。

（2）精密称取无砷锌粒 0.86 ~ 0.92g 于小烧杯中，加入 7ml 浓盐酸溶解，定量转移至250ml 容量瓶中，加水至刻度摇匀，即得约 0.05mol/L 氯化锌标液。精密吸取 25.00ml 氯化锌标液至锥形瓶中，加水 30ml，加入氨试液使之刚产生白色浑浊，加入 10ml NH₃·H₂O-NH₄Cl 缓冲液和铬黑 T 指示剂少许，用 0.05mol/L EDTA 液滴定至溶液由紫红色变为纯蓝色，即为终点，平行测定 3 次。

计算公式：

$$C_{\mathrm{EDTA}} = \frac{m_{\mathrm{ZnO}} \times 1000}{M_{\mathrm{ZnO}} \cdot V_{\mathrm{EDTA}}} \quad (M_{\mathrm{ZnO}} = 81.38\mathrm{g/mol}) \tag{1}$$

五、注意事项

1. 贮存 EDTA 溶液应选用聚乙烯瓶或硬质玻璃瓶，以免 EDTA 与玻璃中的金属离子作用。

2. 甲基红指示剂只需加 1 滴，如多加了几滴，在滴加氨试液后溶液会呈现较深的黄色，致使终点颜色发绿，终点不易判断。

3. 滴加氨试液至溶液呈微黄色，应边加边摇，加多了会生成 $Zn(OH)_2$ 沉淀，此时应用稀 HCl 调回至沉淀刚溶解。

4. 配合反应为分子反应，反应速度不如离子反应快，接近终点时，滴定速度不宜太快。

思考题

1. 酸度对配位滴定有何影响？为什么要加 $NH_3 \cdot H_2O\text{-}NH_4Cl$ 缓冲液？

2. 选择金属指示剂的原则是什么？

实验二十一　白矾中硫酸铝钾的含量测定

一、实验目的

1. 了解 EDTA 测定铝盐的特点。
2. 掌握配位滴定法中返滴定法的原理、操作及计算。
3. 掌握用二甲酚橙指示剂判断终点。

二、实验原理

白矾主要组分为 $KAl(SO_4)_2 \cdot 12H_2O$，可通过测定其组成中铝的含量，再换算成白矾的含量。铝离子能与 EDTA 形成比较稳定的配位化合物，但反应速度较慢，可采用返滴定法，即准确加入过量的 EDTA 标准溶液，待反应完全后，再用 $ZnSO_4$ 标准溶液滴定剩余的 EDTA。

选用二甲酚橙为指示剂，在 pH<6 时为黄色，计量点后，稍过量的 Zn^{2+}，即会与其形成橙色的配位化合物，指示终点到达。控制溶液 pH 在 5~6。滴定过程反应式为：

$$Al^{3+} + H_2Y^{2-}(过量) \longrightarrow AlY^- + 2H^+$$

然后再用 $ZnSO_4$ 标准溶液滴定剩余的 EDTA：

$$H_2Y^{2-}(剩余量) + Zn^{2+} \longrightarrow ZnY^{2-} + 2H^+$$

回滴时选用二甲酚橙作为指示剂，二甲酚橙在 pH<6 时为黄色，等当点后，即稍过量一点 Zn^{2+}，就与其形成红紫色的锌配位化合物，黄色与红紫色组成橙色，指示终点的到达。

$$Zn^{2+} + XO \longrightarrow Zn\text{-}XO$$
$$\text{黄色} \qquad \text{红紫色}$$

三、主要仪器与试剂

1. **仪器**　碱式滴定管、锥形瓶。
2. **试剂**　白矾、EDTA（0.05 mol/L）、$ZnSO_4$ 标准溶液（0.05mol/L）、0.2%二甲酚橙指示剂、20%六次甲基四胺溶液。

四、实验内容

取白矾约 0.3g，精密称定，置于小烧杯中，加蒸馏水溶解，定量转移至 100ml 容量瓶中，精密移取 25.0ml 至 250ml 于锥形瓶中，精密加入 0.05mol/L EDTA 标准溶液 25.00ml，煮沸 5 分钟，放冷，加 20%六次甲基四胺溶液 25ml，0.2%二甲酚橙指示剂 4 滴，用 0.05mol/L 的 $ZnSO_4$ 标准溶液滴定至溶液由黄色变为橙色。平行 3 份测定。

计算公式：

$$A\% = \frac{\left[(CV)_{\text{EDTA}} - (CV)_{ZnSO_4}\right]M_A}{m_S \times \dfrac{25}{100} \times 1000} \times 100\% \tag{1}$$

式中，A 为白矾，$M_A = 474.4\text{g/mol}$。

五、注意事项

1. 加热可促进 Al^{3+} 与 EDTA 配位反应加速，一般在沸水浴中加热 3 分钟反应程度可达 99%，为使反应完全，应加热 10 分钟。
2. pH<6 时，游离二甲酚橙呈黄色，滴定至终点时，微过量的 Zn^{2+} 与部分二甲酚橙配合成红紫色，黄色与红紫色组成橙色。
3. 在滴定溶液中加入六次甲基四胺溶液的酸度 pH 5~6，因 pH<4 时，配合不完全，pH>7 时，生成 $Al(OH)_3$ 沉淀。

思考题

1. 测定铝盐为什么必须采用剩余滴定法？能用铬黑 T 作为指示剂吗？
2. 二甲酚橙是如何指示终点的？为什么只能在酸性溶液中滴定？还可采用何种试剂控制酸度？六次甲基四胺在滴定中起什么作用？

实验二十二　$Na_2S_2O_3$ 标准溶液的配制与标定

一、实验目的

1. 了解置换碘量法的原理和操作过程及学会使用碘量瓶。
2. 掌握 $Na_2S_2O_3$ 标准溶液的配制方法和注意事项。
3. 正确使用淀粉指示液指示终点。

二、实验原理

$Na_2S_2O_3$ 标准溶液通常用 $Na_2S_2O_3 \cdot 5H_2O$ 配制，由于 $Na_2S_2O_3$ 遇酸迅速分解产生 S，配制时若水中含有较多 CO_2，则 pH 偏低，容易使配得的 $Na_2S_2O_3$ 溶液变浑浊。若水中有微生物，也能慢慢分解 $Na_2S_2O_3$，因此配制 $Na_2S_2O_3$ 溶液常用新煮沸放冷的蒸馏水，并加入少量的 Na_2CO_3，以防止 $Na_2S_2O_3$ 分解。

标定 $Na_2S_2O_3$ 可用 $K_2Cr_2O_7$、$KBrO_3$、KIO_3、$KMnO_4$ 等氧化剂，使用 $K_2Cr_2O_7$ 最方便。采用置换滴定法，先使 $K_2Cr_2O_7$ 与过量的 KI 作用，再用待标定的 $Na_2S_2O_3$ 溶液滴定析出的 I_2，第一步反应为：

$$Cr_2O_7{}^{2-} + 14H^+ + 6I^- = 3I_2 + 2Cr^{3+} + 7H_2O$$

酸度较低时，反应完成较慢，酸度太高会使 KI 被空气氧化成 I_2，所以酸度应控制在 $0.6mol/L$ 左右，避光放置 10 分钟，反应才能定量完成，第二步反应为：

$$I_2 + 2S_2O_3^{2-} = 2I^- + S_4O_6^{2-}$$

第一步反应析出的 I_2 用 $S_2O_3^{2-}$ 溶液滴定，用淀粉溶液作为指示剂，以蓝色消失为终点。由于开始滴定时 I_2 较多，若此时加入淀粉指示剂，则 I_2 被淀粉吸附过牢，$Na_2S_2O_3$ 就不易将 I_2 完全夺出，难以观察终点，因此必须在近终点时加入淀粉指示剂。

$Na_2S_2O_3$ 与 I_2 的反应只能在中性或弱碱性溶液中进行，在碱性溶液中发生副反应：

$$S_2O_3^{2-} + 4I_2 + 10OH^- = 2SO_4^{2-} + 8I^- + 5H_2O$$

而在酸性溶液中 $Na_2S_2O_3$ 又易分解，反应式为：

$$S_2O_3^{2-} + 2H^+ = S\downarrow + SO_2\uparrow + H_2O$$

因此在用 $Na_2S_2O_3$ 溶液滴定前应将溶液稀释。用水稀释溶液除了能降低酸度外，还可避免溶液中 Cr^{3+} 颜色太深所致终点判断偏差。

三、主要仪器与试剂

1. **仪器**　碱式滴定管、碘量瓶、锥形瓶。

2. **试剂**　$Na_2S_2O_3 \cdot 5H_2O$（AR）、$K_2Cr_2O_7$（基准试剂 GR）、Na_2CO_3（AR）、KI（AR）、淀粉指示液（0.5%；取可溶性淀粉 0.5g 加水 5ml 搅匀后，缓缓滴入 100ml 沸水中，随加随搅拌。继续煮沸 2 分钟，放冷，倾取上层清液即得。用时新鲜配制，不能放置过久）。

四、实验内容

1. **0.1mol/L $Na_2S_2O_3$ 标准溶液的配制**　在 500ml 新煮沸并冷却的蒸馏水中加入 0.1g Na_2CO_3，溶解后加入 13g $Na_2S_2O_3 \cdot 5H_2O$，充分混合溶解后倒入棕色瓶中放置 1 周再标定。

2. **0.1mol/L $Na_2S_2O_3$ 标准溶液的标定**　取在 120℃ 干燥至恒重的基准 $K_2Cr_2O_7$ 约 0.12g，精密称定，置于碘量瓶中，加蒸馏水 25ml 使溶解，加入 KI 3g，溶解后加蒸馏水 25ml，HCl（1∶2）溶液 5ml，密塞、摇匀、水封、暗处放置 10 分钟，用 50ml 蒸馏水稀释，用 0.1mol/L $Na_2S_2O_3$ 溶液滴定至近终点（淡黄色）时，加淀粉指示液 2ml，继续滴定至蓝色消失而显亮绿色，即为终点，平行测定 3 次。

计算公式：

$$C_{Na_2S_2O_3} = \frac{m_{K_2Cr_2O_7} \times 6 \times 1000}{V_{Na_2S_2O_3} \cdot M_{K_2Cr_2O_7}} \tag{1}$$

式中，$M_{K_2Cr_2O_7} = 294.2 \text{g/mol}$。

五、注意事项

1. 操作条件对滴定碘量法的准确度影响很大。为防止碘挥发和碘离子氧化，必须严格按分析规程谨慎操作。滴定开始时要快滴慢摇，减少碘的挥发。近终点时，要慢滴，大力振摇，以减少淀粉对碘的吸附。

2. 用重铬酸钾标定硫代硫酸钠溶液时，滴定完了的溶液放置一定时间可能又变为蓝色。如果放置 5 分钟后变蓝，是由于空气中 O_2 的氧化作用所致，可不予考虑；如果很快变蓝，说明 $K_2Cr_2O_7$ 与 KI 的反应没有定量进行完全，必须弃去重做。

3. 酸度对滴定有影响，要求在滴定过程中 HCl 的酸度控制在 0.2~0.4mol/L，滴定前应用水稀释。

思 考 题

1. 配制 $Na_2S_2O_3$ 溶液时，为什么加 Na_2CO_3？为什么用新煮沸放冷的蒸馏水？能否先将 $Na_2S_2O_3$ 溶于蒸馏水之后再煮沸？为什么？

2. 称 $K_2Cr_2O_7$、KI，量 H_2O 及 HCl 溶液各用什么仪器操作？

3. 以重铬酸钾标定 $Na_2S_2O_3$ 浓度为何要加 KI？为何要在暗处放置 5 分钟？滴定前为何要稀释？淀粉为何接近终点加入？

实验二十三 硫酸铜的含量测定

一、实验目的

1. 掌握间接碘量法测定铜盐或铜合金铜含量的原理和方法。
2. 巩固碘量法的操作。

二、实验原理

在弱酸性条件下，Cu^{2+} 可以与过量的 KI 反应，还原为 CuI，析出等量的 I_2（在过量 I^- 存在下，以 I_3^- 形式存在），反应式为：

$$2Cu^{2+} + 5I^- = 2CuI\downarrow + I_3^-$$

生成 I_2 的量，决定于试样中 Cu^{2+} 的含量。析出的 I_2 以淀粉为指示剂，用 $Na_2S_2O_3$ 标准溶液滴定：

$$2S_2O_3^{2-} + I_3^- = S_4O_6^{2-} + 3I^-$$

测定铜盐或铜合金的铜含量可采用适当的溶剂和方法溶液，使其都转变为游离 Cu^{2+} 的形态存在，即可以利用间接碘量法测定含量。

三、主要仪器与试剂

1. **仪器** 碱式滴定管、碘量瓶。
2. **试剂** $Na_2S_2O_3$ 标准溶液（0.1mol/L）、KI（20%）、0.5%淀粉指示液、醋酸（AR，36%~37%）、胆矾样品（$CuSO_4 \cdot 5H_2O$）。

四、实验内容

取胆矾样品约 0.5g，精密称定，置于 250ml 碘量瓶中，加蒸馏水 50ml，溶解后加醋酸 4ml 和 KI 2g，立即密塞摇匀。用 0.1mol/L $Na_2S_2O_3$ 标准溶液滴定。至近终点时（溶液由红棕色变为淡黄色），加淀粉指示液 2ml，继续滴定至蓝色消失，即为终点。平行测定 3 次，计算胆矾中 $CuSO_4 \cdot 5H_2O$ 的百分含量。

计算公式：

$$A\% = \frac{C_{Na_2S_2O_3} \cdot V_{Na_2S_2O_3} \cdot M_A}{W_s \times 1000} \times 100\% \qquad (1)$$

式中，A 为 $CuSO_4 \cdot 5H_2O$，$M_{CuSO_4 \cdot 5H_2O} = 249.71g/mol$。

思考题

1. 本实验为什么在弱酸性溶液中进行？能否在强酸性或碱性溶液中进行？
2. 滴定 $CuSO_4 \cdot 5H_2O$ 时，为什么不能过早加入淀粉指示液？

实验二十四　I_2 标准溶液的配制与标定

一、实验目的

1. 掌握直接碘量法的操作过程。
2. 了解碘标准溶液的配制方法和注意事项。

二、实验原理

纯碘虽可用升华法制得，但因其具有挥发性和腐蚀性，不宜用分析天平准确称量，通常仍采用间接法配制成近似浓度的待标液，用 $Na_2S_2O_3$ 标准溶液或基准物质 As_2O_3 标定。

I_2 在水中的溶解度很小（0.02g/100ml），而且容易挥发，在有大量 KI 存在时，I_2 与 I^- 形成可溶性 I_3^- 配合离子，这样既增大了 I_2 的溶解度又降低了 I_2 的挥发性。

在配制时需加少量的盐酸，可使在 KI 中可能存在的少量 KIO_3 与 KI 作用成为 I_2，以消除 KIO_3 对滴定的影响。同时，因在配制 $Na_2S_2O_3$ 溶液时加入了少量 Na_2CO_3，可使滴定反应不致在碱性溶液中进行。

本实验选用 $Na_2S_2O_3$ 标准溶液标定碘标准溶液浓度。标定反应为：

$$I_2 + 2S_2O_3^{2-} = 2I^- + S_4O_6^{2-}$$

三、主要仪器与试剂

1. 仪器 碱式滴定管、碘量瓶。

2. 试剂 I_2（AR）、$Na_2S_2O_3$ 标准溶液（0.1mol/L）、淀粉指示液（0.5%）、HCl 溶液（1：2）、KI（AR）。

四、实验内容

1. 0.05mol/L I_2 标准溶液的配制 称取 7g I_2 和 18g KI 置小研钵中，加少量水，充分研磨至 I_2 全部溶解后，加浓 HCl 溶液 3 滴，转移入棕色试剂瓶中，加水稀释至 500ml，摇匀，用垂熔玻璃滤器过滤。

2. 0.05mol/L I_2 标准溶液的标定 精密量取待标定 I_2 标准溶液 25.00ml，加蒸馏水 100ml 及 1：2 的 HCl 溶液 5ml，用 0.1mol/L $Na_2S_2O_3$ 标准溶液滴定至溶液呈浅黄色，加淀粉指示液 2ml，溶液显蓝色，继续滴定至蓝色恰褪去（30 秒不回蓝色），即为终点，根据 $Na_2S_2O_3$ 溶液消耗的体积算出 I_2 溶液的浓度。计算公式：

$$C_{I_2} = \frac{(CV)_{Na_2S_2O_3}}{2V_{I_2}} \qquad (1)$$

五、注意事项

1. I_2 必须溶解在浓 KI 溶液中，并充分搅拌，使 I_2 完全溶解后，才可用水稀释。

2. 碘溶液见光、遇热时浓度会发生变化，故应装在棕色瓶里，并用玻璃塞盖紧，放置暗处保存。贮存和使用碘溶液时，应避免与橡皮塞、橡皮管等接触。

思考题

1. 配制 I_2 液时，为什么要加 KI 和少量盐酸？
2. I_2 液应装在什么滴定管中？为什么？

实验二十五 维生素 C 的含量测定

一、实验目的

1. 了解维生素 C 含量测定的操作步骤。
2. 掌握直接碘量法测定维生素 C 含量的原理和方法。

二、实验原理

I_2 标准溶液可以直接测定一些还原性的物质，如维生素 C，反应在稀酸中进行，维生素 C 分子中的二烯醇基被 I_2 定量地氧化成二酮基：

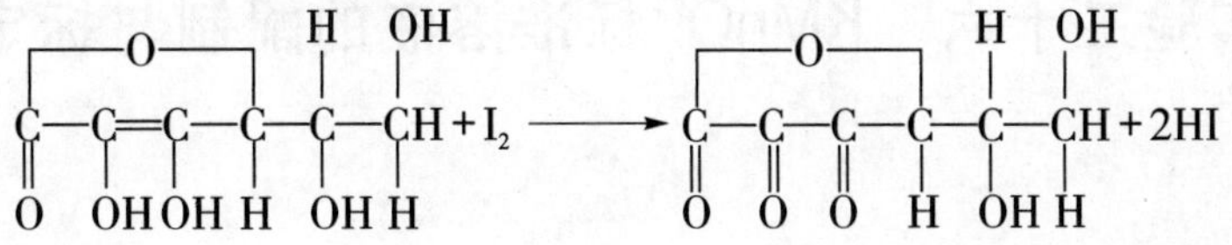

$$C-C=C-C-C-CH+I_2 \longrightarrow C-C-C-C-C-CH+2HI$$

由于维生素 C 的还原性很强，即使在弱酸性条件下，上述反应也进行得相当完全。而维生素 C 在空气中极易被氧化，尤其是在碱性条件下更甚，故该反应应在稀醋酸介质中进行，以减少维生素 C 的副反应。

三、主要仪器与试剂

1. **仪器** 量瓶、酸式滴定管。
2. **试剂** 0.05mol/L I_2 标准指示液、0.5%淀粉指示液、HAc（1∶1）、维生素 C 原料（样品）。

四、实验内容

取维生素 C 样品约 0.2g，精密称定，置于 250ml 碘量瓶中，加新煮沸放冷的蒸馏水 100ml 与稀 HAc 10ml 使溶解后，加淀粉指示液 1ml，立即用 0.05mol/L I_2 标准溶液滴定至溶液转为蓝色，30 秒不褪色，即为终点。记录读数，计算维生素 C 的含量。计算公式：

$$A\% = \frac{(CV)_{I_2} \times M_A}{m_S \times 1000} \times 100 \tag{1}$$

式中，A 为 $C_6H_8O_6$，$M_{C_6H_8O_6} = 176.1\text{g/mol}$。

五、注意事项

1. 在酸性介质中，维生素 C 受空气的氧化速度稍慢，较为稳定，但样品溶解后仍需立即进行滴定。

2. 加新煮沸放冷的蒸馏水也是为了减少溶解氧的影响。

3. 维生素 C 在 pH 4.5~6.0 稳定，在有水和潮湿情况下易分解成糖醛。

思考题

1. 为什么维生素 C 含量可以用碘量法测定？

2. 滴定维生素 C 时，为什么要加稀 HAc？

3. 溶解样品时为什么要用新煮沸放冷的蒸馏水？

实验二十六　KMnO₄ 标准溶液的配制与标定

一、实验目的

1. 掌握 KMnO₄ 标准溶液的配制方法与保存方法。

2. 掌握用 Na₂C₂O₄ 标定 KMnO₄ 溶液的原理、方法及滴定条件。

二、实验原理

市售 KMnO₄ 试剂常含少量 MnO₂ 及其他杂质，蒸馏水中也常含少量有机物，这些物质都会促使 KMnO₄ 还原，因此 KMnO₄ 标准溶液在配制后要进行标定。

配制所需浓度的 KMnO₄ 溶液，在暗处放置 7~10 天，使溶液中还原性杂质与 KMnO₄ 充分作用，将还原产物 MnO₂ 过滤除去，贮存于棕色瓶中，密闭保存。

标定 KMnO₄ 溶液常采用 Na₂C₂O₄ 作基准物质，Na₂C₂O₄ 易提纯，性质稳定。其滴定反应为：

$$2MnO_4^- + 5C_2O_4^{2-} + 16H^+ = 2Mn^{2+} + 10CO_2\uparrow + 8H_2O$$

上述反应进行缓慢，开始滴定时加入的 KMnO₄ 不能立即褪色，但一经反应生成 Mn²⁺ 后，Mn²⁺ 对该反应有催化作用，会促使反应速度加快，可采用在滴定开始加热溶液，并控制在 70~85℃ 进行滴定。利用 KMnO₄ 本身的颜色指示滴定终点。

三、主要仪器与试剂

1. **仪器** 棕色滴定管、锥形瓶、垂熔玻璃漏斗、棕色玻璃塞试剂瓶。
2. **试剂** $KMnO_4$（AR）、$Na_2C_2O_4$（基准试剂）、H_2SO_4 溶液（2.0mol/L）。

四、实验内容

1. **0.02mol/L $KMnO_4$ 标准溶液的配制** 称取 $KMnO_4$ 1.1~1.3g 溶于 500ml 新煮沸并冷却的蒸馏水中，混匀，置棕色玻璃塞试剂瓶中，于暗处放置 7~10 天后，用垂熔玻璃漏斗过滤，存放于洁净棕色玻璃瓶中。

2. **0.02mol/L $KMnO_4$ 标准溶液的标定** 取于 105~110℃ 干燥至恒重的 $Na_2C_2O_4$ 基准物约 0.14g，精密称定，置于 250ml 锥形瓶中，加新蒸馏水约 100ml 使溶解，再加 2mol/L H_2SO_4 溶液 20ml，迅速滴加 0.02mol/L $KMnO_4$ 标准溶液 15ml，加热至 65℃，待褪色后，继续滴定至溶液呈粉红色并保持 30 秒不褪，即为终点。平行测定 3 次。

计算公式：

$$C_{KMnO_4}=\frac{m_{Na_2C_2O_4}\times1000}{M_{Na_2C_2O_4}\cdot V_{KMnO_4}}\times\frac{2}{5} \tag{1}$$

式中，$M_{Na_2C_2O_4}=134.0g/mol$。

五、注意事项

1. 滴定终了时，溶液温度不应低于 55℃，否则反应速度较慢会影响终点观察的准确性。
2. 操作中加热可使反应速度增快，但温度不可超过 90℃，否则会引起 $Na_2C_2O_4$ 分解以及 $KMnO_4$ 转变成 MnO_2。

思考题

1. 为什么用 H_2SO_4 溶液调节酸性？是否可以用 HCl 或 HNO_3？
2. 用 $KMnO_4$ 配制标准溶液时，应注意些什么问题？为什么？
3. 用 $KMnO_4$ 溶液滴定时速度如何控制？

实验二十七　硫酸亚铁的含量测定

一、实验目的

1. 理解硫酸亚铁的测定原理。
2. 掌握 $KMnO_4$ 法测定硫酸亚铁含量的原理和方法。

二、实验原理

$KMnO_4$ 是一种强氧化剂，而 Fe^{2+} 具有还原性，在酸性条件下，$KMnO_4$ 可以将 $FeSO_4$ 定量氧化：

$$2KMnO_4 + 8H_2SO_4 + 10FeSO_4 = K_2SO_4 + 2MnSO_4 + 5Fe(SO_4)_3 + 8H_2O$$

溶液酸度对测定结果影响较大，酸度低会析出二氧化锰，通常溶液中酸的浓度应接近 $0.5 \sim 1.0mol/L$。本实验中为防止样品氧化，应用新煮沸放冷的蒸馏水溶解样品，溶解后应立即滴定。

$KMnO_4$ 法只适用于测定亚铁盐的原料，不适用于制剂。因为 $KMnO_4$ 对糖浆、淀粉等也有氧化作用，会使测定结果偏高，应该为铈量法测定。

三、主要仪器与试剂

1. **仪器**　棕色滴定管、锥形瓶。
2. **试剂**　$KMnO_4$ 标准溶液（0.02 mol/L）、H_2SO_4（稀溶液）、$FeSO_4$（原料药）。

四、实验内容

精密称取硫酸亚铁试样约 0.5g，置于锥形瓶中，加入稀 H_2SO_4 溶液与新沸过的冷水各 15ml 溶解后，立即用 0.02mol/L $KMnO_4$ 标准溶液滴定至溶液显现持续的淡红色，即为终点。记录读数，按下式计算硫酸亚铁的含量。

计算公式为：

$$A\% = \frac{5 \times C_{KMnO_4} \cdot V_{KMnO_4} \cdot M_{FeSO_4 \cdot 7H_2O}}{m_S \times 1000} \times 100 \qquad (1)$$

式中，A 为 $FeSO_4 \cdot 7H_2O$，$M_{FeSO_4 \cdot 7H_2O} = 278.01g/mol$。

五、注意事项

1. Fe^{3+} 呈黄色,对终点观察稍有妨碍。
2. Fe^{3+} 在高温和酸性条件下易被空气氧化,因此滴定速度宜快。

(思)(考)(题)

1. $KMnO_4$ 法除了可以测定 $FeSO_4$(原料药)的含量外,还可以测定哪些物质的含量?说明各方法的测定原理。

2. 本实验中,在观察滴定终点时,过量半滴 $KMnO_4$ 溶液在淡黄色溶液的背景下呈现什么颜色?

第五章

综 合 实 验

实验一　正溴丁烷的制备

一、实验目的

1. 学习由溴化钠、浓硫酸和正丁醇制备正溴丁烷的原理和方法。
2. 掌握带有气体吸收装置的回流加热操作、蒸馏操作和分液漏斗的使用。

二、实验原理

主反应：

$$NaBr + H_2SO_4 \longrightarrow HBr + NaHSO_4$$

$$n\text{-}C_4H_9OH + HBr \underset{}{\overset{H_2SO_4}{\rightleftharpoons}} n\text{-}C_4H_9Br + H_2O$$

副反应：

$$n\text{-}C_4H_9OH \xrightarrow[\Delta]{\text{浓 } H_2SO_4} CH_2=CHCH_2CH_3 + H_2O$$

$$2n\text{-}C_4H_9OH \xrightarrow[\Delta]{\text{浓 } H_2SO_4} (n\text{-}C_4H_9)_2O + H_2O$$

$$2HBr + H_2SO_4 \longrightarrow Br_2 + SO_2 + 2H_2O$$

三、主要试剂及产物的物理常数

	相对分子量	沸点/℃	相对密度	水溶解度（20℃）
正丁醇	74.12	117.7	0.810	7.92
正溴丁烷	137.02	101.6	1.276	不溶

四、实验内容

在 100ml 圆底烧瓶中，加入 14ml 水，在冷水浴冷却下，分次缓慢加入 19ml 浓硫酸，振摇混合均匀，冷至室温后依次加入 9.7g 正丁醇（约 12ml，0.13mol）及 16.5g 研细的溴化钠[1]（0.16mol），充分振摇后加入 2~3 粒沸石。装上球形冷凝管，在其上端接一吸收溴化氢气体的装置[2]（图 5-1），用水作吸收剂。慢慢加热至沸腾，保持回流 30 分钟并经常振摇[3]。反应结束，待反应混合物冷却后，取下球形冷凝管，向烧瓶中补加 2~3 粒沸石，瓶口装一 75°弯管，改成蒸馏装置蒸出所有正溴丁烷[4]。

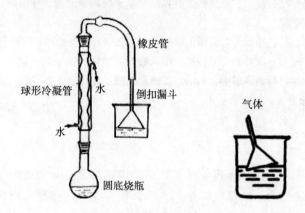

图 5-1 回流和气体吸收装置

将馏出液转移至分液漏斗[5]，用 10ml 水洗涤[6]，小心将下层粗产物分入另一干燥的分液漏斗中，用 8ml 浓硫酸洗涤[7]。尽量分离干净硫酸层，余下的有机层自分液漏斗上口倒入原来已洗净的分液漏斗中，再依次用水、饱和碳酸氢钠溶液和水各 10ml 洗涤。将下层粗产物分入 50ml 干燥具塞锥形瓶中，加入适量无水氯化钙干燥。

将干燥后的粗产物滤入 50ml 蒸馏烧瓶中，加入 2~3 粒沸石，加热蒸馏，收集 99~103℃的馏分，产量 12~14g（产率 67%~79%）。

纯正溴丁烷为无色透明液体，沸点为 101.6℃，折光率 n_D^{20} 1.4398。

本实验约需 7 小时。

注：

[1] 溴化钠研细后分次加入，每加 1 次立即振摇，以防结块，并且操作迅速，防止 HBr 气体逸出。

[2] 气体吸收装置中倒扣漏斗边缘应接近水面，但不能全部浸没水中，以免倒吸。

[3] 正丁醇与硫酸形成锌盐溶解于酸水中，所以反应开始时反应液为单相。随着反应的进行，正丁醇逐渐转化为正溴丁烷，反应液由一层变为三层，上层为正溴丁烷，中层为硫酸氢丁酯，下层为酸水层。上层越来越厚，中层越来越薄，最后消失，表示大部分正丁醇已经转变为正溴丁烷，上层颜色由淡黄色变为橙黄色。上、中两层液体呈橙黄色是由于副反应产生了溴，溴在硫酸氢丁酯和正溴丁烷中的溶解度较在酸水中大。

[4] 馏出液分为两层，通常下层为正溴丁烷粗产物（油层），但如果未反应的正丁醇较多或蒸馏过久，可能蒸出部分氢溴酸的恒沸液，这时密度的变化可能使油层悬浮或变为上层。如遇此现象可加清水稀释，使油层下沉。正溴丁烷是否全部被蒸出，可以从以下几方面判断：①反应瓶上层油层是否消失。②馏出液是否由浑浊变澄清。③用盛清水的试管收集馏出液，观察是否有油滴悬浮。

[5] 使用分液漏斗洗涤时须振摇，注意放气，静置至完全分层后再分液，并根据两相密度正确判断产品是在上层还是在下层。

[6] 水洗涤后产物如呈红色，是因为含有溴的缘故，可以加入几毫升饱和亚硫酸氢钠溶液洗涤除去。

[7] 浓硫酸分次加入，每加一次都要充分振摇。浓硫酸能溶解粗产物中的少量未反应的正丁醇及副产物正丁醚等杂质。在以后的蒸馏中，由于正丁醇和正溴丁烷可形成共沸物（沸点98.6℃，含正丁醇13%）而难以除去。

思考题

1. 制备正溴丁烷时为什么采用带吸收气体的回流装置？如何选择吸收剂？
2. 加料时先使溴化钠与浓硫酸混合，再加正丁醇及水，这样可以吗？为什么？
3. 粗产物中含有哪些杂质？如何逐一除去？
4. 用分液漏斗洗涤时，正溴丁烷时而在上层，时而在下层，用什么简便的方法加以判断？
5. 为什么用饱和碳酸氢钠溶液洗涤除酸以前，要先用水洗涤？

实验二　乙醚的制备

一、实验目的

1. 掌握实验室制备乙醚的原理和方法。
2. 掌握低沸点易燃液体蒸馏的操作方法。

二、实验原理

主反应：

$$CH_3CH_2OH + H_2SO_4 \xrightleftharpoons{100\sim130℃} CH_3CH_2OSO_2OH + H_2O$$

$$CH_3CH_2OSO_2OH + CH_3CH_2OH \xrightleftharpoons{135\sim145℃} CH_3CH_2OCH_2CH_3 + H_2SO_4$$

总反应式：

$$2CH_3CH_2OH \xrightleftharpoons[140℃]{H_2SO_4} CH_3CH_2OCH_2CH_3 + H_2O$$

副反应：

$$CH_3CH_2OH \xrightarrow{H_2SO_4} CH_2 = CH_2 + H_2O$$

$$CH_3CH_2OH + H_2SO_4 \longrightarrow CH_3CHO + SO_2 + 2H_2O$$

$$CH_3CHO + H_2SO_4 \longrightarrow CH_3COOH + SO_2 + 2H_2O$$

$$SO_2 + H_2O \longrightarrow H_2SO_3$$

三、主要试剂及产物的物理常数

	相对分子量	沸点/℃	相对密度	水溶解度（20℃）
乙醇	46.07	78.3	0.789	∞
乙醚	74.12	34.5	0.720	8.0

四、实验内容

在干燥的 100ml 三口烧瓶中，加入 15ml 95%乙醇，在冷水浴冷却下，分次缓慢加入 15ml 浓硫酸[1]，振摇使混合均匀后加入 2~3 粒沸石。按图 5-2 安装仪器，三口烧瓶的左侧口插入温度计，中间口装一滴液漏斗，滴液漏斗末端及温度计水银球应浸入液面以下，距瓶底 0.5~1.0cm。右侧口装一个 75°弯管，并依次与直形冷凝管、接液管、接收瓶连接。接收瓶外用冰盐浴冷却，接液管支管连接橡皮管通入下水道[2]。

在滴液漏斗[3]中加入 30ml 95%乙醇，将三口烧瓶置于电热套中加热，当反应温度较快地上升至 140℃时，开始由滴液漏斗慢慢滴入乙醇。控制滴入速度和馏出速度大致相等[4]（约 1 滴/秒），并维持反应温度在 135~145℃[5]。待乙醇加完（1.0~1.5 小时）后，关闭滴液漏斗活塞，继续加热 10 分钟，直到温度上升至 160℃时，关闭热源，停止反应。

将接收瓶中的馏出物倒入分液漏斗中，依次用 10ml 5%氢氧化钠溶液、10ml 饱和食盐水洗涤，最后再每次用 10ml 饱和氯化钙溶液洗涤 2 次[6]。将有机层从分液漏斗上口倒入干燥的具塞锥形瓶中，加入无水氯化钙[7]（2~3g）干燥。将干燥后的粗产物滤入 50ml 蒸馏烧瓶中，加入 2~3 粒沸石后按照低沸点易燃液体蒸馏装置（图 5-3）安装仪器，用预热好的水浴[8]（50~60℃）加热蒸馏，收集 33~38℃的馏分[9]，产量 17~21g（产率 37%~46%）。

纯乙醚的沸点为 34.5℃，折光率 n_D^{20} 1.3526。

本实验约需 6 小时。

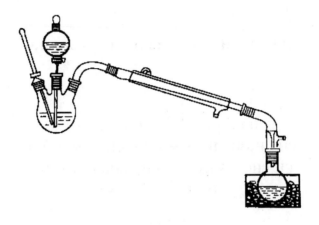

图 5-2 乙醚制备装置

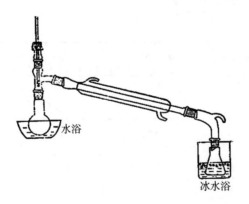

图 5-3 低沸点易燃液体蒸馏装置

注：

[1] 浓 H_2SO_4 与乙醇混合时放出大量的热，且乙醇的密度比较小，因此浓 H_2SO_4 要分次加到乙醇中，每次加浓 H_2SO_4 后，摇匀，并用冷水冷却烧瓶外壁。

[2] 乙醚的沸点是 34.5℃，易气化成蒸气，乙醚的蒸气比空气重约 2.5 倍，且易燃，含一定比例的乙醚蒸气和空气的混合物遇火即发生爆炸。因此仪器装置的所有连接处必须严密、不漏气。接收瓶外用冰盐浴冷却，以减少乙醚的挥发。如有少量的乙醚蒸气，则从接液管支管的橡皮管通过下水道排出室外。

[3] 滴液漏斗使用前，活塞涂上凡士林，用橡皮筋固定，并检查是否漏液，以免漏液引起火灾。

[4] 在 140℃时就有乙醚馏出，此时再滴入乙醇，就继续与硫酸氢乙酯作用生成醚。所以滴入乙醇的速度应与乙醚馏出的速度相等，若滴加过快，不仅乙醇来不及作用被蒸出，且会使反应液的温度骤降，减少乙醚的生成。

[5] 控制反应温度在 135~145℃，温度计水银球的末端要插入反应液中，离瓶底 0.5~1.0cm。仪器装好后，温度计汞线 135~145℃读数的位置应处于反应瓶外面，便于观察温度。如果汞线 135~145℃读数的位置在反应瓶内，温度计的刻度应预先看好，在与 135~145℃刻度平行瓶壁上做一记号。否则反应开始后，瓶内会有大量烟雾 SO_2 气体等出现，增加了观察温度的难度。

[6] 氢氧化钠溶液洗去乙酸、亚硫酸等酸性杂质后，若分离不当，会使乙醚层碱性太强，若直接用氯化钙溶液洗涤，会有氢氧化钙沉淀析出。为减少乙醚在水中的溶解度（16℃时为 7%），故应先用饱和食盐水洗涤，这样既可以洗去残留的碱，还可以除去部分乙醇。用饱和氯化钙溶液洗涤是为了除去未反应的原料乙醇，乙醇能和氯化钙生成配位化合物而被除去。

[7] 无水氯化钙除作为干燥剂除去水分外，还可以和乙醇形成配位化合物，除去残留的乙醇。

[8] 在使用乙醚的实验室严禁明火，水浴中的热水应在它处预热。

[9] 乙醚与水形成共沸物（沸点 34.1℃，含水 1.26%），馏分中还有少量乙醇，故沸程较长。

思考题

1. 为什么温度计的水银球及滴液漏斗的末端均应浸入反应液中？
2. 在什么情况下要使用滴液漏斗，可否用分液漏斗代替？
3. 实验开始时，加热乙醇-浓硫酸混合液至乙醇沸点以上，为什么乙醇不会被蒸出？
4. 反应温度过高、过低或乙醇滴入速度过快对反应有什么影响？
5. 反应可能产生的副产物是什么？如何逐一除去？
6. 低沸点易燃液体蒸馏装置和普通蒸馏装置有何不同？

实验三　环己酮的制备

一、实验目的

1. 学习铬酸氧化法制备环己酮的原理和方法。
2. 掌握萃取及高沸点液体的蒸馏操作。

二、实验原理

主反应：

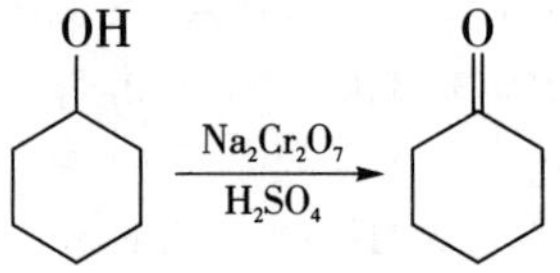

副反应：

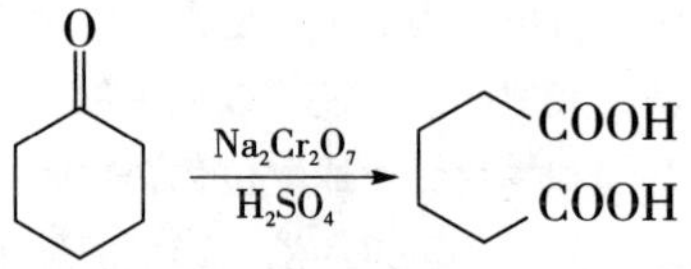

三、主要试剂及产物的物理常数

	相对分子量	熔点/℃	沸点/℃	相对密度	水溶解度（20℃）
环己醇	100.16	25.9	160.8	0.962	3.6
环己酮	98.15	−45.0	155.7	0.948	微溶

四、实验内容

在 250ml 圆底烧瓶中，加入 60ml 冷水，在冷水浴冷却下，分次缓慢加入 10ml 浓硫酸，振摇混合均匀后小心加入 10.5ml 环己醇（10g，0.1mol），将混合液冷却至 30℃ 以下。

在烧杯中将 10.5g 重铬酸钠（$Na_2Cr_2O_7 \cdot 2H_2O$，0.035mol）溶解于 6ml 水中，将此溶液分批加入圆底烧瓶中，并不断振摇使之充分混合。氧化反应开始后，混合物迅速变热，并且橙红色的重铬酸盐变成墨绿色低价铬盐。当瓶内温度达到 55℃ 时，可用冷水浴适当冷却，控制反应温度在 55~60℃。待前一批重铬酸盐的橙红色完全消失之后再加下一批[1]。加完后继续振摇，直到温度有自动下降的趋势为止。然后加入少量草酸（约 1g）以破坏过量的重铬酸盐[2]，使反应液完全变成墨绿色。

在反应瓶内加入 50ml 水，再加 2~3 粒沸石，瓶口装一支 75° 弯管，安装成蒸馏装置，将环己酮和水一并蒸馏出来[3]，环己酮与水能形成沸点为 95℃ 的共沸混合物。直到馏出液不再浑浊后再多蒸 15~20ml[4]，收集馏出液 60~80ml。

用食盐（15~20g）饱和馏出液[5]，然后转移至分液漏斗中[6]，静置后分出有机层至一干燥具塞锥形瓶中，加入无水碳酸钾干燥。将干燥后的粗产物滤入干燥的蒸馏烧瓶中，加入 2~3 粒沸石，蒸馏时用空气冷凝管进行冷凝，收集 150~156℃ 的馏分，产量 6~6.5g（产率 62%~67%）。

纯环己酮的沸点 155.7℃，折光率 n_D^{20} 1.4507。

本实验约需 6 小时。

注:

[1] 重铬酸钠溶液加入速度过快，或反应温度低于 55℃，积累未反应的重铬酸钠达到一定浓度时，氧化反应会非常剧烈，有失控的危险。

[2] 过量的重铬酸钠会使环己酮进一步氧化成己二酸，所以蒸馏前可加约 1g 的草酸破坏重铬酸钠。

$$3\ \genfrac{}{}{0pt}{}{COOH}{COOH} + Na_2Cr_2O_7 + 4H_2SO_4 \longrightarrow Na_2SO_4 + Cr_2(SO_4)_3 + 6CO_2\uparrow + 7H_2O$$

[3] 实际上进行的是简化了的水蒸气蒸馏。

[4] 水的馏出量不宜过多，否则即使用盐析仍不可避免会有少量环己酮溶于水中而损失（31℃时环己酮在水中的溶解度为 2.4g）。

[5] 环己酮在水中有一定的溶解度，为了减少损失常采用盐析法，即加入食盐饱和，使溶于水的环己酮析出。

[6] 注意不要把食盐倒进去，以免堵塞分液漏斗。

思考题

1. 制备环己酮时，当反应结束后为什么要加入草酸？
2. 在馏出液中加食盐饱和的作用是什么？
3. 蒸馏环己酮时应选择哪种冷凝管？为什么？

实验四　己二酸的制备

一、实验目的

1. 学习环己醇氧化制备己二酸的原理和方法。
2. 掌握浓缩、减压过滤、重结晶等操作技能。

二、实验原理

己二酸是合成尼龙 66 的主要原料之一，它可以用硝酸或高锰酸钾氧化环己醇而得。

$$3\ \text{环己醇} + 8HNO_3 \longrightarrow 3HOOC(CH_2)_4COOH + 8NO + 7H_2O$$
$$\downarrow 4O_2 \quad 8NO_2$$

三、主要试剂及产物的物理常数

	相对分子量	熔点/℃	沸点/℃	相对密度	水溶解度（20℃）
环己醇	100.16	25.9	160.8	0.962	3.6
己二酸	146.14	153.0	332.7	1.360	1.5

四、实验内容

1. 方法一　在 100ml 三口烧瓶中，加入 16ml 50%硝酸[1,2]（21g）及少许钒酸铵（约 0.01g）。瓶口分别安装搅拌器、温度计和两口连接管，两口连接管一口安装滴液漏斗，另一口接球形冷凝管，并在球形冷凝管上端接一气体吸收装置，用碱液吸收产生的氧化氮气体[3]。三口烧瓶用水浴预热到 60℃左右，移去水浴，开动搅拌器，自滴液漏斗慢慢滴入 5.3ml 环己醇[4,5]（5g，0.05mol）。瓶内反应物温度升高并有红棕色气体产生，表示反应已经开始。控制滴加速度，使瓶内温度维持在 50～60℃。温度过高可用冷水浴冷却，温度过低可用水浴加热，滴加完毕（约 30 分钟）再用沸水浴加热 15 分钟，至几乎无红棕色气体产生为止。稍冷后将反应物小心倒入一个外面用冰水浴冷却的烧杯，冷却后即有己二酸晶体析出。抽滤，用 10～20ml 冷水洗涤。粗产物干燥后约 6g，熔点 149～151℃。

2. 方法二　在装有搅拌器、温度计的 250ml 三口烧瓶中，加入 5.2ml 环己醇和 7.5g 碳酸钠溶于 50ml 水配制成的溶液。开动搅拌器，在迅速搅拌下，分批少量加入研细的 22.5g 高锰酸钾，加入时，必须控制反应温度在 30℃以下[6]。加完后，继续搅拌，直至反应温度不再上升为止。然后在 50℃的水浴中加热并不断搅拌 30 分钟[7]，反应过程中，有大量二氧化锰沉淀产生。

将反应混合物抽滤，用 20ml 10%碳酸钠溶液洗涤滤渣[8]。在搅拌下，慢慢滴加浓硫酸，直到溶液成为强酸性，己二酸沉淀析出。冷却、抽滤、晾干。产量约 4.5g。

粗制的己二酸可以用水重结晶，纯己二酸为白色棱状结晶。

注:

[1] 环己醇和浓硝酸切不可用同一量筒量取，两者相遇会发生剧烈反应，甚至发生意外。

[2] 硝酸过浓，反应太剧烈，浓度50%的硝酸（相对密度1.31）可用市售的（浓度为71%，相对密度为1.42）硝酸10.5ml稀释到16ml即可。

[3] 本实验最好在通风橱中进行，因产生的氧化氮有毒，不可逸散在实验室内。反应装置要求密封良好，如发生漏气现象，应立即暂停实验，改正后再继续进行。

[4] 环己醇熔点24℃，熔融时为黏稠液体，为减少转移时的损失，可用少量水冲洗量筒，并入滴液漏斗中。在室温较低时，这样做还可以降低其熔点，以免堵住漏斗。

[5] 此反应放热强烈，滴加速度不宜过快，以免反应过于剧烈，引起爆炸。

[6] 加入高锰酸钾后，反应可能不会立即开始，可用40℃水浴温热，当温度升到30℃时，必须立即撤开温水浴。反应温度超过30℃，反应就难以控制，会引起反应混合物冲出反应器。

[7] 为了使反应进行得更安全，这一步必须在撤去温水浴，反应温度不再上升后进行。

[8] 在二氧化锰滤渣中易夹杂己二酸钾盐，故须用碳酸钠溶液把它洗下来。

思考题

1. 如何用普通浓硝酸来配制21g 50%硝酸？

2. 在有机制备实验中，为什么常使用搅拌器？在什么情况下，搅拌装置要采用液封，而有时可以省去？

3. 为什么有些实验在加入最后一种反应物前应预热（如本实验方法一预热到60℃左右）？为什么一些反应剧烈的实验，开始时的加料速度放得较慢，等反应开始后反而可适当加快加料速度？

4. 粗产物为什么必须干燥后称重？并最好进行熔点测定？

5. 从得到的溶解度数据，怎样计算己二酸粗产物经一次重结晶后损失了多少？与实际损失是否有差别？为什么？

实验五　乙酸乙酯的制备

一、实验目的

1. 了解有机酸合成酯的制备原理和方法。
2. 掌握蒸馏操作和分液漏斗的使用。

二、实验原理

主反应：

$$CH_3COOH + C_2H_5OH \underset{110\sim120℃}{\overset{浓\ H_2SO_4}{\rightleftharpoons}} CH_3COOC_2H_5 + H_2O$$

副反应：

$$2C_2H_5OH \underset{140℃}{\overset{浓H_2SO_4}{\rightleftharpoons}} (C_2H_5)_2O + H_2O$$

$$C_2H_5OH \xrightarrow[[O]]{浓H_2SO_4} CH_3CHO + SO_2 + 2H_2O \quad (SO_2 + H_2O \longrightarrow H_2SO_3)$$

$$\Big\downarrow \overset{浓H_2SO_4}{[O]} \ CH_3COOH$$

三、主要试剂及产物的物理常数

	相对分子量	沸点/℃	相对密度	水溶解度（20℃）
乙醇	46.07	78.3	0.789	∞
乙酸	60.05	118.1	1.049	∞
乙酸乙酯	88.11	77.1	0.900	8.5

四、实验内容

1. 方法一[1] 在100ml三口烧瓶中，加入12ml 95%乙醇，在冷水浴冷却下，分次缓慢加入12ml浓硫酸[2]，振摇混合均匀后加入2~3粒沸石。三口烧瓶一侧口插入温度计，中间口插入60ml滴液漏斗，温度计水银球和滴液漏斗末端浸入液面以下，距瓶底0.5~1cm[3]。另一侧口装一只75°弯管与直形冷凝管连接，直形冷凝管末端连接接液管伸入50ml锥形瓶中。

在滴液漏斗中加入12ml 95%乙醇和12ml冰乙酸（约12.6g，0.21mol）的混合液，先由滴液漏斗往三口烧瓶中滴入3~4ml混合液，然后加热三口烧瓶使反应液温度升至110℃，此时应有液体蒸出。从滴液漏斗慢慢滴入其余混合液，控制滴加速度和馏出速度大致相等（1~2滴/秒），并维持反应温度在110~120℃[4]。滴加完毕，继续加热几分钟，直到温度升至 130℃时不再有液体馏出为止。

向馏出液[5]中慢慢加入饱和碳酸钠溶液[6]（约 10ml），充分振摇，直至无二氧化碳气体逸出（pH 试纸检测，酯层呈中性）。将混合液移至分液漏斗，充分振摇（注意放气）后静置，分去下层水溶液。酯层用 10ml 饱和食盐水洗涤[7]，再每次用 10ml 饱和氯化钙溶液洗涤两次，弃去下层溶液，酯层自分液漏斗上口倒入 50ml 到干燥具塞锥形瓶中，加无水硫酸镁（或无水硫酸钠）干燥。

将干燥后的粗产物滤入干燥的 50ml 蒸馏烧瓶中，加入 2～3 粒沸石，水浴加热进行蒸馏。收集 73～78℃的馏分[8]，称重。产量为 10.5～12.5g（产率 57%～68%）。

2. 方法二 在 100ml 圆底烧瓶中加入 23ml 95%乙醇和 15ml 冰乙酸，在冷水浴冷却下，分次缓慢加入 7.5ml 浓硫酸，振摇混合均匀后加入 2～3 粒沸石，装上球形冷凝管，水浴加热回流 30 分钟。稍冷[9]后拆去回流装置，补加 1～2 粒沸石，改成蒸馏装置，水浴加热蒸馏至不再有馏出液为止。

往馏出液[5]中慢慢加入饱和碳酸钠溶液[6]（约 10ml），充分振摇，直至酯层呈中性。将混合液移至分液漏斗中，充分振摇后静置，分去下层水溶液。酯层用 10ml 饱和食盐水洗涤[7]，再每次用 10ml 饱和氯化钙溶液洗涤两次，弃去下层溶液，酯层自分液漏斗上口倒入 50ml 干燥具塞锥形瓶中，加无水硫酸镁（或无水硫酸钠）干燥。

将干燥后的粗产物滤入干燥的 50ml 蒸馏烧瓶中，加入 2～3 粒沸石，水浴加热进行蒸馏，收集 73～78℃的馏分[8]，称量，产量为 13.1～15.6g（产率 57%～68%）。

纯乙酸乙酯的沸点 77.1℃，折光率 n_D^{20} 1.3723。

注：

[1] 本实验方法仅适用于合成一些沸点较低的酯类，优点是能连续进行，可以用较小容积的反应瓶制得较大量的产物。对于沸点较低的酯类若采用相应的酸和醇加热回流来制备，常常不够理想。

[2] 硫酸的用量为醇用量的 3%即可起催化作用，本实验使用较催化量多的硫酸，是由于硫酸还能起脱水作用，增加酯的产出率。但硫酸用量过多时，高温时的氧化作用会对反应不利。

[3] 滴液漏斗的末端若在液面上，滴入的乙醇易受热蒸出而无法参与反应，影响产率；若浸入液面太深，则又因压力关系而使混合液难以滴下。

[4] 反应温度不宜过高，否则会增加副产物乙醚的量。滴加速度太快会使乙酸和乙醇来不及反应而被蒸出。

[5] 馏出液中主要是乙酸乙酯，同时含有少量乙醇、乙酸、乙醚和水等。

[6] 用饱和碳酸钠溶液除去乙酸、亚硫酸等酸性杂质后，碳酸钠必须除净，否则下一步用饱和氯化钙溶液洗涤除去乙醇时会产生絮状的碳酸钙沉淀，造成分离困难，故在这两步操作之间必须水洗一次除去碳酸钠。

[7] 乙酸乙酯在水中有一定的溶解度，为减少水洗造成的损失，可以用饱和食盐水洗除去碳酸钠。

[8] 乙酸乙酯与乙醇、水形成二元或三元共沸物，其组成及沸点如下表。

沸点/℃	组成/%		
	乙酸乙酯	乙醇	水
70.2	82.6	8.4	9.0
70.4	91.9	—	8.1
71.8	69.0	31.0	—

由上表可知，若乙醇洗涤不净或干燥不够，都会使沸点降低，影响乙酸乙酯的产率。

[9] 如果不冷却，低沸点的乙酸乙酯易挥发损失。

思考题

1. 酯化反应有什么特点？本实验如何创造条件促使酯化反应尽量向生成物方向进行？

2. 如果采用乙酸过量是否可以？为什么？

3. 本实验可能发生的副反应有哪些？生成哪些副产物？如何逐一除去？

4. 酯层用饱和碳酸钠溶液除去乙酸后，为什么还要用饱和食盐水洗涤后再用饱和氯化钙溶液洗涤除去乙醇？

实验六　肉桂酸的制备

一、实验目的

1. 了解肉桂酸的制备方法。
2. 掌握固体产品的精制方法。

二、实验原理

$$\text{C}_6\text{H}_5\text{CHO} + (\text{CH}_3\text{CO})_2\text{O} \xrightarrow{\text{CH}_3\text{COOK}} \text{C}_6\text{H}_5\text{CH}=\text{CH}-\text{COOH} + \text{CH}_3\text{COOH}$$

三、主要试剂及产物的物理常数

	相对分子量	熔点/℃	沸点/℃	相对密度	水溶解度（20℃）
苯甲醛	106.12	-26.0	178.0	1.042（15℃）	0.3
肉桂酸	148.16	133.0	300.0	1.245	—

四、实验内容

在干燥的 100ml 圆底烧瓶中，加入 3.1g 新鲜蒸馏的苯甲醛[1]（3ml，0.029mol）、8.7g 乙酸酐（8ml，0.085mol）和 4.2g 无水碳酸钾，振摇以使混合液均匀。圆底烧瓶口装一支空气冷凝管，其上端再装一只氯化钙干燥管。将此混合物在 165～175℃ 油浴中加热回流[2] 45 分钟。由于二氧化碳气体的逸出，最初反应时会出现泡沫。

将反应混合物趁热倒入盛有 50ml 水的 500ml 圆底烧瓶中，原反应瓶用 50ml 沸水分两次洗涤，洗涤液也倒入 500ml 圆底烧瓶中。一边充分振摇圆底烧瓶，一边慢慢加入少量碳酸钠固体[3]，直至反应混合物呈弱碱性。然后进行水蒸气蒸馏，蒸去未作用的苯甲醛直至无油状物蒸出为止。待剩余液稍冷后，加入少量活性炭，煮沸数分钟后趁热过滤，在搅拌下向热滤液中小心加入浓盐酸（约 10ml）使呈酸性。冷却后抽滤，并用少量水洗涤晶体。干燥，得粗产物，产量约 2.4g（产率 56%）。如有必要，产物可在 3∶1 稀乙醇中重结晶。

注：

[1] 本实验中使用的苯甲醛不能含有苯甲酸，需用 10% 碳酸钠溶液洗至无二氧化碳放出，然后用水洗涤，再用无水硫酸镁干燥，干燥时加入 1% 对苯二酚以防氧化，减压蒸馏，收集 79℃/25mmHg 或 69℃/15mmHg 或 62℃/10mmHg 的馏分，沸程 2℃。贮存时加入 0.5% 的对苯二酚。

[2] 使用油浴有时不方便，可用一种简易空气浴加热方法，即将烧瓶底部向上移动，稍微离开石棉网进行加热回流。

[3] 此处不能用氢氧化钠代替碳酸钠，因为未反应的苯甲醛在氢氧化钠存在下可能发生歧化反应，生成的苯甲酸难以分离。

思考题

1. 苯甲醛分别同丙二酸二乙酯、过量丙酮或乙醛作用会得到什么产物？从这些产物中如何进一步制备肉桂酸？

2. 苯甲醛和丙酸酐在无水丙酸钾存在下，相互作用后会得到什么产物？

3. 在 perkin 反应中，醛和具有 $R_2CHCOOCOCHR_2$ 结构的酸酐相互作用，会得到不饱和羧酸吗？为什么？

实验七　苯胺的制备

一、实验目的

1. 掌握硝基苯还原制备苯胺的原理和实验方法。
2. 掌握水蒸气蒸馏的基本操作。
3. 掌握盐析和萃取的方法。

二、实验原理

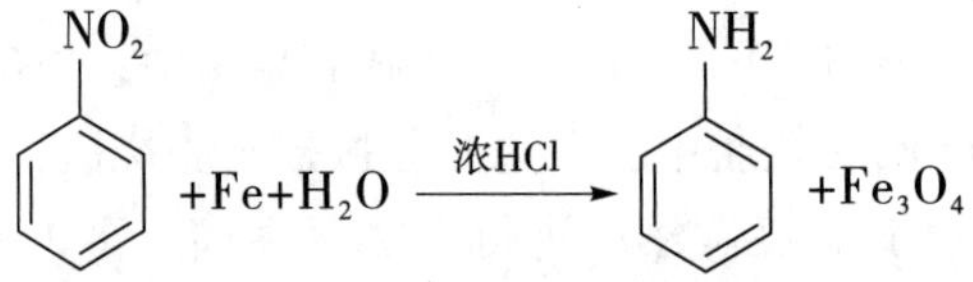

三、主要试剂及产物的物理常数

	相对分子量	沸点/℃	相对密度	水溶解度（20℃）
苯胺	93.13	184.4	1.022	3.48
硝基苯	123.11	210.9	1.203	不溶

四、实验内容

在 250ml 长颈圆底烧瓶中，加入 40g 铁粉（40~100 目，0.72mol）、40ml 水和 2ml 浓盐酸，用力振摇使之充分混合。装上球形冷凝管，缓缓加热煮沸 5 分钟[1]。稍冷后，从球形冷凝管顶端分批加入 21ml 硝基苯[2]（25g，0.2mol），每次加完后要用力充分振摇[3]，使反应物充分混合。加完后，加热回流 0.5~1.0 小时[4,5]，并不时振摇，待还原反应完全后[6]，用 20ml 水冲洗球形冷凝管，洗液并入反应瓶，在振摇下加入 Na_2CO_3 使反应液呈碱性。

将回流装置改成水蒸气蒸馏装置（图 5-4），进行水蒸气蒸馏直至馏出液澄清为止[7]，约需收集 200ml。分出有机层，水层用食盐饱和（需 40~50g 食盐）后，每次用 20ml 乙醚萃取 3 次[8]，合并苯胺和乙醚萃取液，用粒状氢氧化钠干燥。

将干燥后的苯胺乙醚溶液加入干燥的蒸馏烧瓶中，先用低沸点易燃液体蒸馏装置，水浴

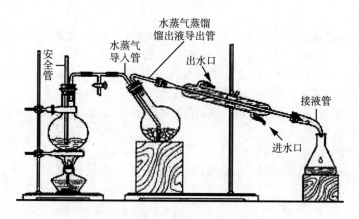

图5-4　水蒸气蒸馏装置

加热蒸馏回收乙醚。停止蒸馏后擦干蒸馏烧瓶外壁的水，改用空气冷凝管蒸馏，收集180~185℃的馏分，产量13~14g（产率69%~74%）。

纯苯胺[9]的沸点为184.4℃，折光率 n_D^{20} 1.5863。

本实验约需8小时。

注:

[1] 这一步主要是使铁活化。铁与盐酸作用生成氯化亚铁，可使铁转变为碱性氯化铁的过程加速，缩短还原时间。

[2] 硝基苯和苯胺极毒，实验时应小心，避免与皮肤接触或吸入其蒸气。若不慎触及皮肤，苯胺先用水冲洗，再用肥皂和温水洗涤。硝基苯则先用少量酒精擦洗，再用肥皂水洗净。

[3] 硝基苯和盐酸互不相溶，而这两种液体与固体铁粉接触机会又少，因此，充分摇振反应物是使还原反应顺利进行的关键。

[4] 反应过程中仔细观察反应物颜色变化。反应开始后，反应物由原来的灰黑色很快地变为草绿色、土黄色，再变为铁锈色，然后变为褐色，最后变为黑色。

[5] 在反应中有少量黄色的氧化偶氮苯和红色的偶氮苯生成，这可能是反应中产生了亚硝基苯和苯胺，发生如下的反应：

［6］硝基苯为黄色油状物，如果回流液中黄色油状物消失并转变为乳白色油珠（由于游离苯胺引起），反应物变成黑色，表明反应基本完成。欲检查反应是否完成，可吸出少量反应混合物，滴入 1mol/L HCl 中，振摇后完全溶解，无油珠出现，表明反应已完成。还原反应必须完全，否则残留在反应物中的硝基苯，在后续提纯过程中很难分离，影响产品纯度。

［7］水蒸气蒸馏结束后，长颈圆底烧瓶壁上黏附的黑褐色物质，可用 1∶1（体积比）盐酸水溶液温热除去。

［8］乙醚萃取和蒸馏时，严禁实验室点明火！

［9］苯胺为无色油状液体，放置易氧化成红棕色或黑色。

思考题

1. 还原反应结束后，反应混合物是否可以直接进行水蒸气蒸馏？

2. 有机物必须具备什么条件才能采用水蒸气蒸馏提纯？本实验为何要选择水蒸气蒸馏法将苯胺从反应混合物中分离出来？

3. 在水蒸气蒸馏完毕时，先停止加热再打开 T 形管下端螺旋夹，这样做可行吗？为什么？

4. 采用水蒸气蒸馏提纯苯胺时，已知通入的水蒸气为 98.4℃时，水蒸气的分压为 718mmHg，在相同的温度下苯胺的蒸气压是 42mmHg，此时反应混合物开始沸腾。蒸出的馏出液为苯胺与水的混合物，两者的含量比是 3.3∶1.0（重量比）。请问根据苯胺的理论产量，需加多少水才能把苯胺全部带出？

5. 如果最后得到的苯胺含有硝基苯，应如何加以分离提纯？

实验八　乙酰苯胺的制备

一、实验目的

1. 了解分馏的原理及操作。
2. 掌握苯胺乙酰化反应的原理及实验操作。
3. 进一步巩固重结晶操作。

二、实验原理

乙酰苯胺俗称退热水，曾用作退热药，目前主要用作制药、染料及橡胶工业的原料。乙酰苯胺可通过苯胺与乙酰氯、乙酸酐、冰乙酸等作用制备，其中与冰乙酸的反应最慢，但价格便宜、操作方便，故本实验采用冰乙酸作为乙酰化试剂。

三、主要试剂及产物的物理常数

	相对分子量	熔点/℃	沸点/℃	相对密度	水溶解度（20℃）
苯胺	93.13	-6.2	184.4	1.022	3.48
冰乙酸	60.05	16.6	118.1	1.049	∞
乙酰苯胺	135.17	114.3	305.0	1.21（15/4℃）	0.46

四、实验内容

在 100ml 干燥圆底烧瓶中，加入 10ml 新蒸的苯胺[1]（10.2g，0.11mol）、15ml 冰乙酸（15.7g，0.26mol）、少许（约0.1g）锌粉[2]及 2~3 粒沸石。瓶口装一刺形分馏柱，柱顶插入一支温度计，支管用一段橡皮管与一只玻璃弯管相连接，玻璃弯管下端伸入试管中以收集分馏出的水（含少量乙酸），试管外部用冷水浴冷却。

加热圆底烧瓶使反应物微沸回流[3]30 分钟，然后逐渐升温，当温度到达 100℃左右时，支管即有液体馏出，维持温度在 100~110℃[4]分馏约 1 小时，反应生成的水（含少量乙酸）被分馏出[5]。当温度下降表示反应已完成，在搅拌下趁热[6]将反应混合物倒入盛有 250ml 冷水的烧杯中，充分冷却至结晶析出完全后抽滤，用少量（约 10ml）冷水洗涤结晶 1~2 次，抽干，干燥得粗产物。

将粗产物称重后移至 500ml 烧杯中，加入适量热水[7]，加热至沸使粗产物完全溶解[8]。稍冷后加入 1~2g 活性炭[9]，用玻璃棒搅拌，煮沸 5~10 分钟后趁热抽滤，除去不溶性杂质和活性炭。用少量（约 10ml）热水洗涤滤渣，然后将滤液倒入洁净烧杯中，在室温下自然冷却析出结晶，再用冷水浴或冰水浴冷却使结晶完全，抽滤，用少量（约 10ml）冷水洗涤结晶 1~2 次，抽干，干燥得精制乙酰苯胺，产量为 9~10g（产率 61%~68%）。

本实验约需 6 小时。

注:

[1] 久置的苯胺颜色深，含有杂质，会影响乙酰苯胺的质量，故用新蒸的无色或浅黄色的苯胺。

[2] 加入少许锌粉是为了防止苯胺在反应过程中被氧化，但锌粉的量不宜过多，否则会产生不溶于水的氢氧化锌，影响乙酰苯胺的质量，并使后续处理困难。

[3] 微沸回流的目的是使苯胺与冰乙酸作用，大部分生成乙酰苯胺和水，再分馏出水，促使反应完全。

[4] 控制分馏柱上端温度在100~110℃是为了保证副产物水被分馏出及防止冰乙酸过多、过快地馏出。

[5] 苯胺的乙酰化反应为可逆反应，其逆反应为乙酰苯胺的水解反应。反应时分馏出副产物水可以抑制水解反应，提高乙酰苯胺产率，收集水（含少量乙酸）约8ml。

[6] 反应混合物冷却后，固体产物立即析出，粘在瓶壁上不易处理。故须趁热在搅拌下倒入冷水中，以除去过量的乙酸及未作用的苯胺（苯胺可成为苯胺乙酸盐而溶于水）。

[7] 根据粗产物的量和乙酰苯胺在水中的溶解度，计算水的用量。为了防止热过滤时因温度降低使晶体过早析出造成损失，约增加总用水量20%的水量。乙酰苯胺在水中的溶解度为：100℃时溶解5.55g，80℃时溶解3.45g，50℃时溶解0.84g，25℃时溶解0.56g，20℃时溶解0.46g。

[8] 乙酰苯胺在沸水中可熔化成油状物，所以重结晶过程中必须使油状物完全溶解。

[9] 一定要待溶液稍冷后才能加入活性炭，在溶液沸腾时加入活性炭，会引起沸腾的溶液溢出容器。

思考题

1. 以苯胺为原料进行苯环上的某些取代反应时，为什么先要进行酰化？

2. 常用的乙酰化试剂有哪些？哪一种较经济？哪一种反应最快？

3. 本实验采用了哪些措施来提高乙酰苯胺的产率？

4. 制备乙酰苯胺的过程中为什么要使用分馏柱？为什么要控制分馏柱上端的温度在100~110℃？

5. 根据理论计算，反应完成时应产生几毫升水？为什么实际收集的液体远比理论量多？

实验九　甲基橙的制备

一、实验目的

1. 通过甲基橙的制备，掌握重氮化反应和偶合反应的实验操作。
2. 巩固盐析和重结晶操作。

二、实验原理

成盐：

$$H_2N-\!\!\!\bigcirc\!\!\!-SO_3H + NaOH \longrightarrow H_2N-\!\!\!\bigcirc\!\!\!-SO_3Na + H_2O$$

重氮化反应：

$$H_2N-\!\!\!\bigcirc\!\!\!-SO_3Na \xrightarrow[0\sim5℃]{NaNO_2/HCl} \left[HO_3S-\!\!\!\bigcirc\!\!\!-\overset{+}{N}\!\!\equiv\!\!N\right]Cl^- \downarrow （白色）$$

偶合反应：

$$\left[HO_3S-\!\!\!\bigcirc\!\!\!-\overset{+}{N}\!\!\equiv\!\!N\right]Cl^- \xrightarrow[HAc\ 5℃]{C_6H_5N(CH_3)_2} \left[HO_3S-\!\!\!\bigcirc\!\!\!-N\!\!=\!\!N-\!\!\!\bigcirc\!\!\!-\underset{H}{\overset{}{N}}(CH_3)_2\right]^+ Ac^-$$

$$\xrightarrow{NaOH} NaO_3S-\!\!\!\bigcirc\!\!\!-N\!\!=\!\!N-\!\!\!\bigcirc\!\!\!-N(CH_3)_2 + NaAc + H_2O$$

三、主要试剂及产物的物理常数

	相对分子量	沸点/℃	相对密度
对氨基苯磺酸·2H$_2$O	209.22		
N，N-二甲基苯胺	121.19	193.5	0.956
甲基橙	327.33		

四、实验内容

1. **重氮盐的制备** 在 50ml 烧杯中加入 10ml 5%氢氧化钠溶液（0.013mol）及 2.1g 对氨基苯磺酸晶体[1]（0.01mol），温热使之溶解后再冷却至室温。另溶 0.8g 亚硝酸钠（约

0.011mol）于6ml水中，加入上述烧杯内，搅拌均匀制成混合溶液。

在150ml烧杯中，加入3ml浓HCl和10ml水，配制稀盐酸溶液，并将烧杯置于冰盐浴中，待盐酸溶液冷至0~5℃时，在不断搅拌下，将对氨基苯磺酸钠和亚硝酸钠的混合溶液缓慢滴加到盐酸溶液中，并控制温度在5℃以下。滴加完后用淀粉-碘化钾试纸检验[2]，然后在冰盐浴中放置15分钟，并不断搅拌，以保证反应完全[3]。对氨基苯磺酸的重氮盐（对磺基重氮苯）呈白色结晶析出[4]。

2. 偶合 在试管中混合1.2g N，N-二甲基苯胺（0.01mol）和1ml冰乙酸，在不断搅拌下，将此溶液慢慢加入上述冷却的重氮盐溶液中。加完后继续搅拌10分钟[5]，此时有红色的酸性黄色沉淀，然后慢慢加入25ml 5%氢氧化钠溶液，直至反应液变为橙色，这时反应液呈碱性，粗制的甲基橙呈细粒状沉淀析出[6]。将反应液在沸水浴上加热5分钟，使粗制的甲基橙溶解后，加入5g氯化钠晶体，不断搅拌下，继续加热至氯化钠全部溶解。冷至室温后，再在冰水浴中冷却，使甲基橙晶体析出完全。抽滤收集结晶，依次用少量水、乙醇、乙醚洗涤[7]，晾干。

若要得到较纯产品，可用溶有少量氢氧化钠（0.1~0.2g）的沸水（每克粗产物约需25ml）进行重结晶[8]。待结晶析出完全后抽滤，沉淀依次用少量乙醇、乙醚洗涤。得到橙色的小叶片状甲基橙结晶[9]，产量2.5g（产率76%）。

溶解少许甲基橙于水中，加几滴稀盐酸溶液，接着用稀的氢氧化钠溶液中和。观察颜色变化[10]。

本实验需4~6小时。

注:

[1] 对氨基苯磺酸是两性化合物，酸性比碱性强，以酸性内盐存在，所以它能与碱作用成盐而不能与酸作用成盐。

[2] 若试纸不呈蓝色，尚需补充亚硝酸钠溶液。

[3] 在此时往往析出对氨基苯磺酸的重氮盐。这是因为重氮盐在水中可以电离，形成中性内盐（^-O_3S—⟨苯环⟩—$\overset{+}{N}\equiv N$），在低温时难溶于水而形成细小晶体析出。

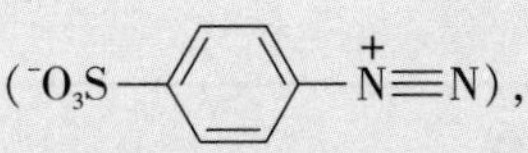

[4] 重氮盐极易受热分解，制备好的重氮盐自始至终放在冰水浴中备用，在放置过程中也应经常搅拌。在0℃时重氮盐的水溶液也只能保持数小时，应现制现用。

[5] 若反应混合物中含有未作用的N，N-二甲基苯胺乙酸盐，在加入氢氧化钠后，就会有难溶于水的N，N-二甲基苯胺析出，影响产物的纯度。

[6] 湿的甲基橙在空气中受光的照射后，颜色很快变深，所以一般得到紫红色粗产物。

[7] 用乙醇、乙醚洗涤的目的是使其迅速干燥。

[8] 重结晶操作应迅速，否则由于产物呈碱性，在温度高时易使产物变质，颜色变深。

[9] 甲基橙的另一种制法：在100ml烧杯中加入2.1g磨细的对氨基苯磺酸（0.02mol）和20ml水，在冰盐浴中冷却至0℃左右；然后加入0.8g磨细的亚硝酸钠，不断搅拌，直到对氨基苯磺酸全溶为止。

在另一试管中加入1.2g N，N-二甲基苯胺（0.01mol，约1.3ml），使其溶于15ml乙醇中，冷却至0℃左右。然后在不断搅拌下滴加到上述冷却的重氮盐溶液中，继续搅拌2~3分钟，在搅拌下加入2~3ml 1mol/L氢氧化钠溶液。将反应物（产物）加热至全部溶解，先静置冷却，待生成很多小叶片状晶体后，再于冰水中冷却，抽滤，产品可用15~20ml水重结晶，并用5ml乙醇洗涤，以促其快速干燥。产量约2g，产品橙色。用此法制得的甲基橙颜色均一，但产率略低。

[10] 甲基橙为酸碱指示剂：变色范围为pH 3.1~4.4。pH小于3.1呈红色，pH大于4.4呈黄色。

$$^-O_3S-\!\!\!\!\bigcirc\!\!\!\!-\overset{H}{N}-N=\!\!\!\!\bigcirc\!\!\!\!=\overset{+}{N}\overset{CH_3}{\underset{CH_3}{}} \quad（红色）$$

$$NaO_3S-\!\!\!\!\bigcirc\!\!\!\!-N=N-\!\!\!\!\bigcirc\!\!\!\!-N\overset{CH_3}{\underset{CH_3}{}} \quad（黄色）$$

思考题

1. 什么是偶合反应？试结合本实验讨论一下偶合反应的条件。

2. 本实验制备重氮盐时为什么要将对氨基苯磺酸转变成钠盐？如改成先将对氨基苯磺酸与盐酸混合，再滴加亚硝酸钠溶液进行重氮化反应，这样可以吗？为什么？

3. 试解释甲基橙在酸碱介质中的变色原因，并用反应式表示。

实验十 香豆素-3-甲酸的制备

一、实验目的

1. 了解香豆素类化合物在自然界中的存在形式及生物学意义。
2. 学习通过羟醛缩合反应合成苯并吡喃酮类杂环化合物的原理和方法。
3. 通过实验掌握Knoevenagel缩合反应的原理、特点和应用。

二、实验原理

香豆素又称香豆精、1,2-苯并吡喃酮，存在于香豆的种子及薰衣草和桂皮的精油中。香豆素具有香茅草的香气，是重要的香料，常用作定香剂来配制香水、花露水、香精等。香豆素的衍生物除用作香料外，还可用作医药、农药、杀鼠剂等。

由于天然植物中香豆素含量很少，因此大量的香豆素及其衍生物是通过有机合成获得的。1868 年，珀金（Perkin）将水杨醛与乙酸酐、乙酸钾一起加热制备了香豆素，称为 Perkin 法。Perkin 法具有反应时间长、反应温度高、产率不高等缺点。

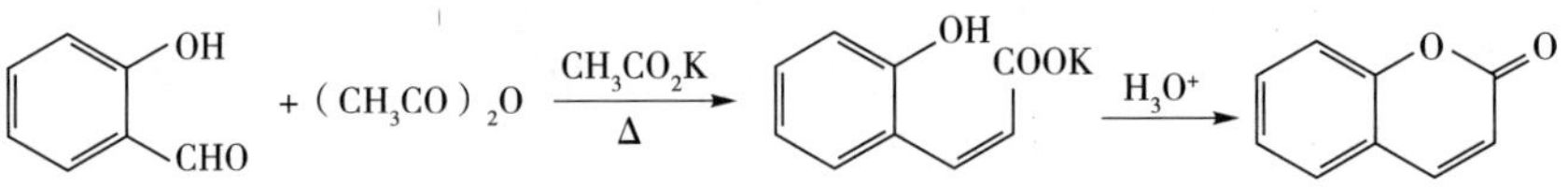

本实验以水杨醛和丙二酸二乙酯为原料，在催化剂的作用下，于较低温度下经 Knoevenagel 缩合反应生成中间体香豆素-3-甲酸乙酯，碱性水解后，再经酸化关环生成香豆素-3-甲酸。本实验常用有机弱碱作为催化剂，如六氢吡啶、吡啶和叔胺等，此外，脯氨酸也可作为催化剂，在反应中起到酸碱双功能催化剂的作用。

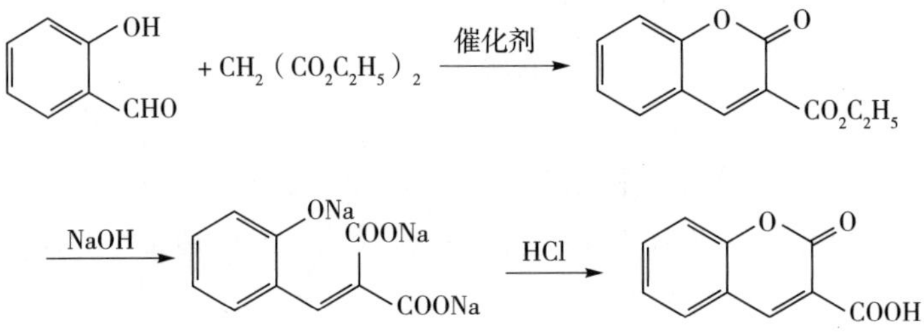

三、主要试剂及产物的物理常数

	相对分子量	熔点/℃	沸点/℃	相对密度
水杨醛	122.12	−7.0	193.7	1.23
丙二酸二乙酯	160.17	−50.0	199.3	1.06
六氢吡啶	85.15	−11.0	106.0	0.86
脯氨酸	115.13	228.0	252.2	—
香豆素-3-甲酸	190.15	190.0	388.6	—

四、实验内容

1. 香豆素-3-甲酸乙酯的制备

（1）方法一：在干燥的 100ml 圆底烧瓶中，加入 4.9g（4.0ml，0.040mol）水杨醛、

7.2g（6.8ml，0.045mol）丙二酸二乙酯、25ml 无水乙醇、0.5ml 六氢吡啶和 1～2 滴冰醋酸，放入几粒沸石后，安装回流冷凝管，在冷凝管上口接无水氯化钙干燥管，加热回流 2 小时。稍冷后将反应后的混合物转移到 100ml 烧杯中，加入 30ml 水，冰水浴冷却。待结晶完全后，减压过滤，晶体用冰冷的 50%乙醇洗涤 2 次（每次 3～5ml），最后将晶体尽量抽干。将粗产品香豆素-3-甲酸乙酯干燥，称重，计算产率。粗产物可用 25%乙醇重结晶，熔点 92～93℃。

（2）方法二：在干燥的 100ml 圆底烧瓶中，加入 4.9g（4.0ml，0.040mol）水杨醛、6.4g（6.0ml，0.040mol）丙二酸二乙酯、60ml 无水乙醇和 0.24g L-脯氨酸[1]，放入几粒沸石后，安装回流冷凝管，加热回流 45 分钟。将反应体系冷却，待结晶析出后[2]，抽滤，晶体每次用 3～5ml 冰冷的 50%乙醇洗涤 2～3 次，最后将晶体尽量抽干，得到香豆素-3-甲酸乙酯粗产品。为得到较纯的产物，可用 25%乙醇进行重结晶。

纯香豆素-3-甲酸乙酯的熔点为 92～93℃。

2. 香豆素-3-甲酸的制备 在 100ml 圆底烧瓶中，加入 4.0g（0.018mol）香豆素-3-甲酸乙酯、3.0g（0.075mol）氢氧化钠、20ml 无水乙醇和 10ml 水，再加入几粒沸石。装上回流冷凝管，加热回流，使酯和氢氧化钠全部溶解后，再继续加热回流 15 分钟。稍冷后，将反应后的混合物倒入盛有 10ml 浓盐酸[3]和 50ml 水的烧杯中，边倒边搅拌，会立即有大量白色结晶析出。冰水浴冷却使晶体析出完全，减压过滤，少量冰水洗涤晶体 2 次，压紧抽干得粗产品香豆素-3-甲酸。干燥，称重，粗产品可进一步用水重结晶纯化。

纯香豆素-3-甲酸的熔点为 190℃[4]（分解）。

本实验约需 6 小时。

注：

[1] 因为久置的脯氨酸会吸潮，所以最好使用新购的脯氨酸。吸潮后的脯氨酸也可在真空干燥箱中烘干后使用。

[2] 若无法析出结晶，则可用玻璃棒摩擦烧瓶内壁或加入少量晶种；若仍无晶体析出，则可加入 20～30ml 水，加热沸腾后再冷却结晶。

[3] 浓盐酸为无机强酸，挥发性较强，且挥发出来的氯化氢气体具有非常强的刺激性，因此，取浓盐酸要在通风橱中进行，量取过浓盐酸的容器立即用水冲洗。

[4] 香豆素-3-甲酸加热到熔点时发生脱羧反应生成香豆素。

思考题

1. 试写出上述两种利用 Knoevenagel 缩合反应制备香豆素-3-甲酸的反应机理。

2. 香豆素-3-甲酸加热易发生脱羧反应生成香豆素。设计实验方案，由香豆素-3-甲酸制备香豆素。

实验十一　对氨基苯磺酸的制备

一、实验目的

1. 了解制备对氨基苯磺酸的反应原理和操作步骤。
2. 巩固回流、脱色、重结晶等基本操作。

二、实验原理

反应式[1]：

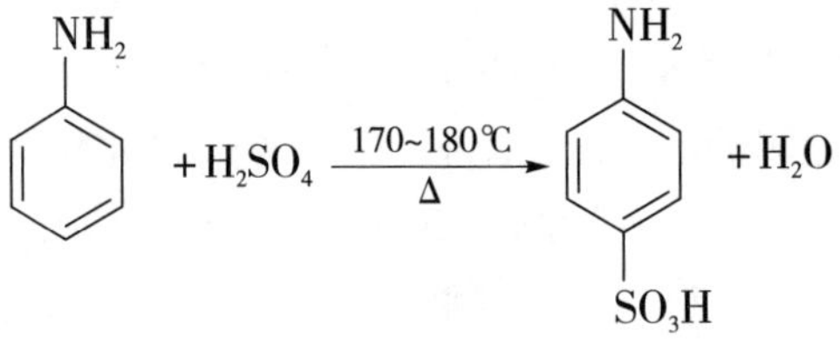

三、主要试剂及产物的物理常数

	相对分子量	熔点/℃	沸点/℃	相对密度	水溶解度（20℃）
苯胺	93.13	-6.2	184.4	1.022	3.48
对氨基苯磺酸	173.19	没有明确熔点	288.0	1.485	1.08

四、实验内容

在 250ml 三口烧瓶中，加入新蒸馏的 10ml 苯胺（10.2g，约 0.11mol），在冷水浴冷却下，分次缓慢加入 18ml 浓硫酸（约 0.34mol）。分别安装球形冷凝管、温度计，温度计的水银球应浸入反应物中，另一只没有使用的瓶口用塞子塞紧，置三口烧瓶于油浴中慢慢加热至 170~180℃[2]，维持此温度 2.0~2.5 小时。

反应混合物冷却至约 50℃[3]，倒入盛有 100ml 冷水的烧杯中，并用玻璃棒剧烈搅拌，对氨基苯磺酸以灰色结晶固体析出，用该烧杯中的少许冷水将烧瓶内残留物冲洗到烧杯中。

抽滤，用少量冷水洗涤，得到结晶的对氨基苯磺酸粗产物。

粗产物用沸水重结晶（若溶液颜色深，则用活性炭脱色）。抽滤收集产品，晾干。

由于对氨基苯磺酸在水中的溶解度仍相当大[4]，所以将重结晶后的母液浓缩到原体积的 1/3，冷却后又有结晶析出，抽滤、洗涤、晾干。

分别称量第一批和第二批产品，比较它们的颜色。以两批产品重量之和（约 8g）计算产量。

对氨基苯磺酸是一种内盐，没有明确的熔点，加热到 280~290℃ 则分解碳化。

注：

[1] 苯胺在酸性溶液中，氨基变成带正电荷的基团（ $-\overset{+}{N}H_3$ ），因此，亲电取代反应主要是间位取代产物。但是反应在高温（170~180℃）条件下，对位取代产物却是主要的，因为高温时，苯胺质子化后转变为磺酰苯胺：

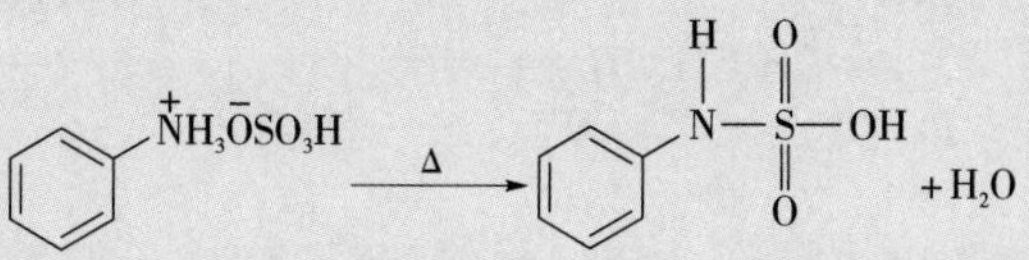

磺酰苯胺分子中的氮显弱碱性，质子化作用能力较小。磺酰苯胺分子中的氮原子仍然保留有未共用电子对，此电子对与苯环发生共轭，因此，磺酰氨基（-NHSO_3H）表现出邻位、对位定位效应。由于磺酰氨基空间位阻大，邻位取代产物远比对位取代产物少。反应后期，经水解得到对氨基苯磺酸。

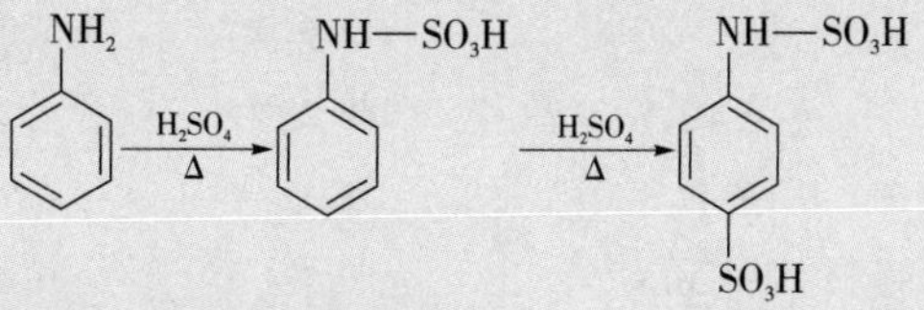

[2] 温度超过 190℃ 容易生成黑色黏稠状物质。

[3] 温度低于 50℃ 时，反应混合物可能变黏稠和凝固，不容易从反应瓶中倒出，如果发生这种现象，可将烧瓶微微加热使之转变为液体。

[4] 100℃ 时，100ml 水可溶解对氨基苯磺酸 6.67g；20℃ 时，100ml 水可溶解 1.08g。

思考题

1. 试解释磺酰苯胺的碱性比苯胺弱的原因。

2. 为什么对氨基苯磺酸在水中的溶解度相当大，而在苯和乙醚中的溶解度却很小？

3. 对氨基苯磺酸是一种两性有机化合物，为什么它能溶于碱而不溶于酸？

实验十二　环己烷共沸除水法制备苯甲酸乙酯

一、实验目的

1. 学习环己烷共沸除水法制备苯甲酸乙酯[1]，增进对酯化反应的理解。
2. 掌握用连续分液装置进行共沸蒸馏的实验方法。

二、实验原理

三、主要试剂及产物的物理常数

	相对分子量	熔点/℃	沸点/℃	相对密度	水溶解度（20℃）
苯甲酸乙酯	150.18	−34.6	212.6	1.057	微溶
苯甲酸	122.12	122.7	249.2	1.266	0.34
乙醇	46.07	−117.3	78.3	0.789	∞
环己烷	84.16	6.5	80.7	0.779	不溶
乙醚	74.12	−116.3	34.5	0.720	8.00

四、实验内容

在 125ml 圆底烧瓶中，加入 12.2g（0.1mol）苯甲酸、30ml 95% 乙醇和 3ml 浓硫酸[2]，混合均匀后加入 2~3 粒沸石。装上球形冷凝管，将圆底烧瓶置于水浴中加热回流 30 分钟，使苯甲酸逐渐溶解。移去水浴，冷却片刻[3]，加入 35ml 环己烷，并在圆底烧瓶和球形冷凝管之间安装容量为 10ml 的分水器[4]，重新将圆底烧瓶置于水浴中加热回流，回流速度不宜过快。从圆底烧瓶中蒸出的环己烷-乙醇-水是非均相三元共沸物[5]，经球形冷凝管冷却后滴入分水器中，逐渐分为上、下两层，且下层不断增多[6]。当下层高度距分水器侧管约 2cm 时，开启活塞[7]，让其慢慢流入 50ml 量筒中保存。随着反应的进行，圆底烧瓶中的反应混合物亦出现分层。当分水器中的上层变得十分澄清，不再有小水珠落入下层时，可以结束反应。回流时间为 2.5~3 小时[8]，收集的下层总体积为 25~28ml。

继续用水浴加热，使多余的乙醇和环己烷蒸馏至分水器中，充满时可由活塞放出。圆底烧瓶中的残留液冷却后倒入盛有 100ml 水的烧杯中，用少量乙醇洗涤圆底烧瓶，并与烧杯中的水溶液合并。在此溶液中，分批加入少量碳酸钠粉末并不断搅拌，直至无二氧化碳逸出、溶液使石蕊试纸呈碱性为止，约需用 5g 碳酸钠[9]。将溶液转移到 250ml 分液漏斗中，分出粗产物后用 30ml 乙醚提取水层，乙醚层与粗产物合并，用 20ml 饱和食盐水洗涤，有机层用无水氯化钙干燥。先在水浴上蒸去乙醚，再用空气浴加热[10]，蒸馏收集 210~213℃ 的馏分（文献值212℃），也可用水泵进行减压蒸馏。苯甲酸乙酯的产量约 12g，产率 80%。测定产物的红外光谱，并与标准谱图对照。

注：

[1] 苯甲酸和乙醇在酸催化下的直接酯化反应是典型的有机平衡反应，为使平衡向右移动，常加入过量乙醇，并用苯进行共沸除水。由于苯有毒，本实验改用环己烷代替苯，形成环己烷-乙醇-水三元低沸点共沸物。在酯化反应的同时进行共沸蒸馏，以除去反应生成的水，提高反应产率。

[2] 应在振摇下用滴管慢慢滴加浓硫酸，若浓硫酸滴在苯甲酸上，物料立即呈棕黄色，影响产率。

[3] 加环己烷前，必须冷却至80℃以下，否则会发生冲料的危险。

[4] 冷凝管末端斜口应正对分水器侧管，这样可使滴下的液体距分水器侧口最远，从而进行有效的分层，而不是滴在侧口附近，来不及分层便溢流到反应瓶中而影响分水效果。

[5] 三元共沸物的沸点和组成参考数据如下。

沸点（标准大气压下）				组成（重量百分比）		
水	乙醇	环己烷	共沸物	水	乙醇	环己烷
100℃	78.3℃	80.7℃	62.6℃	4.8%	19.7%	75.5%

[6] 用毛细管气相色谱法分析分水器中上、下两层组成的测试条件和测定结果如下。

（1）测试条件：GC-9A（日本，岛津）气相色谱仪：内径 0.25mm，长 25m SE-30 玻璃毛细管柱；FID 检测器。C-R2A 色谱数据处理机：柱温110℃，检测器温度160℃，分流比1∶25。

（2）测定结果：具体如下。

纯标样体积百分含量（15℃）测定结果如下。

	环己烷/%	乙醇/%	水/%
环己烷层（上层）	95.4	4.52	0.08
水层（下层）	73.6	15.4	11.0

样品体积百分含量（15℃）测定结果如下。

	环己烷/%	乙醇/%	水/%
环己烷层（上层）	94.6	5.20	0.20
水层（下层）	71.4	18.2	10.4

[7] 由分水器放出下层液体时应远离明火，防止有机蒸气遇明火燃烧。记录收集到的下层总体积，以便判断酯化反应是否完全。下层液体回收经处理后，可在下次实验中使用。

[8] 回流时间的长短主要根据下层总体积决定。在冬天操作时，共沸馏出液在分水器中冷却快，便于分层，回流时间可缩短。

[9] 加碳酸钠粉末时，中和必须彻底，否则在蒸馏产物时前馏分的量明显增加。严重时冷凝管壁会出现苯甲酸的白色固体，影响产品质量和产率。

[10] 用无底圆金属筒作空气浴隔石棉网加热，可方便迅速蒸馏，若用水泵减压蒸馏则应用油浴加热。

思考题

1. 为何要在加环己烷前先回流30分钟？有无其他合理的操作方法？

2. 计算存在于本实验中水的总量和理论上应该收集到的上层总体积。若不用连续分液装置，则至少需要多少环己烷才能带出所有的水？

3. 若水层在分水器中处于上层而不是下层，该如何设计此种分液器？试画出其草图？

4. 从手册中查出含有水和乙醇的其他三元共沸物。若不考虑其毒性，还有哪些溶剂能用于本实验中共沸除水？

实验十三　橙皮中提取柠檬烯

一、实验目的

1. 学习挥发油的提取方法。

2. 掌握水蒸气蒸馏操作。

二、实验原理

橙皮中提取的挥发油（橙油）主要成分为柠檬烯，含量在 95% 左右。柠檬烯是一种环状单萜，具有光学活性。柠檬烯具有多种药理活性和生物功效，已在医药、食品、香精香料、化妆品及工业洗涤和生物农药等领域得到了很好的应用。存在于水果果皮中的天然柠檬烯是以 $R-（+）-$异构体形式存在的，结构式如下：

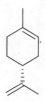

挥发油具有挥发性、能溶于有机溶剂、温度高易分解的特点，所以常采用水蒸气蒸馏法提取，用有机溶剂分离提纯。

三、主要试剂及产物的物理常数

	相对分子量	沸点/℃	相对密度	水溶解度（20℃）
二氯甲烷	84.93	39.8	1.326	1.30
柠檬烯	136.24	175.5~176.5	0.840	难溶

四、实验内容

将 2~3 个橙皮[1]剪成碎片后，放入 500ml 长颈圆底烧瓶中，加入 250ml 热水，直接进行水蒸气蒸馏。待馏出液收集到 50~60ml 时即可停止，这时可以观察到馏出液上面浮着一层薄薄的油层。

将馏出液倒入 125ml 分液漏斗中，每次用 10ml 二氯甲烷萃取 3 次。将萃取液合并在 50ml 干燥具塞锥形瓶中，用无水硫酸钠干燥。将干燥后的溶液倒入 50ml 蒸馏烧瓶中，用普通蒸馏方法水浴加热蒸出二氯甲烷。待二氯甲烷蒸完后，瓶中留下少量橙黄色液体即为橙油。

通过气相色谱分析[2]可知橙油中柠檬烯的含量在 95% 左右，同时可以测定橙油的折射率和旋光度[3]。

柠檬烯的折光率 n_D^{20} 1.4727；比旋光度 $[\alpha]_D^{20}$ +125.6°。

注:

[1] 橙皮最好是新鲜的，干橙皮的效果较差。

[2] 橙油中的主要成分是柠檬烯，水蒸气蒸馏得到的产品可以通过气相色谱分析估测分离产品的纯度。橙皮中提取橙油的气相色谱如下图所示。

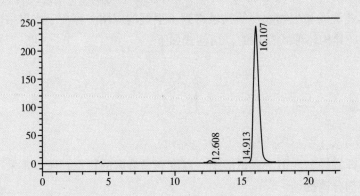

气相色谱条件：上海分析仪器厂 102G 型气相色谱仪，热导池检测器；ψ3mm×3mm 色谱柱。固定液：SE-30 5%。柱温：101℃。气化温度：185℃。载气：氢气。进样量：0.5~1.0μl。

[3] 旋光度的测定是用乙醇溶液进行的。将几位学生收集的橙油合并起来以得到足够量的橙油，用95%乙醇配成5%溶液进行测定。为了便于比较，同时用纯的 R-（+）-柠檬烯配成5%的乙醇溶液进行旋光度的测定。

思考题

1. 在催化剂存在下，R-（+）-柠檬烯和两分子氢加成的产物是什么？加成产物还有光学活性吗？为什么？

2. 保持柠檬烯的骨架不变，写出另外几个同分异构体。

3. 能进行水蒸气蒸馏的物质必须具备哪些条件？

实验十四　薄荷油的提取

一、实验目的

1. 学习薄荷油的提取方法和检查方法。

2. 掌握水蒸气蒸馏操作。

二、实验原理

薄荷为常用中药，含挥发油超过 1%，叶中含量较高。油中的主要成分为薄荷脑（75%~78%）、薄荷酮（10%~20%）、乙酸薄荷酯（1%~6%），此外还有柠檬烯、辛-3-醇、伽罗木醇、异薄荷酮、新薄荷醇、桉油精、α-及 β-松油二环烯、樟烯等。

薄荷油为无色或浅黄色的液体，具有芳香气味，难溶于水，但可随水蒸气蒸馏出，易溶于乙醇、乙醚、氯仿等有机溶剂。

三、主要仪器

水蒸气蒸馏装置、减压蒸馏装置、旋光仪、折光仪、紫外分光光度计。

四、实验内容

1. 薄荷油的提取　在 500ml 长颈圆底烧瓶中加入 20g 薄荷叶末和 100ml 热水，采用水蒸气蒸馏进行蒸馏提取，收集馏出液至不再含油珠为止。

在馏出液中加入适量食盐至饱和[1]，然后转移至分液漏斗中，每次加石油醚（沸程为 30~60℃）10ml 进行萃取 2 次[2]，合并石油醚萃取液于一干燥具塞锥形瓶中，加无水硫酸镁[3]干燥。将干燥后的溶液倒入 100ml 蒸馏烧瓶中，水浴加热减压蒸馏[4]蒸出石油醚（回收），即得薄荷油。

2. 薄荷油的检查

（1）闻一下蒸馏液的气味。

（2）取 1 滴馏出液滴于一小片滤纸上，待其挥发后观察是否有油迹存在。

（3）折光率：薄荷油的折光率 n_D^{20} 1.456~1.466。

（4）旋光度：薄荷油的比旋光度 $[\alpha]_D^{20}$ -24°~-17°。

（5）紫外分光光度法检查：取薄荷油 1~2mg，用 5ml 四氯化碳和 5ml 重铬酸钾酸性溶液（重铬酸钾 6g、浓硫酸 4.35ml 和水 27ml 配置）处理，使薄荷醇转化为薄荷酮，加入 0.1% 2,4-二硝基苯肼的 2mol/L 盐酸溶液 25ml，反应 12 小时，得到苯腙溶液，经浓缩后加到氧化铝柱中，用乙酸乙酯洗脱，在波长 362.5nm 测量洗脱液的吸收度。

注:

［1］馏出液中加入食盐，有助于挥发油析出分层。

［2］石油醚在上层，从分液漏斗口倒出。

［3］无水硫酸镁为干燥剂，脱去石油醚层中的水分。

［4］用减压蒸馏法蒸出石油醚，防止挥发油因受热引起分解而减少产率和降低产品质量。

思考题

1. 采用水蒸气蒸馏提取薄荷油的依据是什么？
2. 硫酸镁的作用是什么？
3. 利用萃取法分离薄荷油操作过程中应注意什么事项？

实验十五　从黄连中提取小檗碱（黄连素）

一、实验目的

1. 了解生物碱的提取方法。
2. 掌握小檗碱的纯化和鉴定方法。

二、实验原理

黄连为我国名产药材之一，抗菌能力很强，对急性结膜炎、口疮、急性细菌性痢疾、急性胃肠炎等均有很好的疗效。黄连中含有多种生物碱，除以小檗碱（又称黄连素）为主要有效成分外，尚含有黄连碱、甲基黄连碱、棕榈碱和非洲防己碱等。含小檗碱的植物很多，如黄柏、三颗针、伏牛花、白屈菜、南天竹等均可作为提取小檗碱的原料，但以黄连和黄柏中含量较高。

小檗碱是黄色针状晶体，微溶于水和乙醇，较易溶于热水和热乙醇中，几乎不溶于乙醚。小檗碱具有2-羟胺的结构，能表现季铵碱式、醇式、醛式三种互变结构式，其中以季铵碱式最稳定，其结构为：

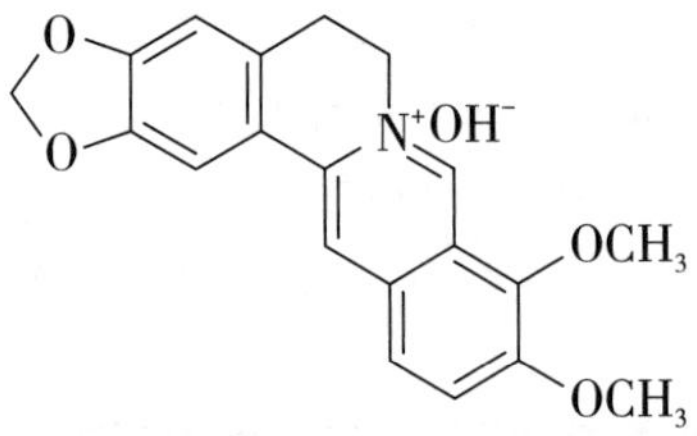

小檗碱在自然界多以季铵盐的形式存在。小檗碱中的盐酸盐、氢碘酸盐、硫酸盐、硝酸盐均难溶于冷水，易溶于热水，其各种盐的纯化都比较容易。

三、主要试剂及产物的物理常数

	相对分子量	熔点/℃	沸点/℃	相对密度	水溶解度（20℃）
乙醇	46.07	−114.1	78.3	0.789	∞
丙酮	58.08	—	56.5	0.785	∞
小檗碱	353.37	145.0	486.8	1.170	微溶

四、实验内容

1. 小檗碱的提取 称取 10g 中药黄连切碎、磨烂，放入 250ml 圆底烧瓶中，加入 100ml 乙醇，装上球形冷凝管，水浴加热回流 30 分钟，静置浸泡 1 小时，抽滤。滤渣重复上述操作处理 2 次，合并 3 次所得滤液，在循环水真空泵减压下蒸出乙醇（回收）直到呈棕红色糖浆状。

2. 小檗碱的纯化 加入 1%乙酸（30~40ml）于糖浆中，加热溶解，趁热抽滤以除去不溶物。然后滴加浓盐酸于溶液中，至溶液浑浊为止（约需 10ml），放置冷却（最好用冰水冷却），即有黄色针状的黄连素盐酸盐晶体析出（如晶形不好，可用水重结晶 1 次），抽滤，结晶用水洗涤 2 次，再用丙酮洗涤 1 次以加速干燥，烘干，称重。

> 思 考 题
>
> 小檗碱为何种生物碱类化合物？

实验十六　从黑胡椒中提取胡椒碱

一、实验目的

1. 掌握胡椒碱的提取和纯化方法。
2. 了解胡椒碱的红外光谱鉴别方法。

二、实验原理

黑胡椒具有香味和辛辣味，是菜肴调料中的佳品。黑胡椒中含有大约 10%的胡椒碱和少量胡椒碱的顺反异构体佳味碱。黑胡椒的其他成分为淀粉（20%～40%）、挥发油（1%～3%）、水（8%～13%）。经测定，胡椒碱为具有特殊的双键顺反异构的1,4-二取代丁二烯。

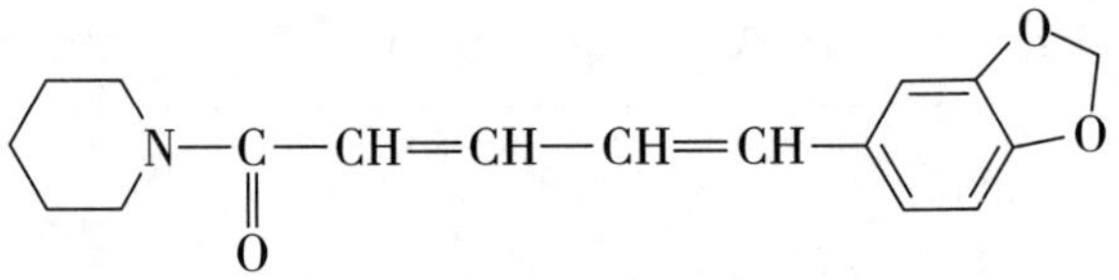

将磨碎的黑胡椒用95%乙醇加热回流，可以方便地提取胡椒碱。在乙醇的粗提取液中，除了含有胡椒碱和佳味碱外，还含有酸性树脂类物质，为了防止这些杂质与胡椒碱一起析出，把稀氢氧化钾乙醇溶液加至浓缩的粗提取液中，使酸性物质成为钾盐而留在溶液中，可避免胡椒碱与酸性物质一起析出，从而达到提纯胡椒碱的目的。

酸性物质主要是胡椒酸，它是下面四个异构体中的一个，只要测定水解所得胡椒酸的熔点，就可说明其立体结构。

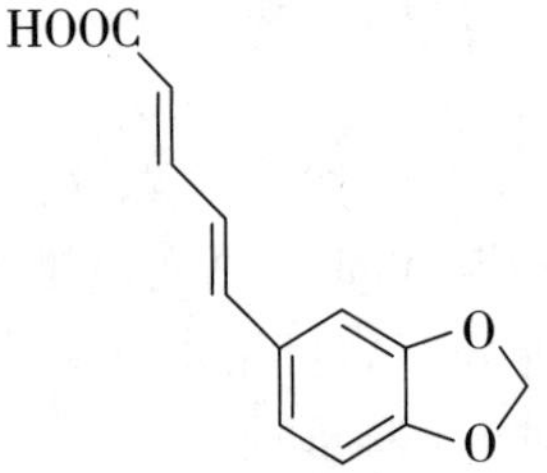

熔点215～217℃

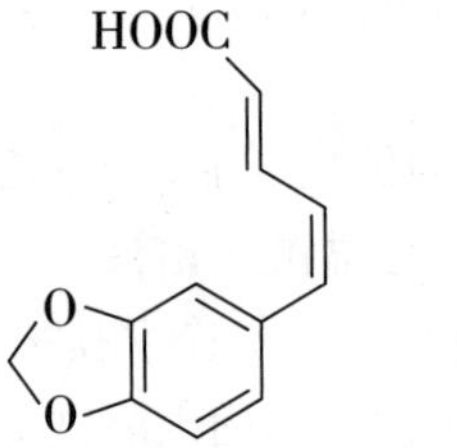

熔点134～136℃

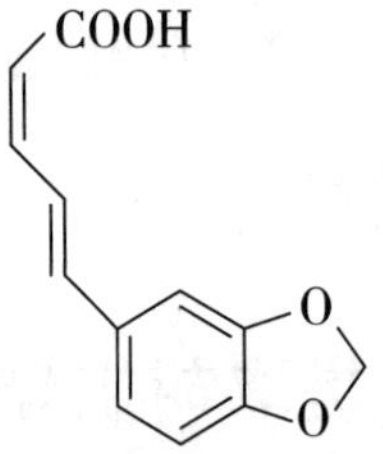

熔点154～156℃

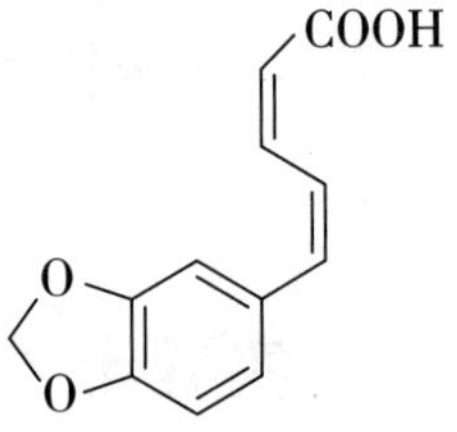

熔点200～202℃

三、主要试剂及产物的物理常数

	相对分子量	熔点/℃	沸点/℃	相对密度	水溶解度（20℃）
乙醇	46.07		78.3	0.789	∞
丙酮	58.08		56.5	0.785	∞
胡椒碱	285.34	129～131			

四、实验内容

1. 胡椒碱的提取　将 15g 磨碎的黑胡椒和 150～180ml 95% 乙醇加入圆底烧瓶中，装上球形冷凝管，缓慢加热回流 3 小时（由于沸腾混合物中有大量的黑胡椒碎粒，因此应小心加热，以免暴沸），抽滤。滤液在水浴上加热浓缩（采用蒸馏装置以回收乙醇）至 10～15ml，然后加入 15ml 温热的 2mol/L 氢氧化钾乙醇溶液，充分搅拌，趁热抽滤除去不溶物。将滤液转移至 100ml 烧杯中，置于热水浴中，慢慢滴加 10～15ml 水，溶液出现浑浊并有黄色结晶析出。经冷却后（最好用冰水冷却），分离析出的胡椒碱，干燥，称重。

2. 胡椒碱的纯化　粗产品可用丙酮重结晶，得浅黄色针状结晶，测其熔点。胡椒碱的熔点文献值为 129～131℃。

3. 胡椒碱的波谱　记录胡椒碱纯样品在盐片上的红外光谱，将此红外光谱与图 5-5 中胡椒碱的谱图比较，鉴定重要的吸收峰。

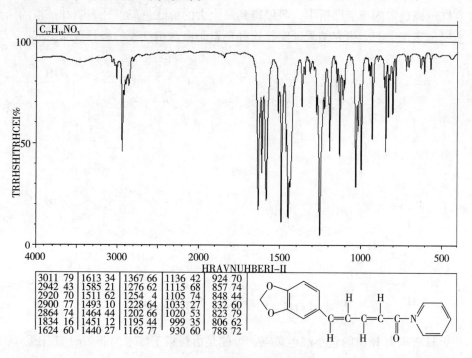

图 5-5　胡椒碱的红外光谱

思考题

1. 胡椒碱应归为哪一类天然产物？为什么？
2. 实验中得到胡椒碱是否具有旋光性？为什么？

实验十七　从红辣椒中分离红色素

一、实验目的

1. 掌握从红辣椒中提取天然色素的方法。
2. 掌握辣椒红素的分离及鉴定方法。

二、实验原理

红辣椒含有几种色泽鲜艳的色素，这些色素可以比较容易地通过薄层层析和柱层析分离出来。在红辣椒色素的薄层层析中，可以得到一个大的鲜红色斑点，表明红辣椒的深红色是由这个主要色素产生的。研究结果证实，这种色素是由辣椒红素的脂肪酸酯组成。

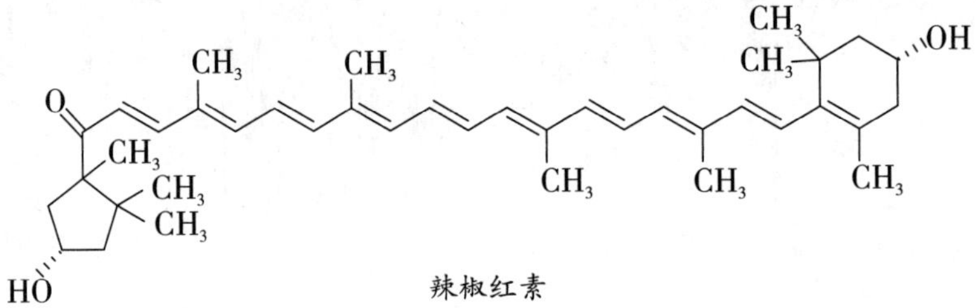

辣椒红素

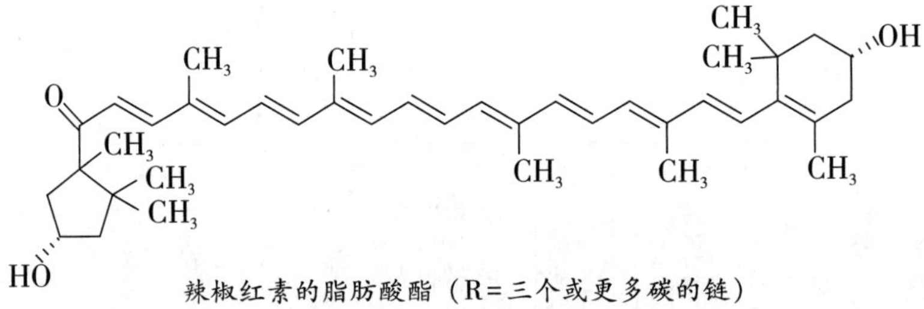

辣椒红素的脂肪酸酯（R＝三个或更多碳的链）

另一个具有稍大 R_f 值的较小红色斑点，可能是由辣椒玉红素的脂肪酸酯组成。

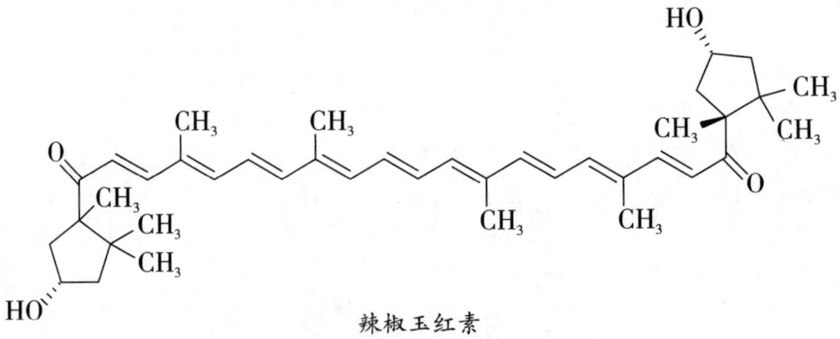

辣椒玉红素

红辣椒还含有 β-胡萝卜素。

β-胡萝卜素

辣椒红素、辣椒玉红素和 β-胡萝卜素，像所有的类胡萝卜素化合物一样，都是由八个异戊二烯单元组成的四萜化合物。

类胡萝卜素类化合物的颜色是由长的共轭体系产生的，该体系使得化合物能够在可见光范围内吸收能量。对辣椒红素来说，这种对光的吸收使其产生深红色。

在本实验中，用二氯甲烷萃取红辣椒，得到色素的粗混合物。通过薄层层析分析这个粗混合物，使用硅胶 G 薄板和二氯甲烷作为展开剂。假定这个 R_f 约 0.6 的红斑点为辣椒红素的脂肪酸酯，那么这就为鉴定和分离提供了必要的数据。然后用柱层析分离这种色素的粗混合物，可以得到具有相当纯度的红色素。还可以从混合物的其他色素中分离出黄色素。

各流分用薄层层析分析后，将含有红色素的流分合并起来，然后做红外和紫外光谱分析。

三、主要试剂及产物的物理常数

	相对分子量	熔点/℃	沸点/℃	相对密度	水溶解度（20℃）
二氯甲烷	84.93	−95.1	39.8	1.326	1.30
辣椒红素	584.89	—	—	—	—

四、实验内容

1. 从红辣椒中萃取色素 在 25ml 圆底烧瓶中加入 1g 红辣椒和 2~3 粒沸石，加入 10ml 二氯甲烷，回流 20 分钟后，将圆底烧瓶冷至室温，然后抽滤除去固体。蒸发滤液得到色素的粗混合物。

2. 红辣椒色素混合物的薄层层析分析 准备一个层析槽，用二氯甲烷作为展开剂。把极少量色素的粗混合物刮入烧杯中，用 5 滴二氯甲烷溶解。在一个硅胶 G 薄板上点样，在准备好的层析槽中进行层析。记录每一点的颜色，并计算它们的 R_f 值。

也可使用一块自制薄板，用含有 1%~5% 绝对乙醇的二氯甲烷作为展开剂进行层析。

用柱层析分离 $R_f \approx 0.6$ 的主要红色素。

3. **柱层析分离红色素（辣椒红素的脂肪酸酯）** 用湿法装柱，将浸泡在二氯甲烷中的7.5~10g 硅胶（60~200 目）装填到层析柱中。层析柱填好后，将二氯甲烷洗脱剂液面降至覆盖硅胶的纸上表面。

将色素的粗混合物溶解在少量二氯甲烷中（约 1.0ml），然后将溶液加到层析柱的上端。用二氯甲烷洗脱色素。收集每个流分 2ml 于试管、10ml 烧杯或 10ml 锥形瓶中（注：不必保持高的溶剂液差）。当第二组黄色素脱下后，停止层析。

通过洗脱液的薄层层析来检验柱层析，使用前面所述的方法，采用 2cm×8cm 硅胶 G 板或自制硅胶 G 板——载玻片层析板。鉴定含有红色素的这批流分，然后将基本上含有一种组分的流分合并。

如果没有得到一个好的分离效果，用同样步骤将合并的红色素流分再进行一次柱层析分离。

4. **红色素的鉴定** 记录红色素纯样在盐片上扫描的红外光谱。将记录的谱图与红色素的实际红外光谱（图5-6）相比较，并鉴定分离得到的红色素的红外光谱中的重要吸收峰。通过获得的红色素的 UV 光谱，确定 λ_{max}。

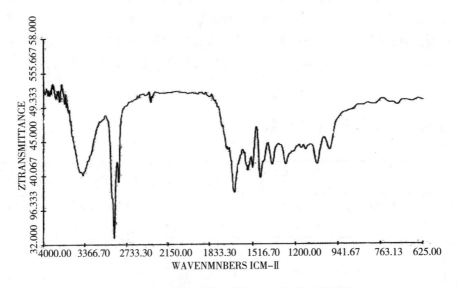

图 5-6　红色素纯样在盐片上扫描的红外光谱

(思)(考)(题)

1. 标出辣椒红素和 β-胡萝卜素中的异戊二烯单元。

2. 已知主要成分红色素是混合物，为什么在薄层层析时它只形成一个斑点？

实验十八 有机化合物化学性质实验（Ⅰ）
（卤代烃、醇、酚、醚、醛、酮）

一、实验目的

1. 了解各类化合物的一般化学性质。
2. 掌握各类化合物的鉴别反应。

二、实验原理

1. 卤代烃的化学性质 卤代烃与硝酸银反应生成卤化银沉淀：

$$RX + AgNO_3 \longrightarrow RONO_2 + AgX \downarrow$$

生成卤化银的速度取决于烃基的结构。苄基型卤代烃、烯丙基型卤代烃和叔卤代烃立即与硝酸银反应；伯卤代烃和仲卤代烃在温热的条件下与硝酸银反应；乙烯型卤代烃和卤代芳烃不与硝酸银反应。

反应速度由形成的碳正离子稳定性所决定，碳正离子越稳定，反应越易进行。

烃基结构相同的卤代烃，不同卤原子对反应速度有不同的影响，反应活性：

$$RI>RBr>RCl>RF$$

同碳多卤代烃由于多个卤原子连在同一碳原子上，C-X 键的活性随 X 原子的增多而显著下降。

2. 醇的化学性质

（1）Lucas 试验：浓盐酸-无水氯化锌溶液称为 Lucas 试剂[1]，它与醇反应生成不溶于水的氯代烃。

$$ROH + HCl \xrightarrow{ZnCl_2} RCl + H_2O$$

反应速度取决于醇能否形成稳定的碳正离子中间体。苄醇、烯丙醇和叔醇与 Lucas 试剂立即反应；仲醇需要几分钟才能反应，有时需要加热引发；大多数伯醇在相同条件下不与 Lucas 试剂反应（伯醇和 Lucas 试剂在 20℃时需要数小时，或者加热 1 小时才出现浑浊或分层）。

Lucas 试验可用于区别伯醇、仲醇、叔醇，但只适用于水溶性醇（含碳数在六以下的醇），因不溶性醇与试剂振荡后即变浑浊，不能判别是否发生了反应。少于两个碳原子的醇，由于生成的氯代烃极易挥发，使反应现象不明显，故也不适用。

（2）氧化反应：醇分子中的 α-碳原子若有氢存在时，易发生氧化反应。氧化剂

（$K_2Cr_2O_7$-H_2SO_4、CrO_3-HAc、H_2CrO_4 等）能把伯醇氧化成醛，进一步氧化生成酸；仲醇氧化生成酮；叔醇无 α-H，在一般条件下不反应，剧烈氧化会生成碳数较少的产物。

（3）多元醇与氢氧化铜的作用：甘油和乙二醇等1，2-二醇能和氢氧化铜反应生成绛蓝色铜盐，可作为邻二醇的鉴别反应。

$$
\begin{array}{l}
CH_2OH \\
| \\
CHOH \\
| \\
CH_2OH
\end{array}
+ Cu(OH)_2 \longrightarrow
\begin{array}{l}
CH_2-O \\
\qquad\qquad Cu \\
CH-O \\
| \\
CH_2OH
\end{array}
+ 2H_2O
$$

（4）硝酸铈铵试验[2]：10个碳以下的醇能与硝酸铈铵作用，使溶液呈橙黄色。

$$(NH_4)_2Ce(NO_3)_6 + ROH \longrightarrow (NH_4)_2Ce(OR)(NO_3)_5 + HNO_3$$

3. 酚的化学性质

（1）三氯化铁试验：酚可与铁离子（Fe^{3+}）络合，生成有色的络合物。不同的酚产生不同的颜色，通常为红、蓝、紫或绿色。

$$6 \,C_6H_5OH + FeCl_3 \longrightarrow H_3[Fe(C_6H_5O)_6] + 3HCl$$

但是一些硝基酚类、间羟基苯甲酸和对羟基苯甲酸不与三氯化铁发生颜色反应。不溶于水的酚类化合物与三氯化铁水溶液的反应不灵敏，几乎不发生颜色变化，若采用乙醇溶液则发生颜色变化。

（2）溴水试验[3]：酚易与溴反应，生成溴代产物，这是因为羟基是强的邻对位定位基，可使苯环活化。

苯酚与溴水作用生成三溴苯酚白色沉淀。

$$C_6H_5OH + 3Br_2 \longrightarrow \text{2,4,6-三溴苯酚} \downarrow + 3HBr$$

4. 醚的化学性质 醚的化学性质不活泼，与氧化剂、还原剂、稀酸、强碱均不反应。但醚链的氧上有未用电子对，因此可与强酸形成锌盐。与氢溴酸或氢碘酸共热，醚键断裂生成醇和卤代烃。混合醚与氢碘酸共热时，一般是小的烃基生成卤代烃。

$$RCH_2OCH_3 + HI \xrightarrow{\Delta} RCH_2OH + CH_3I$$

5. 醛和酮的化学性质

（1）2,4-二硝基苯肼试验[4]：醛和酮在酸性条件下能与2,4-二硝基苯肼作用，生成黄色、橙色或橙红色的2,4-二硝基苯腙沉淀。

2,4二硝基苯腙沉淀具有固定的熔点，可作为醛和酮的定性试验。生成的苯腙在稀酸（H_2SO_4 或 HCl）中加热煮沸，水解成原醛或酮，因此可用于分离、提纯。

（2）Tollens 试验：醛能与 Tollens 试剂反应，使银离子还原成金属银，酮不发生反应，因此可以区别醛和酮。

$$RCHO + 2Ag(NH_3)_2OH \longrightarrow 2Ag\downarrow + RCOONH_4 + 3NH_3 + H_2O$$

（3）Fehling 试验[5]：脂肪醛能使铜离子还原成红色的氧化亚铜，而芳香醛和酮无此反应。

$$RCHO + 2Cu(OH)_2 + NaOH \longrightarrow RCOONa + Cu_2O\downarrow + 3H_2O$$

（4）碘仿反应：乙醛和甲基酮 $\left[\begin{matrix} O \\ \parallel \\ CH_3C-H(R) \end{matrix} \right]$ 与次卤酸钠或卤素碱溶液作用，生成黄色沉淀——碘仿。

次卤酸钠是氧化剂，可以使具有 $\overset{\displaystyle OH}{\overset{|}{—CH—}}$ 结构的醇氧化成 $\left[\overset{\displaystyle O}{\overset{\|}{CH_3C—H(R)}}\right]$ 结构的醛或酮，因此凡含有 $\overset{\displaystyle OH}{\overset{|}{—CH—}}$ 结构的醇也能发生卤仿反应。

三、实验内容

1. 卤代烃的化学性质——硝酸银试验　分别取干燥小试管，各加入 1ml 5% $AgNO_3$ 的乙醇溶液，再分别加入 2~3 滴试样（固体样品先用乙醇溶解）。振摇后，观察有无沉淀产生。如 10 分钟后仍无沉淀，在水浴上加热煮沸后再观察。无沉淀生成则为负反应，若有沉淀生成，再加入 1 滴 5% 硝酸，沉淀不溶解，则为正反应。各组试样如下。

第一组：正氯丁烷、仲氯丁烷、叔氯丁烷、氯仿。

第二组：氯苯、氯苄、正氯丁烷。

第三组：正氯丁烷、正溴丁烷、正碘丁烷。

2. 醇的化学性质

（1）Lucas 试验：分别取干燥小试管，各加入 0.5ml 试样及 2ml Lucas 试剂，塞住试管口振荡后静置，观察出现浑浊或卤代烃的分层需要的时间。静置后立即浑浊或分层者为苄醇、烯丙醇和叔丁醇。若静置后不出现浑浊，则放到水浴中温热 2~3 分钟，振摇后出现浑浊者为仲丁醇，不发生反应者为伯丁醇。

试样：苄醇、伯丁醇、仲丁醇、叔丁醇。

（2）氧化反应：分别取小试管，各加入 5 滴 5% $K_2Cr_2O_7$ 试液和 1 滴浓 H_2SO_4，混匀后各加试样 3~4 滴，振摇，并在水浴中微热，观察颜色变化及气味。

试样：乙醇、异丙醇、叔丁醇、苯酚、乙醚。

（3）多元醇与氢氧化铜的作用：分别取小试管，各加入 3ml 5% NaOH 溶液及 5 滴 10% $CuSO_4$ 溶液，配制新鲜的氢氧化铜，然后各加入试样 5 滴，振荡试管，观察现象。

试样：甘油、乙二醇。

（4）硝酸铈铵试验：分别取小试管，各加入 2 滴试样（固体试样 30~50mg，加入 2ml 水配成溶液，不溶于水的样品，以 2ml 二氧六环代替），加入 0.5ml 硝酸铈铵试剂，振摇后观察颜色变化。溶液呈红至橙黄色表示有醇存在，作空白试验对比。

试样：乙醇、甘油、苄醇、庚醇。

3. 酚的化学性质

（1）三氯化铁试验：分别取小试管，各加入 0.5ml 1% 试样水溶液或稀乙醇溶液，再加 2~3 滴 1% $FeCl_3$ 水溶液，观察各种酚所表现的颜色。

试样：苯酚、水杨酸、间苯二酚、对苯二酚、对羟基苯甲酸、邻硝基苯酚。

须注意，配制 1% 水杨酸、对羟基苯甲酸和邻硝基苯酚水溶液时，需加少量乙醇或直接用饱和溶液。

（2）溴水试验：分别取小试管，各加入 1ml 1%试样水溶液，然后逐滴加入溴水溶液，溴的颜色不断褪去并析出白色沉淀为正反应。

试样：苯酚、水杨酸、间苯二酚、对苯二酚、对羟基苯甲酸、邻硝基苯酚、苯甲酸。

须注意，间苯二酚的溴代物在水中溶解度较大，需加入较多的溴水才能产生浑浊。

4. 醚的化学性质——蔡塞尔试验　在试样中加入氢碘酸加热至 130～140℃ 进行蒸馏，用盛有溴的冰乙酸溶液接收馏出液，再用淀粉碘化钾试纸检测，生成蓝色即表示醚。

试样：乙醚。

须注意，本试验对于含四个碳原子以下的醇以及它们的酯显正性结果。对于正丁氧基以上的烷氧基，因为不易形成碘代烷，且生成的碘代烷沸点高，较难挥发，所以这类化合物呈负性结果。

5. 醛和酮的化学性质

（1）2,4-二硝基苯肼试验：分别取小试管，各加入 2ml 2,4-二硝基苯肼，分别加入 3～4 滴试样（取固体样品 10mg，加 2～3 滴乙醇溶解），振摇，静置。观察有无结晶析出及结晶的颜色（若无结晶生成，微热 0.5 分钟，再振摇，冷却后观察现象）。

试样：乙醛、丙酮、苯乙酮、苯甲醛。

（2）Tollens 试验：分别取洁净的小试管，各加入 1ml 5% $AgNO_3$ 溶液和 1 滴 10% NaOH 溶液，此时有沉淀析出，逐滴加入 4%氨水，边加边振摇，一直加到沉淀刚好溶解为止，即得 Tollens 试剂。然后加入 2～4 滴试样（不溶于水的试样先加 0.5ml 乙醇溶解）摇匀、静置，若无银镜生成，将试管置于水浴中加热 2 分钟，试管壁有银镜或黑色氧化银沉淀生成，表示试样为醛。

试样：甲醛、乙醛、丙酮、环己酮、苯甲醛。

须注意：① 本试验所用的试管要用 HNO_3、H_2O、10% NaOH、H_2O、蒸馏水依次洗涤，否则不能生成银镜，仅出现黑色絮状沉淀。② Tollens 试剂久置会形成氮化银（AgN_3）沉淀，容易爆炸，所以需临时配用。③ 切勿放在灯焰上直接加热，也不宜加热过久。否则试剂受热可能生成雷酸银，具爆炸性。④ 实验完毕后，加入少许硝酸，立即煮沸洗去银镜。

（3）Fehling 试验：分别取小试管加入斐林试剂 A 和斐林试剂 B 各 0.5ml，混合均匀后，加入 3～4 滴试样，在沸水浴中加热，若有红色氧化亚铜沉淀生成，表明是脂肪醛类化合物。

试样：甲醛、乙醛、丙酮、苯甲醛。

须注意，斐林试剂 A、斐林试剂 B 分别保存，使用时临时取等体积混合。

（4）碘仿反应：分别取小试管，各加入 1ml 水和 4～5 滴试样（若试样不溶于水，则加入二氧六环使其溶解），再加入 1ml 10%氢氧化钠，然后滴加碘–碘化钾溶液[6]使呈浅黄色（边滴边摇，直至反应液能保持浅黄色为止），振摇后有黄色结晶析出为正反应。若无结晶析出，置水浴（50～60℃）温热几分钟，若溶液变成无色，继续滴加碘–碘化钾溶液 2～4 滴，再观察结果。

试样：乙醛、丙酮、正丁醛、乙醇、甲醛、异丙醇、苯乙酮。

注:

[1] Lucas 试剂的配制:将无水氯化锌在蒸发皿中加强热使其熔融,稍冷后置于干燥器中冷至室温,取出后捣碎,称取 136g 溶于 90ml 浓盐酸中(溶解时有大量氯化氢气体和热量放出),冷却后贮存于玻璃瓶中,塞紧待用。

[2] 硝酸铈铵试剂的配制:取 100g 硝酸铈铵加 250ml 2mol/L 硝酸,加热使溶解后冷却待用。

[3] 溴水溶液的配制:溶解 15g 溴化钾于 100ml 水中,加入 10g 溴,振摇。

[4] 2,4-二硝酸苯肼试剂的配制:取 2,4-二硝基苯肼 1g,加入 7.5ml 浓硫酸,溶解后,将此溶液倒入 75ml 95%乙醇中,用水稀释至 250ml,必要时过滤备用。

[5] Fehling 试剂的配制:①斐林试剂 A,硫酸铜结晶 34.6g 溶于 500ml 水中。②斐林试剂 B,将 70g NaOH 和 173g 酒石酸钾钠溶于 500ml 水中。

[6] 碘-碘化钾溶液的配制:溶解 10g 碘和 20g 碘化钾于 100ml 水中。

实验十九　有机化合物化学性质实验（Ⅱ）
（羧酸、羧酸衍生物、取代酸）

一、实验目的

1. 了解羧酸及其衍生物和取代酸的一般化学性质。
2. 掌握各类化合物的鉴别反应。

二、实验原理

1. 羧酸的化学性质

（1）羧酸酸性和成盐反应:羧酸的酸性（pK_a 3.5~5.0）较盐酸、硫酸等无机酸弱,但比碳酸强。羧酸能与氢氧化钠、碳酸盐及金属氧化物等作用生成羧酸盐（钠、钾、铵盐可溶于水）。羧酸盐遇强酸则游离出来,利用此性质可鉴别羧酸,也是分离、精制难溶于水的羧酸的有效方法。

（2）氧化反应

1）甲酸具有还原性,与酸性高锰酸钾反应,甲酸被氧化成二氧化碳和水,高锰酸钾被还原为硫酸锰,反应液的紫红色很快消失。

$$5HCOOH + 2KMnO_4 + 3H_2SO_4 \longrightarrow K_2SO_4 + 2MnSO_4 + 5CO_2 \uparrow + 8H_2O$$

2）纯的乙酸不被氧化,如果乙酸中有可被氧化的杂质,也能使高锰酸钾褪色。

3）草酸具有还原性,与酸性高锰酸钾反应,生成二氧化碳和水。此反应在常温下较难发生，加热后，特别是反应液中有 Mn^{2+} 出现和聚集后，由于 Mn^{2+} 的催化作用，使反应加速。

$$5 \begin{array}{|l} COOH \\ COOH \end{array} + 2KMnO_4 + 3H_2SO_4 \longrightarrow 5CO_2\uparrow + 8H_2O + 2MnSO_4 + K_2SO_4$$

（3）加热分解作用

1）甲酸加热至 160℃时，分解成二氧化碳和氢。

$$HCOOH \xrightarrow{\Delta} CO_2\uparrow + H_2\uparrow$$

2）乙酸受热后比较稳定，故无变化。

3）草酸受热到 100℃时失去结晶水，继续受热分解生成一氧化碳、二氧化碳和水。生成的一氧化碳点燃时出现淡蓝色火焰。

$$\begin{array}{|l} COOH \\ COOH \end{array} \xrightarrow{\Delta} CO_2\uparrow + CO\uparrow + H_2O$$

（4）成酯反应：羧酸与醇在酸的催化下加热生成酯。酯化反应是可逆反应，逆反应为水解反应。乙醇和冰乙酸生成的乙酸乙酯密度比水小，具有水果香味。

$$CH_3COOH + CH_3CH_2OH \underset{\Delta}{\overset{H_2SO_4}{\rightleftharpoons}} CH_3COOC_2H_5 + H_2O$$

2. 羧酸衍生物的化学性质

（1）水解反应：酰卤、酸酐、酯和酰胺都能发生水解反应。

1）乙酰氯与水剧烈反应并放出大量的热。

$$CH_3COCl + H_2O \longrightarrow CH_3COOH + HCl$$

2）乙酸酐水解生成两分子乙酸。

$$\begin{array}{c} CH_3-C\overset{\displaystyle O}{\underset{\displaystyle}{\Big\|}} \\ \qquad\quad O + H_2O \longrightarrow 2CH_3COOH \\ CH_3-C\underset{\displaystyle O}{\overset{\displaystyle}{\Big\|}} \end{array}$$

3）乙酸乙酯的水解需要酸或碱的催化并且加热。

$$CH_3COOC_2H_5 + H_2O \xrightarrow[\Delta]{H^+ 或 OH^-} CH_3COOH + C_2H_5OH$$

4）乙酰胺的水解比较困难，需酸或碱催化，并且加热至沸。

$$CH_3CONH_2+H_2O \longrightarrow \begin{cases} \xrightarrow[\Delta]{H_2SO_4} CH_3COOH+(NH_4)_2SO_4 \\ \xrightarrow[\Delta]{NaOH} CH_3COONa+NH_3\uparrow \end{cases}$$

（2）醇解反应：酰卤、酸酐、酯和酰胺与醇作用生成酯。

1）乙酰氯与醇很快反应生成酯，反应十分剧烈。

$$CH_3COCl + CH_3CH_2OH \longrightarrow CH_3COOC_2H_5 + HCl$$

2）乙酸酐与醇反应生成酯，反应为放热反应。

（3）氨解反应：乙酰氯和乙酸酐都可以和苯胺反应生成酰胺，因为氨基亲核能力强，氨解很容易进行，反应为放热反应。

（4）异羟肟酸试验：羧酸衍生物都能与羟胺作用生成异羟肟酸，再与 $FeCl_3$ 作用，生成红到紫色的异羟肟酸铁，可作定性鉴定。

羧酸不能直接与羟氨作用，需先转变成酰氯或酯，再与羟氨作用，即可生成异羟肟酸。

$$R—\overset{\overset{O}{\|}}{C}—L+H_2N—OH \longrightarrow R—\overset{\overset{O}{\|}}{C}—NHOH+HL$$

$$（L=OR、RCOO、NH_2、X） \qquad \xrightarrow{FeCl_3} （R—\overset{\overset{O}{\|}}{C}—NHO）_3Fe+HCl$$

3. 双缩脲试验 脲加热到稍高于熔点（133℃）时，发生双分子缩合生成缩二脲，在碱性溶液中加微量硫酸铜即显紫色。

$$H_2N—\overset{\overset{O}{\|}}{C}—NH_2 + H_2N—\overset{\overset{O}{\|}}{C}—NH_2 \xrightarrow{\Delta} H_2N—\overset{\overset{O}{\|}}{C}—NH—\overset{\overset{O}{\|}}{C}—NH_2 + NH_3\uparrow$$

凡分子中含两个或两个以上肽键的 $\left(\begin{array}{c} O \ H \\ \| \ \ | \\ —C—N— \end{array}\right)$ 的化合物，如多肽和蛋白质也可以进行缩二脲反应。

4. 氨基酸的显色反应 α-氨基酸水溶液遇水合茚三酮即显紫或紫红色，可用于鉴定。多肽和蛋白质也有此显色反应。

水合茚三酮试剂中含有少量的 Co、Cu 或 Cd 等无机离子时，颜色变成红色。

5. 羟基酸的化学性质 α-羟基酸与三氯化铁反应显黄色。

$$\underset{CH_3CHCOOH}{\overset{OH}{|}} + FeCl_3 \longrightarrow \left[\ \underset{CH_3CHCOO}{\overset{OH}{|}}\ \right]_3Fe + 3HCl$$

6. 乙酰乙酸乙酯显色反应 乙酰乙酸乙酯存在酮式和烯醇式两种互变异构体，室温时酮式约占 92.5%，烯醇式约占 7.5%。在酸或碱的催化下，特别是碱的作用下，很容易互相转变。

$$CH_3—\overset{\overset{O}{\|}}{C}—CH_2—\overset{\overset{O}{\|}}{C}—OC_2H_5 \rightleftharpoons CH_3—\overset{\overset{OH}{|}}{C}=CH—\overset{\overset{O}{\|}}{C}—OC_2H_5$$

因此，乙酰乙酸乙酯显示双重反应性能：它既能与亚硫酸氢钠加成，与 2,4-二硝基苯肼反应生成腙，显示出甲基酮的性质。又能使溴的四氯化碳褪色，遇三氯化铁显紫红色，表现出烯醇的性质。

$$CH_3-\overset{O}{\overset{\|}{C}}-CH_2-\overset{O}{\overset{\|}{C}}-OC_2H_5+NaHSO_3 \longrightarrow CH_3-\overset{OH}{\underset{SO_3Na}{\overset{|}{C}}}-CH_2-\overset{O}{\overset{\|}{C}}-OC_2H_5$$

$$CH_3-\overset{OH}{\overset{|}{C}}=CH-\overset{O}{\overset{\|}{C}}-OC_2H_5+FeCl_3 \longrightarrow CH_3-C=CH-C-OC_2H_5+HCl$$

三、实验内容

1. 羧酸的化学性质

（1）酸性试验：将甲酸、乙酸各 10 滴及草酸 0.5g 分别溶于 2ml 水中，然后用洗净的玻璃棒分别蘸取相应的酸液在同一条刚果红试纸上画线，比较各线条的颜色深浅程度。

须注意，刚果红适用于酸性物质的指示剂，变色范围从 pH5（红色）到 pH3（蓝色）。红色刚果红试纸与弱酸作用显蓝黑色，与强酸作用显稳定的蓝色。

（2）成盐反应：取 0.2g 苯甲酸晶体加入盛有 1ml 水的试管中，振摇，观察固体是否溶解？然后逐滴加入 10% NaOH 溶液至固体溶解为止。再滴加 10% HCl，观察有何变化。

（3）氧化反应：在三支小试管中分别加入 0.5ml 甲酸、乙酸，以及由 0.2g 草酸和 1ml 水所配成的溶液，分别加入 1ml 稀硫酸（1∶5）及 2~3ml 0.5% 高锰酸钾溶液，加热至沸，观察现象。

（4）加热分解作用：将甲酸和冰乙酸各 1ml 及草酸 1g 分别加入三支带有导管的干燥小试管中，导管的末端分别伸入三支各自盛有 1~2ml 石灰水的试管中（导管要插入石灰水中）。加热试样，当有连续气泡产生时，观察现象。

（5）成酯反应：在一干燥的小试管中加入 1ml 无水乙醇和 1ml 冰乙酸，再加入 0.2ml 浓 H_2SO_4，振摇均匀后浸入 60~70℃ 的水浴中约 10 分钟。然后将试管浸入冷水中冷却，最后向试管内再加入 5ml 水。这时试管中有酯层析出并浮于液面之上，注意所生成酯的气味。

2. 羧酸衍生物的化学性质

（1）水解反应

1）酰氯的水解：在盛有 1ml 蒸馏水的小试管中，加 3 滴乙酰氯，略微振摇，乙酰氯与水剧烈作用并放热。让试管冷却，加入 1~2 滴 2% $AgNO_3$ 溶液，观察有什么变化。须注意，若乙酰氯纯度不够，则往往含有 $CH_3COOPCl_2$ 等磷化物，久置将产生浑浊或析出白色沉淀，从而影响本实验的结果。因此必须使用无色透明的乙酰氯进行性质实验。

2）酸酐的水解：在盛有 1ml 蒸馏水的小试管中，加 3 滴乙酸酐。乙酸酐不溶于水，呈珠粒状沉于试管底。将试管略微加热，乙酸酐与水作用，可以嗅到乙酸的气味。

3）酯的水解：在三支试管中，各加 1ml 乙酸乙酯和 1ml 水。然后在其中一支试管中加 1ml 30%硫酸，在另一支试管中加 1ml 20% NaOH 溶液。把三支试管同时放入 70~80℃的水浴中，一边振摇，一边观察，比较三支试管中酯层消失的速度。

4）酰胺的水解：① 碱性水解，在试管中加入 0.5g 乙酰胺和 3ml 20%氢氧化钠溶液，混合均匀并用小火加热至沸。用湿润的红色石蕊试纸在试管口检验所产生气体的性质并注意气味。② 酸性水解，在试管中加入 0.5g 乙酰胺和 3ml 30%硫酸，混合均匀并用小火加热沸腾两分钟，注意有乙酸味道产生。放置冷却并加入 20% NaOH 溶液至反应液呈碱性后再加热。用湿润的红色石蕊试纸检验所产生气体的性质。

（2）醇解反应

1）酰氯的醇解：在干燥小试管中加 1ml 乙醇，一边振摇一边慢慢滴加 1ml 乙酰氯，让试管冷却，慢慢地加入 2ml 饱和碳酸钠溶液，同时轻微地振摇。静置后，试管中液体分为两层（上下层各有什么?）并能嗅到乙酸乙酯的香味。须注意，乙酰氯与醇反应十分剧烈，并有爆破声，滴加时必须小心，以免从试管中冲出。

2）酸酐的醇解：在干燥小试管中加入 1ml 乙酸酐和 2ml 乙醇，混合后加 1 滴浓硫酸，振摇，这时反应混合物温度逐渐升高，以致沸腾。然后冷却，慢慢加入 2ml 饱和碳酸钠溶液，同时轻微地振摇，试管中的液体分为两层（上下层各是什么?）并能嗅到乙酸乙酯的香味。

（3）酰卤和酸酐与胺的反应：在干燥的小试管中加入 5 滴新蒸馏的苯胺，然后慢慢滴加 8 滴乙酰氯，待反应结束后，再加入 5ml 水，并用玻璃棒搅匀，观察现象。

用乙酸酐替代乙酰氯重复上述实验，观察现象。

（4）异羟肟酸试验：分别在小试管中加入 1ml 0.5mol/L 盐酸羟氨乙醇溶液，各加入 1~2 滴试样，并加入几滴 20%氢氧化钠溶液使呈碱性，煮沸，冷却后用 10% HCl 酸化，再加 1~2 滴 5%三氯化铁溶液，观察现象。

试样：乙酸乙酯、乙酰氯、乙酸酐。

3. 双缩脲试验 取一干燥小试管加固体尿素 0.5g，加热熔融。放置冷却，加 5%NaOH 2ml，振摇，滴加 1%硫酸铜试液 3~5 滴。边加边摇匀，颜色即显紫红色。须注意，不能加入过多的铜盐，否则将生成过多的蓝色氢氧化铜，妨碍紫红色的观察。

4. 氨基酸的显色反应 取小试管加入试样 0.1g，加 1ml 水溶解，加入水合茚三酮试液 2~3 滴，摇匀，在沸水浴上加热 10~15 分钟，应出现蓝色、紫色或红紫色。须注意，反应时，避免氨气存在。

试样：甘氨酸、丙氨酸、谷氨酸。

5. 羟基酸的化学性质 在小试管中加入 1ml 5%乳酸水溶液，滴入 10%三氯化铁溶液 1 滴，观察现象。由于 α-羟基酸与 $FeCl_3$ 显黄色反应，而 $FeCl_3$ 溶液本身也呈黄色，为了便于观察，可改加苯酚的三氯化铁溶液，它与 α-羟基酸作用时，反应液由紫色逐渐变成黄色。

6. 乙酰乙酸乙酯显色反应

（1）三氯化铁反应：在小试管中加几滴乙酰乙酸乙酯溶于 1ml 水中，再加 2~3 滴 5% $FeCl_3$ 试液，观察颜色变化。

（2）与 2,4-二硝基苯肼反应：在小试管中加入 2ml 2,4-二硝基苯肼，加入乙酰乙酸乙酯 4~5 滴，振摇，静置，观察现象。

（3）与亚硫酸氢钠的加成：在小试管中加入 2ml 纯乙酰乙酸乙酯与 0.5ml 新鲜配制的亚硫酸氢钠饱和水溶液，振摇至有胶状沉淀析出后，放置 5~10 分钟，即有结晶析出。

（4）酮式与烯醇式的互变异构：在小试管中加入 0.5ml 乙酰乙酸乙酯和 2ml 乙醇，混合均匀后，加 5% $FeCl_3$ 试液 1~2 滴，使反应液呈紫红色；再加溴水数滴，反应液又变成无色，但放置片刻，又变回紫红色。须注意，乙酰乙酸乙酯的烯醇式在不同的溶剂中含量不同，例如用乙醇作为溶剂时，约含烯醇式 12%。

由于烯醇式的存在，遇 $FeCl_3$ 即显紫红色，加入溴水后，溴与烯醇式发生加成反应，最终使烯醇式转变为酮式的溴代衍生物。

$$
CH_3-\underset{\underset{OH}{|}}{C}=CH-\underset{\underset{O}{\|}}{C}-OC_2H_5 \xrightarrow{Br_2} \left[CH_3-\underset{\underset{Br}{|}}{\overset{\overset{OH}{|}}{C}}-\underset{\underset{H}{|}}{\overset{\overset{Br}{|}}{C}}-\underset{\underset{}{\|}}{\overset{\overset{O}{\|}}{C}}-OC_2H_5 \right] \xrightarrow{-HBr} CH_3-\underset{}{\overset{\overset{O}{\|}}{C}}-\underset{\underset{Br}{|}}{CH}-\underset{}{\overset{\overset{O}{\|}}{C}}-OC_2H_5
$$

烯醇式不再存在，原来与 $FeCl_3$ 作用所显的颜色也就消失了。但因酮式与烯醇式间是动态平衡关系，为了恢复已被破坏了的平衡状态，又有一部分酮式转变为烯醇式，与原已存在于反应液中的 $FeCl_3$ 作用，所以又显紫红色。由此证明了乙酰乙酸乙酯的酮式与烯醇式是同时存在并相互转变的。

实验二十　pH 计性能检定及葡萄糖溶液的 pH 测定

一、实验目的

1. 通过实验加深对用 pH 计测定溶液 pH 的原理和方法的理解。
2. 掌握用 pH 计测定溶液 pH 的操作。

二、实验原理

1. 直接电位法测定溶液 pH 常选用玻璃电极作为指示电极，饱和甘汞电极作为参比电极，浸入待测溶液中组成原电池。

（-）Ag|AgCl（固）,内充液|玻璃膜|试液‖KCl（饱和）,Hg_2Cl_2（固）|Hg（+）

此原电池的电动势（E）为：

$$E = \varphi_{甘} - \varphi_{玻} = \varphi_{甘} - (K_{玻} - \frac{2.303RT}{F}pH)$$

$$= K' + \frac{2.303RT}{F}pH \tag{1}$$

用 pH 计测量溶液的 pH 时，常采用两次测量法，即先用 pH 已经确定的标准缓冲溶液校准 pH 计，然后再测定待测溶液的 pH。两次测量法所依据的原理是：

$$E_s = K' + \frac{2.303RT}{F}pH_s \tag{2}$$

$$E_x = K' + \frac{2.303RT}{F}pH_x \tag{3}$$

两式相减：

$$E_s - E_x = \frac{2.303RT}{F}(pH_s - pH_x) \tag{4}$$

式中，E 为原电池电动势、$\varphi_{甘}$ 为甘汞电极电势、$\varphi_{玻}$ 为玻璃电极电势、K' 为常数、E_s 为标准缓冲溶液电动势、E_x 为待测缓冲溶液电动势、RT 为气体常数与温度乘积、F 为法拉第常数、pH_s 为标准缓冲溶液 pH 值、pH_x 为待测缓冲溶液 pH 值。该式常称为 pH 的实用定义。此式说明溶液的 pH 变化一个单位，测量电池的电动势变化 $\frac{2.303RT}{F}$（V）。

2. pH 计实际上是一个特殊的测量电位的装置，为了直接读出溶液的 pH，仪器相邻两个读数间隔相当于 $\frac{2.303RT}{F}$（V）的电位。此值随温度改变而不同，因此，pH 计上都设有温度调节计来调节温度，使其适合上述要求。

3. 由于不同玻璃电极的性能之间有差异，甘汞电极电位也会因为电极制造中的弊端或内充溶液浓度的变化而稍有变化，因此用 pH 计测定 pH 之前，须用一个标准缓冲溶液来校准 pH 计。

4. 有些玻璃电极或 pH 计的性能可能有缺陷，因此常用两种标准溶液来检验 pH 计，以提高测量的准确度。

三、主要仪器与试剂

1. **仪器** pHS-25 型酸度计、复合 pH 电极。
2. **试剂** pH 标准缓冲溶液、葡萄糖溶液（5%，待测试液）。

四、实验内容

1. pH 计的调零与校正、定位（校准）、检验

（1）调零与校正：按 pH 计使用方法操作。

（2）定位（校准）：选用一种合适 pH 的标准缓冲溶液（如邻苯二甲酸氢钾或其他标准缓冲溶液），按 pH 计使用方法操作。

（3）检验：用定位好的 pH 计测量另外一种标准缓冲溶液的 pH 并记录测得值。检验时所选用的标准缓冲溶液与定位时所用的标准缓冲溶液 pH 应相差 3 左右（如混合磷酸盐或其他标准缓冲溶液）。

2. 5%葡萄糖溶液的 pH 测定 用"定位"和"检验"后的 pH 计测定 5%葡萄糖溶液的 pH，记录测得的 pH。

五、注意事项

1. 玻璃电极下端的玻璃球很薄，所以切忌与硬物接触，一旦破裂，则电极完全失效。

2. 玻璃电极使用前，应把玻璃电极浸泡在蒸馏水中 24 小时以上。用后也浸泡在蒸馏水中，供下次使用。

3. 甘汞电极内装饱和 KCl 溶液，并应有少许结晶存在。注意不要使饱和 KCl 溶液放干，以防电极损坏。

4. 校准仪器的标准溶液与被测溶液的温度相差应不大于 1℃。

5. pH 计使用完，电源开关应在"关"处，量程开关应在"0"处，仪器应置于干燥的环境中保存。

思考题

1. 在测量溶液 pH 时，为什么 pH 计要用标准 pH 缓冲溶液进行定位？

2. 在测量溶液 pH 时，为什么应尽量选用 pH 与它相近的标准缓冲溶液来校正 pH 计？

3. 使用玻璃电极测量溶液 pH 时，应注意些什么？

实验二十一　永停滴定法测定硫代硫酸钠溶液

一、实验目的

1. 熟悉永停滴定法原理、操作、终点确定方法。

2. 掌握永停滴定法标定碘标准溶液浓度的方法。

二、实验原理

永停滴定法是将两支完全相同的铂电极插入待测溶液中，在两电极间外加一小电压（10~200mV），根据滴定过程中电流变化特征来确定滴定终点的方法。

本实验采用 I_2 溶液滴定 $Na_2S_2O_3$ 溶液，标定碘标准溶液浓度。反应式为：

$$I_2 + 2S_2O_3^{2-} \rightleftharpoons S_4O_6^{2-} + 2I^-$$

化学计量点前，溶液中有 $S_4O_6^{2-}/S_2O_3^{2-}$ 不可逆电对存在，无电解反应发生。化学计量点稍过，溶液中有 I_2/I^- 可逆电对，即有电解电流通过两电极，发生电解反应，此时电流突然增大，并且随着 I_2/I^- 可逆电对数目的增多，电流也随之增大。因此 I_2 溶液滴定 $Na_2S_2O_3$ 溶液是以电流计指针突然偏转很大并且不再回到原位来确定终点的（图5-7）。

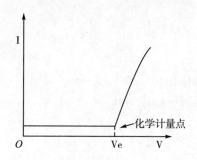

图 5-7 I_2 滴定 $Na_2S_2O_3$ 的滴定曲线

三、主要仪器与试剂

1. **仪器** 永停滴定仪、铂电极、电磁搅拌器、搅拌磁子。
2. **试剂** I_2 待标溶液（0.05mol/L）、$Na_2S_2O_3$ 标准溶液（0.1mol/L）。

四、实验内容

1. 安装仪器，打开电源，预热，按要求调节各旋钮。

2. 精密移取 0.1mol/L $Na_2S_2O_3$ 标准溶液 20ml 于 100ml 烧杯中，放入搅拌磁子，置于电磁搅拌器上。在溶液中插入两根铂电极，接上永停滴定仪，调电流为零。

3. 在电磁搅拌下，开始用 I_2 溶液滴定，当电流计指针突然偏转很大并且不再回到原位时，即为终点。记录滴定体积，计算 I_2 待标溶液浓度。

五、注意事项

1. 永停滴定仪的安装与操作参照仪器说明书。
2. 铂电极应完全浸入液面下，但不要触及器皿底部，以免损坏。

思 考 题

   1. 永停滴定法与指示剂法相比有何优点？
   2. 如果用 $Na_2S_2O_3$ 溶液滴定 I_2 溶液，其电流变化情况如何？终点该如何判断？

实验二十二　紫外分光光度计性能检定

一、实验目的

1. 熟悉紫外分光光度计的使用。
2. 掌握紫外分光光度计的性能检定方法。

二、实验原理

   1. 分光光度计的性能好坏，直接影响到测定结果的准确性，因此新购仪器及使用一定时间后，均需进行检验调整。目前各国药典所采用的分光光度法大致有两类：一类是以《美国药典》为代表，不给出纯品的吸收系数，但需要有标准品，测定时样品和标准品同时操作，以抵消仪器误差；另一是以《英国药典》为代表，给出纯品的吸收系数，采用绝对吸收法测定含量，但该法对仪器的性能要求高。我国药典目前采用的是《英国药典》常用法，即绝对系数法。

   2. 由于温度变化对机械部分的影响，仪器的波长经常会略有变动，应定期对所用的仪器进行全面校正检定。可以通过检查标准物质吸光度检定吸光度准确度，如 1.0×10^{-4} mol/L 重铬酸钾的硫酸溶液，在规定的波长处测定吸光度，计算其百分吸光系数应与规定值的相对误差在±1%以内（表5-1）。

表5-1　1.0×10^{-4} mol/L 重铬酸钾的硫酸溶液规定波长处的吸光系数

波长/nm	235（最小）	257（最大）	313（最小）	350（最大）
吸光系数 $E_{1cm}^{1\%}$	124.5	144.0	48.62	106.6

3. 同种厚度的比色皿，由于材料及工艺等原因，往往会造成透光率的不一致，从而影响测定结果，故在使用时需加以选择配对，要求百分透光率之差小于 0.5%。

三、主要仪器与试剂

1. **仪器** 紫外-可见分光光度计或可见分光光度计、比色皿（1cm）。
2. **试剂** $K_2Cr_2O_7$ 溶液（0.0016mol/L；称取重铬酸钾 0.96g，用蒸馏水溶解并稀释至 1000ml，摇匀，即得）、$K_2Cr_2O_7$ 溶液（1.0×10^{-4} mol/L；取在 120℃ 干燥至恒重的基准重铬酸钾约 60mg，精密称定，置 1000ml 容量瓶中，用 0.005mol/L 硫酸溶液溶解并稀释至刻度，摇匀，即得）。

四、实验内容

1. **比色皿的配对性** 将 0.0016mol/L 的 $K_2Cr_2O_7$ 溶液分别注入厚度相同的 4 个比色皿中，以其中任意一个比色皿的溶液做空白，在 440nm 波长处分别测定其他各比色皿中溶液的透光率，选择百分透光率之差小于 0.5% 的比色皿使用。
2. **重现性** 以蒸馏水的百分透光率为 100%，对 0.0016mol/L 的 $K_2Cr_2O_7$ 溶液连续测定 7 次，求出极差。仪器在同一工作条件下，用同种溶液连续测定 7 次，其百分透光率最大读数与最小读数之差（极差）如小于 0.5%，则符合要求。
3. **波长精度的检查** 取 1.0×10^{-4} mol/L $K_2Cr_2O_7$ 溶液，在 350nm 处测定吸光度，并计算其吸收系数，与规定的吸收系数 106.6 比较，要求相对误差在 ±1% 以内，则符合要求。

五、注意事项

1. 认真预习仪器使用方法及使用注意事项。
2. 操作比色皿拉杆时，不能转动或者旋转拉杆，并注意拉的节奏，不可粗暴操作。
3. 比色皿使用时，应注意光面外壁不能有指印或不洁，所加溶液不宜太满，一般占容积 2/3~3/4 即可。比色皿每次使用完毕，应立即用蒸馏水洗净，用吸水纸擦干，存放于比色皿盒内。
4. 仪器使用完毕，注意干燥仪器并归位，登记使用记录。

（思）（考）（题）
1. 同种比色皿透光度的差异对测定有何影响？
2. 检查分光光度计的波长精度及重现性对测定有什么实际意义？
3. 使用分光光度计时，应注意哪些问题？

实验二十三　高锰酸钾吸收光谱曲线的绘制和比色测定

一、实验目的

1. 熟悉分光光度计的使用方法。
2. 熟悉吸收光谱曲线的绘制方法。
3. 掌握分光光度计比色法的操作和测定有色物质含量的方法。

二、实验原理

1. 手动绘制 $KMnO_4$ 的吸收光谱曲线，并找出最大吸收波长 λ_{max}。
2. 在最大吸收波长处，采用标准曲线法测定样品溶液的含量。

三、主要仪器与试剂

1. **仪器**　721 型分光光度计。
2. **试剂**　$KMnO_4$ 溶液。

四、实验内容

1. **标准溶液的配制**　准确称取基准物质 $KMnO_4$ 0.1250g，在小烧杯中溶解后全部移入 1000ml 容量瓶中，用蒸馏水稀释至标线，摇匀，得浓度为 0.1250mg/ml 的 $KMnO_4$ 溶液。

2. **吸收光谱曲线的绘制**　精密吸取上述 $KMnO_4$ 溶液 20ml 于 50ml 容量瓶中，加蒸馏水至标线，摇匀，以蒸馏水为空白，依次选择 440nm、450nm、460nm、470nm、480nm、490nm、500nm、505nm、510nm、520nm、525nm、530nm、535nm、540nm、550nm、560nm、580nm、600nm、620nm、640nm、660nm、680nm、700nm 波长为测定点，依法测出各点的吸光度 A。以测定波长为横坐标，以相应测定的吸光度 A 为纵坐标，绘制吸收光谱曲线（图 5-8），从吸收曲线找出最大吸收波长 λ_{max}。

3. **标准曲线的绘制**　取五个 25ml 容量瓶，分别精密加入 1.0ml、2.0ml、3.0ml、4.0ml、5.0ml 的 $KMnO_4$ 标准溶液，用蒸馏水稀释至刻度，摇匀。以蒸馏水为空白，在最大吸收波长处分别测定各容量瓶中溶液的吸光度 A，然后以浓度 C 为横坐标，相应的吸光度 A 为纵坐标，绘制标准曲线。

4. **样品的测定**　用一个 25ml 容量瓶，精密移取样品溶液 5.0ml，用蒸馏水稀释至刻度，摇匀，在最大吸收波长处测定吸光度。

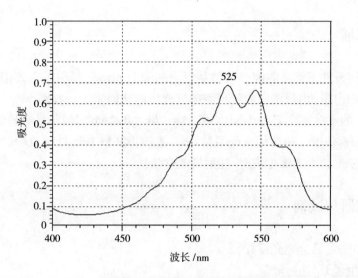

图 5-8　$KMnO_4$ 的吸收光谱曲线

5. 计算样品浓度　从标准曲线上读出样品吸光度所对应的浓度或者根据线性回归方程及样品吸光度，计算出样品的浓度。

五、注意事项

绘制吸收光谱曲线时，波长应从小到大依次增加测定。

思考题

选择测定波长的原则是什么？

实验二十四　维生素 B_{12} 注射液的鉴别和含量测定

一、实验目的

1. 掌握紫外-可见分光光度计的操作方法。
2. 掌握利用紫外-可见吸收光谱或吸光度比值进行定性鉴别的方法。
3. 掌握吸光系数法的定量方法。

二、实验原理

1. 测量在相同条件下样品溶液和对照品溶液的吸收光谱，利用吸收光谱的一致性可以鉴别未知物，或利用同一溶液的吸收峰或谷的吸光度的比值来进行鉴别。

2. 维生素 B_{12} 的水溶液在 278±1nm、361±1nm 与 550±1nm 三波长处有最大吸收。361nm 处的吸收峰干扰因素较少，药典用吸光系数法，规定以 361±1nm 处吸收峰的百分吸光系数 $E_{1cm}^{1\%}$ 值（207）为依据，检测维生素 B_{12} 注射液的含量。

三、主要仪器与试剂

1. **仪器** 紫外-可见分光光度计。
2. **试剂** 维生素 B_{12} 注射液。

四、实验内容

1. **利用吸收光谱的一致性进行鉴别** 将供试品用蒸馏水配制成约 $25\mu g/ml$ 的溶液，摇匀，置1cm的吸收池中，用蒸馏水为空白，用自动扫描的紫外-可见分光光度计测定（200~800nm），测定出的吸收光谱（图5-9）与标准图谱一致，则可鉴定供试品为维生素 B_{12}。

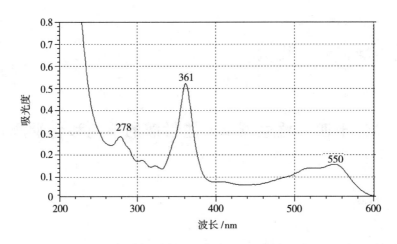

图5-9 维生素 B_{12} 溶液（$25\mu g/ml$）的吸收光谱曲线

2. **利用吸光度比值进行鉴别** 采用紫外-可见分光光度计测定维生素 B_{12} 注射液在波长 278±1nm，361±1nm、550±1nm 处吸光度，然后计算3个波长处吸光度的比值。若比值在规定范围内，即可鉴定供试品为维生素 B_{12}。A_{361}/A_{278} 为 1.70~1.88，A_{361}/A_{550} 为 3.15~3.45。

3. **维生素 B_{12} 注射液的含量测定** 精密吸取维生素 B_{12} 注射液样品（$100\mu g/ml$）

2.50ml，置于 10ml 容量瓶中，加蒸馏水至刻度，摇匀，装入石英比色皿中，以蒸馏水为空白，在测量波长（361nm）处测得吸光度 A 值，已知 361nm 处 $E_{1cm}^{1\%}=207$。

计算公式：

$$\text{标示量}\% = \frac{\dfrac{A}{E_{1cm}^{1\%} \cdot L} \times \dfrac{1}{100} \times n}{B} \times 100 \tag{1}$$

式中，n 为稀释倍数，B 为标示量。

(思)(考)(题)

试比较用标准曲线法与吸光系数法定量的优缺点。

实验二十五 红外分光光度计的性能检定

一、实验目的

1. 了解红外分光光度计的工作原理及其操作方法。
2. 掌握红外分光光度计的性能指标及检定方法。

二、实验原理

仪器的性能直接影响测试结果，通过对红外分光光度计性能的检定，了解仪器的分辨率、波长精度的准确性、检测灵敏度等，从而确定测得光谱的可靠性。

三、主要仪器与试剂

1. **仪器** 红外分光光度计或 FTIR 仪。
2. **试剂** 聚苯乙烯薄膜片。

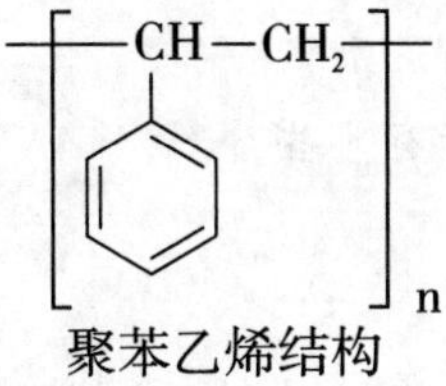

聚苯乙烯结构

若无现成的聚苯乙烯薄膜时，可自己动手制作：配制质量浓度约为120g/L的CCl_4聚苯乙烯待测溶液，用滴管吸取此液于玻璃上，立即推平，自然风干约2小时。

四、实验内容

1. 分辨率 将聚苯乙烯薄膜片置于样品光路上，测绘其红外吸收光谱。

在3110~2800cm^{-1}区间，应能明显分开碳氢伸缩振动的七个峰（5个不饱和、2个饱和碳氢伸缩振动），即：3104cm^{-1}、3001cm^{-1}、3083cm^{-1}、3061cm^{-1}、3027.1cm^{-1}、2924cm^{-1}、2850.7cm^{-1}。此外，2924cm^{-1}的峰谷与2850.7cm^{-1}峰尖之间距应大于15%T；1601.4cm^{-1}的峰谷与1583.1cm^{-1}峰尖之间距应大于10%T（《中国药典》规定分别为18%T和12%T）。

2. 波数重现性 用聚乙烯薄膜片重复进行两次扫描，其误差在4000~2000cm^{-1}区间，不得大于3cm^{-1}，在2000~500cm^{-1}区间不得大于1.5cm^{-1}。

3. 狭缝线性与检测器满度能量输出 在调好0及100%后，关闭样品光路，加0.1μV测试信号，形成单光束运转，测量空气中CO_2及H_2O气体在参比光路上的吸收光谱。

在4000~600cm^{-1}区间的背景线应平直，偏离应小于2%T。检测器满度输出能量为E，应大于0.5μV，E大表明检测性能好。

$$E = \frac{0.1\mu V}{T\%} \tag{1}$$

式中，T%为背景线的百分透光率。

4. I_0线平直度 关闭光路，精确调节放大器零点平衡旋钮，使记录笔不向任何方向移动，打开光门，将记录笔调至90%T，记录4000~400cm^{-1}的I_0线。整个波段区间I_0线的不平直度应小于3.5%T，4000~400cm^{-1}区间小于1.0%T，700~400cm^{-1}区间小于2.5%T。

5. 波长精度 用聚苯乙烯薄膜扫描，检查2850.7cm^{-1}、1944cm^{-1}、1601.4cm^{-1}、1181.4cm^{-1}、1028cm^{-1}、906.7cm^{-1}及541cm^{-1}各峰与实测峰位比较，其误差在4000~2000cm^{-1}为±5cm^{-1}、2000~1100cm^{-1}为±2cm^{-1}、1100~900cm^{-1}为±1.5cm^{-1}、900~400cm^{-1}为±2.5cm^{-1}。

用单光束测试，H_2O或CO_2气体各峰应为3750cm^{-1}（±5cm^{-1}）、2350cm^{-1}（±5cm^{-1}）、688cm^{-1}（±2.5cm^{-1}）。

思考题

1. 波长精度与波数重现性有何区别？
2. 红外分光光度计的性能指标有哪些？

实验二十六　样品的红外光谱测定

一、实验目的

1. 了解红外分光光度计的一般操作使用。
2. 了解化合物红外光谱图的初步解析步骤。
3. 掌握 KBr 压片制样方法。

二、实验原理

进行红外分析，对样品有一定要求，即样品的纯度必须大于 98% 及不含水。通常气体、液体及固体样品均可进行分析，但以固体样品的分析较简便。

固体样品制样有三种方法，分别为压片法、糊剂法及薄膜法。其中以压片法为常用方法。

在制样研磨过程中需在红外灯下进行操作。

三、主要仪器与试剂

1. **仪器**　红外分光光度计、油压压片机（配真空泵）、模具。
2. **试剂**　KBr（光谱纯）、样品阿司匹林（分析纯）。

四、实验内容

1. **仪器准备**　打开红外仪、预热平衡，再打开电脑、进入红外工作站，设置相关参数。
2. **样品制备**　取样品阿司匹林 1~2mg，加入 200 目的 KBr 粉末 100~200mg，于红外灯下在玛瑙研钵中研磨均匀，装入压片模具，在抽真空状态下用油压机以 10~20MPa 的压力压制 2 分钟，然后小心取下压片（厚度约 1mm），装入样品架。
3. **样品测定**　将样品架置于样品窗口，进行红外光谱扫描。
4. **样品解析**　测试结束后对样品阿司匹林图谱（图 5-10）进行解析，试将各峰归属。

五、注意事项

1. 红外分光光度计使用之前，要预热 30 分钟方可使用。
2. 参数设计要合理，否则会影响样品的红外图谱形状。

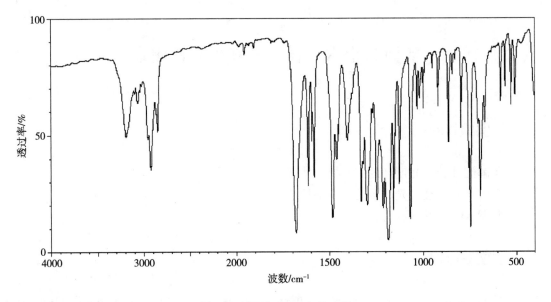

图 5-10　阿司匹林的红外光谱

3. 样品的研磨要在红外灯下进行，以防止样品吸水。

4. 压片时要抽真空，以除去样品粉末中的空气，以免压成的样品片减压碎裂。

5. 对压片模具，用后应立即用无水乙醇揩擦，以免吸湿腐蚀磨具。

6. 在整个实验过程中，要严格避免水分的干扰。

思考题

1. 为什么在红外分析时样品需不含水分？

2. 在研磨操作过程中为什么需在红外灯下进行？

实验二十七　火焰原子吸收光谱法测定栀子中铅的含量

一、实验目的

1. 了解原子吸收分光光度计的基本结构、性能及操作方法。

2. 熟悉用标准曲线法进行定量测定。

3. 掌握火焰原子吸收光谱法（FAAS）的基本原理。

二、实验原理

稀溶液中的铅离子在火焰温度（小于3000K）下变成铅原子蒸气，由光源空心阴极铅灯辐射出铅的特征谱线被铅原子蒸气强烈吸收，其吸收的强度与铅原子蒸气浓度的关系符合比耳定律。在固定的实验条件下，铅原子蒸气浓度与溶液中铅离子浓度成正比，即：$A=KC$。其中，A 为吸收度、K 为常数、C 为溶液中铅离子的浓度。

根据标准曲线法，就可以求出样品中铅的含量。

三、主要仪器与试剂

1. **仪器** 原子吸收分光光度计、铅元素空心阴极灯、乙炔钢瓶、空气压缩机、容量瓶、移液管。
2. **试剂** 硝酸、高氯酸（优级纯）、去离子水（稀释用）。

四、实验内容

1. **仪器工作条件的选择** 按变动一个因素，确定其他因素来选择实验的最佳工作条件的方法，见表5-2。

表5-2 仪器工作条件的选择

因素	铅元素
空心阴极灯工作电流	5mA
分析线波长	283.3nm
燃烧器高度	6mm
狭缝宽度	0.5mm
燃烧器高度	6mm

2. **1mg/ml 标准铅储备液** 准确称取光谱纯金属铅 0.1000g（或 PbO）于 100ml 烧杯中，盖上表面皿，用硝酸溶液溶解，然后把溶液转移至 100ml 容量瓶中，用 1% 硝酸稀释至刻度，摇匀备用。

3. **0.1mg/ml 标准铅储备液** 准确吸取 1mg/ml 标准铅储备液 10ml 于 100ml 容量瓶中，用 1% HNO_3 稀释至刻度，摇匀备用。

4. **标准曲线绘制** 精密吸取标准铅贮备液（0.1mg/ml），0.00ml、0.50ml、1.00ml、1.50ml、2.00ml、2.50ml 分别置于 100ml 容量瓶中，用 1% HNO_3 稀释至刻度。在工作条件下，测定时从低浓度到高浓度，分别测定各标准溶液的吸光度 A，以 A 为纵坐标，C 为横坐标绘制标准曲线。

5. 样品溶液的测定 取一定的粉碎后的栀子果实粉末，先用少量的水润湿，然后加入混合高氯酸（硝酸∶高氯酸=4∶1）10ml，在电热板上加热，先低温加热至棕色烟冒尽，然后调高温度加热，直至冒白烟，消化液呈无色或淡黄色的液体时，继续加热至近干，然后用1%硝酸溶液溶解，定容至25ml容量瓶，待测。在相同条件下测定其吸收度A。

6. 含量计算 在工作曲线上查出样品中相应的浓度，或计算回归方程，以回归方程计算样品中被测元素的含量。

五、注意事项

1. 注意乙炔流量和压力的稳定性。

2. 乙炔为易燃、易爆气体，应严格按操作步骤进行，先通空气，后给乙炔气体；结束或暂停实验时，要先关闭乙炔气体，再关闭空气，避免回火。

(思)(考)(题)

1. 本实验的主要干扰因素及其消除措施有哪些？

2. 标准溶液及样品溶液的酸度对吸光度有什么影响？

实验二十八　大黄素的薄层鉴别

一、实验目的

1. 了解薄层色谱法在中药分析中的应用。

2. 掌握薄层硬板的制备方法。

3. 掌握薄层色谱法的一般操作方法。

二、实验原理

中药大黄中的主要有效成分为大黄酸、大黄酚、大黄素等，属蒽醌类成分，结构和性质相近，利用薄层色谱法可将它们分离（图5-11），用对照品加以对照，可起到鉴别大黄的作用。

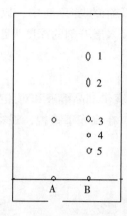

A：大黄素对照品
B：大黄供试品
1：大黄酚
2：大黄素甲醚
3：大黄素
4：大黄酸
5：芦荟大黄素

图 5-11　中药大黄中有效成分薄层色谱

三、主要仪器与试剂

1. 仪器　双槽层析缸、玻璃板 10cm×20cm（厚 3mm）、毛细管 2μl、研钵、电吹风、天平（0.1mg）。

2. 试剂　硅胶 G（薄层层析用）、大黄药材粉末、石油醚（30~60℃）、甲酸乙酯、甲酸、羟甲基纤维素钠溶液、甲醇、大黄酸（对照品）、大黄酚（对照品）、大黄素（对照品）。

四、实验内容

1. 硅胶 G 薄层板的制备　称取硅胶 G 1 份和水或 0.5%~0.8% 的羧甲基纤维素钠溶液 3 份在研钵中向同一方向研磨混匀，除去表面的气泡后，倒入涂布器中，在玻璃板上平稳地移动涂布器进行涂布（厚度为 0.25~0.50mm）。取下涂好薄层的玻璃板，室温下置于水平台上晾干，在反射光及透射光下检视，表面应均匀、平整，无麻点、无气泡、无破损及污染，于 110℃ 烘干 30 分钟，冷却后立即使用或放置于干燥箱中备用。也可用商品预制板。

2. 供试品溶液的配制　取大黄药材粉末 0.1g，置于具塞锥形瓶中，加甲醇 10ml，超声处理 20 分钟，取出，滤过，滤液作为供试品溶液。

3. 对照品溶液的配制　取大黄酸、大黄酚、大黄素对照品，加甲醇分别制成每 1ml 各含 0.5mg 的溶液，作为对照品溶液。

4. 点样　用微量进样器或定量毛细管点样，先将板的边缘修齐，做好起点线、终点线和点样标记。点样基线距底边 1.0~1.5cm，点样直径一般不大于 2mm，点间距离可视斑点扩散情况以不影响检出为宜。点样时必须注意勿损伤薄层表面。吸取上述溶液各 5μl，分别点于同一硅胶 G 薄层板上。

5. 饱和　将调好极性的展开剂倒入展缸中，密闭 15 分钟，形成展开剂的饱和蒸气压。

6. 展开 将点好样的薄层板放入展开缸的展开剂中，以石油醚-甲酸乙酯-甲酸（15:5:1）的混合溶液为展开剂，薄层板浸入展开剂的深度为距原点5mm为宜，展开至规定距离（一般为8~15cm），取出，晾干。

7. 检视

（1）置紫外光灯（365nm）下检视，观察供试品溶液和对照品溶液的斑点。

（2）将薄层板置氨蒸气中熏10分钟后，在日光下检视，观察供试品溶液和对照品溶液的斑点。

（3）日光下检视黄色斑点。

思考题

1. 影响吸附薄层色谱 R_f 值的因素有哪些？
2. 薄层板的主要显色方法有哪些？
3. 解释薄层层析预饱和的理由。

实验二十九　气相色谱仪性能检查

一、实验目的

1. 了解氢焰离子化检测器的基线噪声、基线漂移、检测限及重复性等主要性能检查与计算方法。

2. 熟悉气相色谱仪的一般使用方法。

3. 掌握气相色谱仪的结构及工作原理。

二、实验原理

根据"中华人民共和国国家计量检定规程JJG700-2016气相色谱仪"对仪器进行性能检查。气相色谱仪的主要计量性能要求见表5-3。

表5-3　气相色谱仪的技量性能要求

检定项目	计量性能要求				
	TCD	ECD	FID	FPD	NPD
载气流速稳定性（10分钟）	≤1%	≤1%	—		—
柱箱温度稳定性（10分钟）	≤0.5%	≤0.5%	≤0.5%	≤0.5%	≤0.5%

检定项目	计量性能要求				
	TCD	ECD	FID	FPD	NPD
程序升温重复性	≤2%	≤2%	≤2%	≤2%	≤2%
基线噪声	≤0.1mV	≤0.2mV	≤1pA	≤0.5nA	≤1pA
基线漂移（30分钟）	≤0.2mV	≤0.5mV	≤10pA	≤0.5pA	≤5pA
灵敏度	≥800mV＊ml/mg	—	—	—	—
检测限		≤5pg/ml	≤0.5ng/s	≤0.5ng/s（硫） ≤0.1ng/s（磷）	≤5pg/s（氮） ≤10pg/s（磷）
定性重复性	≤1%	≤1%	≤1%	≤1%	≤1%
定量重复性	≤3%	≤3%	≤3%	≤3%	≤3%

注：＊仪器输出信号使用赫兹（Hz）为单位时，基线噪声≤5Hz，基线漂移（30分钟）≤20Hz。

三、主要仪器与试剂

1. **仪器**　气相色谱仪（装备 FID 和 TCD 检测器）、微量注射器（10μl）。
2. **试剂**　正十六烷-异辛烷溶液（浓度 100ng/L 或 1000ng/L）。

四、实验内容

1. 色谱条件

（1）色谱柱：填充柱：OV-101，80～100 目白色硅烷化载体（或其他固定液和载体），柱长 2m；或毛细管柱：0.53mm 或 0.32mm 口径（分流进样）。

（2）载气流速：0.53mm 口径柱为 6～15ml/min，0.32mm 口径柱为 4～10ml/min。

（3）汽化室温度：230℃左右。

（4）柱温：160℃左右。

（5）检测器温度：230℃左右。

（6）载气：N_2 50ml/min。

（7）载气纯度：不小于 99.995%。

（8）燃气：H_2。

（9）助燃气：空气。

2. 开机

（1）安装好色谱柱，从气源输出载气后开机。

（2）将载气流量调节到规定流量左右。

（3）设置汽化室、柱温及检测器温度到规定温度。

（4）打开色谱工作站（计算机），进入工作界面。

（5）将 H_2、空气调节到适当流量后点火，观察点火信号，检查是否点燃。

3. 基线噪声和基线漂移检定 基线稳定后，调节基线位置（输出信号）位于记录图或显示图中部，记录30分钟，测量并计算基线噪声和基线漂移。

4. 检测限检定 用微量注射器注入 $1 \sim 2\mu l$，浓度为 $100ng/\mu l$ 或 $1000ng/\mu l$ 的正十六烷-异辛烷溶液，连续进样6次，记录正十六烷峰面积。

检测限的计算：

$$D = 2NW/A \tag{1}$$

式中，D 为检测限（g/s），N 为基线噪声（A），W 为正十六烷的进样量（g），A 为正十六烷峰面积的算术平均值（A·s）。

须注意，在检测限测定中，样品进样量务必准确，要注意排空微量注射器中的气泡。

5. 定量重复性检定 定量重复性以正十六烷峰面积测量的相对平均标准偏差 RSD 表示。

思考题

1. 选择柱温的原则是什么？为什么检测器温度一般要高于柱温？
2. 为什么用检测限 D 衡量检测器的性能比用灵敏度 S 好？

实验三十 气相色谱法定量分析（归一化法）

一、实验目的

1. 熟悉重量校正因子的测定。
2. 掌握气相色谱仪的使用。
3. 掌握归一化法。

二、实验原理

气相色谱定量分析方法有外标法、内标法、归一化法数种。当样品中各组分都能流出色谱柱且均能在检测器上有信号，并相互能分开，则可以利用归一化法进行定量分析。样品中某一组分的含量即为：

$$C_i\% = \frac{A_i f_i}{\sum A_i f_i} \times 100\% \tag{1}$$

重量校正因子可以查手册，也可以自行测定。测定时取已知含量（或重量配比）的混合液，从色谱图中得到相应的峰面积计算：

$$\frac{A_i f_i}{A_s f_s}=\frac{m_i}{m_s}\quad\Rightarrow\quad f_i=\frac{A_s f_s}{A_i}\times\frac{m_i}{m_s}\tag{2}$$

内标的校正因子查手册，如苯的校正因子 $f_s=0.78$（TCD）

三、主要仪器与试剂

1. **仪器**　检测器（TCD）、色谱柱、1.0μl 微量注射器。
2. **试剂**　苯-甲苯（体积 1 : 1）溶液（对照液）、苯-甲苯的混合液（样品液）。

四、实验内容

1. **仪器条件**　色谱柱：2mm×4m，15%DNP-6201 固定相（60~80 目）；柱温：100℃左右；检测器：TCD；载气：N_2 30~60ml/min。
2. 用微量注射器吸取对照液 0.8μl 进样分析，记录色谱图，测定相应的峰面积，计算甲苯的校正因子。
3. 用微量注射器吸取样品液 0.8μl 进样分析，记录色谱图，测定相应的峰面积，计算各组分百分含量。

五、实验记录及处理

1. 色谱条件
载气：N_2 流速____ml/min。
柱温：____℃。
检测器：类型 ____；温度 ____℃；量程 ____。
辅助气：H_2____ml/min；空气 ____ml/min。
汽化室：温度____℃。

2. 记录各组分峰面积，并计算校正因子和含量。

（思）（考）（题）

　本实验各组分出峰顺序是什么？

实验三十一　气相色谱法测定广藿香中百秋李醇的含量（内标对比法）

一、实验目的

1. 了解气相色谱仪的结构及工作原理。
2. 掌握气相色谱仪的使用方法。
3. 掌握内标对比法含量测定的方法。

二、实验原理

气相色谱的定量方法常采用内标法，内标法又分为标准曲线法、对比法、校正因子法。使用内标法可抵消仪器稳定性差，进样量不准确等带来的误差。内标法是选择样品中不含有的纯物质作为内标物加入待测样品溶液中，与待测组分和内标物质的响应信号对比，以测定待测组分的含量。

$$对照品：\frac{C_{iR}}{C_{sR}} = \frac{f_i A_{iR}}{f_s A_{sR}} = f' \frac{A_{iR}}{A_{sR}} \tag{1}$$

$$样\quad品：\frac{C_{ix}}{C_{sx}} = \frac{f_i A_{ix}}{f_s A_{sx}} = f' \frac{A_{ix}}{A_{sx}} \tag{2}$$

$$m_{甲苯}(\%) = \frac{C_{ix} D}{m_i} \times 100\% \tag{3}$$

三、主要仪器与试剂

1. **仪器**　气相色谱仪、氢火焰离子化检测器、5μl 微量注射器、HP-5 毛细管柱、容量瓶、吸量管。
2. **试剂**　正己烷（内标物）、百秋李醇（对照品）、三氯甲烷。

四、实验内容

1. **色谱条件与系统适用性试验**　HP-5 毛细管柱（交联 5% 苯基甲基聚硅氧烷为固定相，柱长为 30m，内径为 0.32mm，膜厚度为 0.25mm）；程序升温：初始温度 150℃，保持

2~3分钟，以每分钟8℃的速率升温至230℃，保持2分钟；进样口温度为280℃，检测器温度为280℃；分流比为20∶1。理论板数按百秋李醇峰计算应不低于50000。

2. **校正因子测定** 取正十八烷适量，精密称定，加正己烷制成每1ml含15mg的溶液，作为内标溶液。取百秋李醇对照品30mg，精密称定，置于10ml容量瓶中，精密加入内标溶液1ml，用正己烷稀释至刻度，摇匀，取1.0μl注入气相色谱仪，计算校正因子。

3. **测定法** 取本品粗粉约3g，精密称定，置于锥形瓶中，加三氯甲烷50ml，超声处理3次，每次20分钟，滤过，合并滤液，回收溶剂至干。残渣加正己烷使之溶解，转移至5ml容量瓶中，精密加入内标溶液0.5ml，加正己烷至刻度，摇匀，吸取1.0μl，注入气相色谱仪，测定即得。

本品按干燥品计算，含百秋李醇（$C_{15}H_{26}O$）不得少于0.10%。

五、实验记录及处理

1. 色谱条件
色谱柱：_____。
柱温：_____℃。
载气：_____；载气流速_____ml/min。
检测器：_____；检测器温度_____℃；量程_____。
辅助气：H_2_____ml/min；空气_____ml/min。
汽化室温度：_____℃。

2. 记录对照品和样品色谱图上被测组分和内标相应的峰面积，用内标对比法计算含量。

思考题

1. 内标法对内标物有什么要求？
2. 内标法的优缺点是什么？
3. 甲苯的溶剂残留量是否可以采用高效液相色谱法测定？为什么首选气相色谱法？

实验三十二 气相色谱法测定冰片中龙脑的含量
（内标校正因子法）

一、实验目的

1. 了解气相色谱仪的结构及工作原理。
2. 掌握气相色谱仪的使用方法。

3. 掌握内标校正因子法测定含量的方法。

二、实验原理

内标校正因子法可由对照品溶液得到校正因子，在相同条件下分析，若已知取样量及样品中内标的准确量，即可由样品色谱图的被测组分和内标的峰面积计算被测组分含量。

$$f' = \frac{f_i}{f_s} = \frac{m_i / A_i}{m_s / A_s}; \frac{m_i}{m_s} = f' \times \frac{A_i}{A_s} \tag{1}$$

$$x\% = \frac{m_{ix}}{m_{样}} \times 100\% = \frac{m_{ix}}{m_{sx}} \times \frac{m_{sx}}{m_{样}} \times 100\% = f' \times \frac{A_{ix}}{A_{sx}} \times \frac{m_{sx}}{m_{样}} \times 100\% \tag{2}$$

三、主要仪器与试剂

1. **仪器** 气相色谱仪、氢火焰离子化检测器、5μl 微量注射器、容量瓶、吸量管。
2. **试剂** 聚乙二醇（PEG）-20M 固定相、水杨酸甲酯、乙酸乙酯、龙脑（对照品）、冰片（样品）。

四、实验内容

1. **色谱条件** 聚乙二醇（PEG）-20M 固定相。气相色谱仪温度：汽化室 180℃；柱箱 140℃；检测器 180℃。要求理论塔板数按龙脑计不低于 1900。
2. **内标溶液的配制** 取水杨酸甲酯适量，精密称定，用乙酸乙酯配制成 5mg/ml 的内标溶液。
3. **对照品溶液的配制** 取龙脑对照品 50mg，精密称定，置于 100ml 容量瓶中，用内标溶液溶解，并稀释至刻度，摇匀。
4. **校正因子的测定** 精密吸取对照品溶液 1.0μl，注入气相色谱仪分析，由对照品的量和峰面积及内标的量和峰面积计算校正因子。
5. **样品中龙脑含量测定** 取冰片约 50mg，精密称定，置于 10ml 容量瓶中，用内标溶液溶解，并稀释至刻度，摇匀。精密吸取对照品溶液 1.0μl，注入气相色谱仪分析，由样品的量和峰面积及内标的量和峰面积计算含量。

五、实验记录及处理

1. 色谱条件

色谱柱：_____；柱温：_____℃。

载气：_____；载气流速_____ml/min。

检测器：_____；检测器温度 _____℃；量程 _____。

辅助气：H_2_____ml/min；空气 _____ml/min。

汽化室温度：_____℃。

2. 记录对照品和样品色谱图上被测组分和内标相应的峰面积，用内标对比法计算含量。

对照品_____ mg；内标_____ mg；样品_____ mg

	Ai	As	m_s	f'	含量	平均含量
对照品 1						
对照品 2						
样品 1						
样品 2						

思 考 题

试比较内标对比法与内标校正因子法。

实验三十三　高效液相色谱仪性能检定

一、实验目的

1. 了解高效液相色谱仪的一般使用方法。
2. 熟悉高效液相色谱仪性能检定的一般方法。

二、实验原理

高效液相色谱仪的主要性能指标如下。

1. **流量精度**　仪器流量的重复性，以流量百分变异系数表示。
2. **噪声**　由于各种未知的偶然因素所引起的基线变化，通常以毫伏为单位。
3. **漂移**　指基线朝一个方向缓慢变化，通常用单位时间内基线变化的数值表示。
4. **检出限**　指所产生的信号大小等于噪声2~3倍时，在每毫升流动相中所含物质的量。

三、主要仪器与试剂

1. **仪器**　高效液相色谱仪（紫外检测器）、C_{18}反相键合色谱柱（150×4.6mm，5μm）。
2. **试剂**　苯、萘、蒽、联苯、甲醇（色谱纯）、高纯水（新制）。

四、实验内容

1. 流量精度 流动相为甲醇-水（80：20），在流速 1.0ml/min、2.0ml/min、3.0ml/min 三点测定流量。用 10ml 容量瓶在出口处收集流出液，准确记录流出 10ml 所需的时间，换算成流速，重复 5 次。

2. 基线稳定性 流动相为甲醇-水（80：20），流速 1.0ml/min，待仪器稳定后，记录基线 1 小时。

3. 检出限 流动相为甲醇-水（80：20），流速 1.0ml/min，样品为萘的正己烷溶液（μg/ml），进样量为 1μl，重复进样 5 次，记录峰高和峰面积，计算检出限。

4. 重复性 流动相为甲醇-水（80：20），流速 1.0ml/min，样品为苯、萘、蒽的正己烷溶液，进样量为 20μl，重复进样 5 次，记录峰高和峰面积，计算 RSD。

五、注意事项

1. 进样前要对样品过滤。
2. 配制流动相应用新制备的高纯水。
3. 进样前用流动相平衡色谱柱 20 分钟。
4. 实验完毕用甲醇冲洗色谱柱 20 分钟，并清洗注射器和六通进样阀。

（思考题）

1. 检出限和定量限有什么区别？
2. 重复性检查的意义是什么？

实验三十四　高效液相色谱法测定丹参中丹参酮Ⅱₐ的含量（外标法）

一、实验目的

1. 掌握高效液相色谱仪的使用。
2. 学会采用外标法进行定量分析。

二、实验原理

外标法可分为外标一点法、外标二点法及标准曲线法。当标准曲线截距为零（截距小于定量允许误差）时，可用外标一点法定量。在药物分析中，为了减小实验条件波动对分析结果的影响，最好采用随行外标一点法，即每次测定都同时进对照品与样品溶液。

三、主要仪器与试剂

1. **仪器**　高效液相色谱仪（紫外检测器）、C_{18}反相键合色谱柱。
2. **试剂**　甲醇（色谱纯）、高纯水（新制）、丹参药材粉末（供试品）、丹参酮II_A（对照品）。

四、实验内容

1. **色谱条件**　以甲醇-水（75：25）为流动相，检测波长为270nm，流速为1ml/min。理论塔板数按丹参酮II_A计算不低于2000。
2. **对照品溶液的配制**　精密称取丹参酮II_A对照品10mg，置50ml棕色量瓶中，加甲醇至刻度，摇匀，精密量取2ml，置25ml棕色量瓶中，加甲醇至刻度，摇匀，即得（每1ml含丹参酮II_A 16μg）。
3. **供试品溶液的配制**　取丹参药材粉末（过50目筛）0.3g，精密称定，置具塞棕色瓶中，精密加入甲醇50ml，密塞，称定重量，超声提取15分钟，放冷，密塞，再称定重量，用甲醇补足减失的重量，摇匀，滤过，取续滤液，置棕色瓶中即得。
4. **测定**　分别精密吸取对照品溶液与供试品溶液各5μl，注入高效液相色谱仪，测定，利用峰面积计算含量。

〔思考题〕

1. 外标一点法主要误差来源是什么？
2. 使用六通阀手动进样器时应注意什么？
3. 高效液相色谱仪的优缺点是什么？

实验三十五　高效液相色谱法测定栀子中栀子苷的含量（外标法）

一、实验目的

1. 了解高效液相色谱仪的结构及工作原理。
2. 掌握高效液相色谱仪的使用方法。
3. 掌握高效液相的定量测定方法。

二、实验原理

高效液相色谱的定量方法常采用外标法，外标法又分标准曲线法、外标一点法和外标两点法。当标准曲线法为过原点的一直线时，则可用外标一点法进行含量测定，其误差来源主要为进样量不准确。在同一台仪器同样的分析条件下，进同样体积的对照品溶液和样品溶液分析，则有：

$$\frac{A_样}{A_标} = \frac{C_样}{C_标}, \quad 即：C_样 = \frac{A_样 \times C_标}{A_标} \tag{1}$$

三、主要仪器与试剂

1. **仪器**　高效液相色谱仪（紫外检测器）、C_{18}反相键合色谱。
2. **试剂**　乙腈（色谱纯）、重蒸馏水（新制）、栀子苷（对照品）、甲醇、栀子（样品）。

四、实验内容

1. **流动相的配制**　量取乙腈（色谱纯）和重蒸馏水（15∶85），置量筒中混合后，用 $0.45\mu m$ 滤膜过滤脱气。

2. **色谱条件与系统适用性试验**　以乙腈-水（15∶85）为流动相，检测波长为238nm。理论塔板数按栀子苷峰计算应不低于1500。

3. **含量测定**

（1）对照品溶液的配制：取栀子苷对照品适量，精密称量，加甲醇制成每1ml甲醇含30μg对照品的溶液，即得。

（2）样品溶液的配制：取栀子样品粉末（过四号筛）约0.1g，精密称取，置具塞锥形瓶中，精密加入甲醇25ml，称定重量，超声处理20分钟，放冷，再称定重量，用甲醇补足减失的重量，摇匀，滤过。精密量取续滤液10ml，置25ml容量瓶中，加甲醇至刻度，摇匀，即得。

（3）精密吸取对照品和样品溶液各10μl，分别注入高效液相色谱仪进行分析，根据对照品和样品溶液色谱图上栀子苷的峰面积用标准品对照法（外标一点法）计算栀子中栀子苷的含量。

五、实验记录及处理

1. **色谱条件**

色谱柱：_____。柱温：_____℃。

流动相：____；流速 ____ml/min。

检测器：____；检测波长 ____。

2. 记录对照品、样品色谱图上相应色谱峰的峰面积，计算浓度及含量。

溶液	次数	A	A$_{平均}$	C$_{样}$/（mg·ml^{-1}）
对照品	1			
	2			
样品	1			
	2			

思考题

1. 外标一点法的主要误差来源是什么？欲获得准确的实验结果，在实验操作中应注意哪些问题？

2. 试比较外标法和内标法。

实验三十六　溶解热的测定

一、实验目的

1. 了解电热补偿法测定热效应的基本原理，使用软件处理数据的实验方法和实验技术。

2. 用电热补偿法测定硝酸钾在水中的积分溶解热，通过计算或作图求出硝酸钾在水中的微分溶解热、积分溶解热。

二、实验原理

物质溶解于溶剂过程的热效应称为溶解热。物质溶解过程包括晶体点阵的破坏、离子或分子的溶剂化、分子电离（对电解质而言）等过程，这些过程热效应的代数和就是溶解过程的热效应。溶解热包括积分（或变浓）溶解热和微分（或定浓）溶解热。把溶剂加到溶液中使之稀释，其热效应称为冲淡热。冲淡热包括积分（或变浓）冲淡热和微分（或定浓）冲淡热。

1. 相关概念

（1）溶解热 Q：在恒温、恒压下，物质的量为 n_2 的溶质溶于物质的量为 n_1 的溶剂（或溶于某浓度的溶液）中产生的热效应。

1）积分溶解热 Q_s：在恒温、恒压下，1mol 溶质溶于物质的量为 n_1 的溶剂中产生的热效应。

2）微分溶解热 $\left(\dfrac{\partial Q}{\partial n_2}\right)_{n_1}$：在恒温、恒压下，1mol 溶质溶于某一确定浓度的无限量的溶液中产生的热效应。

（2）冲淡热：在恒温、恒压下，物质的量为 n_1 的溶剂加入某浓度的溶液中产生的热效应。

1）积分冲淡热 Q_d：在恒温、恒压下，把原含 1mol 溶质和 n_{02} mol 溶剂的溶液冲淡到含溶剂为 n_{01} mol 时的热效应，为某两浓度的积分溶解热之差。

2）微分冲淡热 $\left(\dfrac{\partial Q}{\partial n_1}\right)_{n_2}$ 或 $\left(\dfrac{\partial Q_s}{\partial n_0}\right)_{n_2}$：在恒温、恒压下，1mol 溶剂加入某一确定浓度的无限量的溶液中产生的热效应。

2. 溶解热与冲淡热的关系　它们之间的关系可表示为：

$$dQ = \left(\frac{\partial Q}{\partial n_1}\right)_{n_2} dn_1 + \left(\frac{\partial Q}{\partial n_2}\right)_{n_1} dn_2 \tag{1}$$

上式在比值 $\dfrac{n_1}{n_2}$ 恒定下积分，得：

$$Q = \left(\frac{\partial Q}{\partial n_1}\right)_{n_2} n_1 + \left(\frac{\partial Q}{\partial n_2}\right)_{n_1} n_2 \tag{2}$$

全式除以 n_2，得：

$$\frac{Q}{n_2} = \left(\frac{\partial Q}{\partial n_1}\right)_{n_2} \frac{n_1}{n_2} + \left(\frac{\partial Q}{\partial n_2}\right)_{n_1} \tag{3}$$

令 $\dfrac{Q}{n_2} = Q_s$，$\dfrac{n_1}{n_2} = n_0$，即 $Q = n_2 Q_s$，$n_1 = n_2 n_0$，则：

$$\left(\frac{\partial Q}{\partial n_1}\right)_{n_2} = \left[\frac{\partial (n_2 Q_s)}{\partial (n_2 n_0)}\right]_{n_2} = \left(\frac{\partial Q_s}{\partial n_0}\right)_{n_2} \tag{4}$$

将式（4）代入式（3），得：

$$Q_s = \left(\frac{\partial Q}{\partial n_2}\right)_{n_1} + n_0 \left(\frac{\partial Q_s}{\partial n_0}\right)_{n_2} \tag{5}$$

$$Q_d = (Q_s)_{n_{01}} - (Q_s)_{n_{02}} \tag{6}$$

式（5）、（6）可以用图 5-12 表示，积分溶解热 Q_s 由实验直接测定，其他三种热效应则可通过 Q_s-n_0 曲线求得，在 Q_s-n_0 曲线上，不同 n_0 点的切线斜率为对应于该浓度溶液的微分

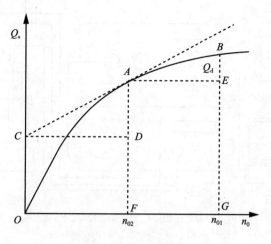

图 5-12 Q_s-n_0曲线

冲淡热，即 $\left(\dfrac{\partial Q_s}{\partial n_0}\right)_{n_2} = \dfrac{AD}{CD}$。该切线在纵坐标上的截距 OC，即为相应于该浓度溶液的微分溶

解热 $\left(\dfrac{\partial Q}{\partial n_2}\right)_{n_1}$。而在含有 1mol 溶质的溶液中加入溶剂使溶剂量由 n_{02} mol 增至 n_{01} mol 过程的积

分冲淡热 $Q_d = (Q_s)_{n_{01}} - (Q_s)_{n_{02}} = BG - EG$。

由图 5-12 可知，积分溶解热随 n_0 而变化，当 n_0 很大时，积分溶解热 Q_s 趋于不变。随

n_0 增加，微分冲淡热 $\left(\dfrac{\partial Q_s}{\partial n_0}\right)_{n_2}$ 减小，微分溶解热 $\left(\dfrac{\partial Q}{\partial n_2}\right)_{n_1}$ 增加，当 $n_0 \to \infty$ 时，微分冲淡热为 0，

微分溶解热为 Q_s。

欲求溶解过程的各种热效应，应先测量各种浓度下的积分溶解热。可采用累加的办法，先在纯溶剂中加入溶质，测出热效应，然后在这溶液中再加入溶质，测出热效应，根据先后加入溶质的总量可计算 n_0，而各次热效应总和即为该浓度下的溶解热。

3. 电热补偿法　本实验测量硝酸钾溶解在水中的溶解热，是一个溶解过程中温度随反应的进行而降低的吸热反应。故采用电热补偿法测定。先测定体系的起始温度 T，当反应进行后温度不断降低时，由电加热法使体系复原至起始温度，根据所耗电能求出其热效应 Q。

$$Q = I^2Rt = IVt \tag{7}$$

式中，R 为电热丝的电阻，I 为通过电热丝的电流，V 为电热丝两端所加的电压，t 为通电时间。

本实验通过测量温度、电流、电压、时间等数据，绘制 Q_s-n_0 图，计算积分溶解热、微分溶解热、微分冲淡热、积分冲淡热等数据。电热补偿法测定溶解热实验装置如图5-13所示。

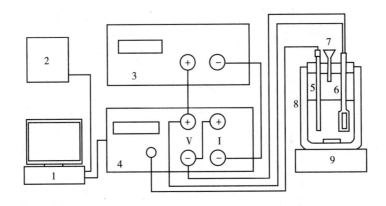

1. 微机；2. 打印机；3. 稳流电源；4. 数据采集接口；5. 测温探头；6. 电热管；
7. 加样口；8. 杜瓦瓶；9. 电磁搅拌器。

图 5-13　电热补偿法测定溶解热实验装置示意

三、主要仪器与试剂

1. 仪器　NDRH-5S 溶解热装置、杜瓦瓶、电磁搅拌器、加热棒、测温探头搅拌子。

2. 试剂　硝酸钾（A. R.）。

四、实验内容

1. 在台称上称量 2.5g、1.5g、2.5g、3.0g、3.5g、4.0g、4.0g 和 4.5g 硝酸钾，8 份样品备用。

2. 量取 216.2g 水倒入杜瓦瓶中，连接好加热棒和测温探头，添加搅拌子。连接电源，打开仪器电源开关，预热 3 分钟；"加热"控制开关暂时不开。"搅拌"开关旋开，观察杜瓦瓶中磁力搅拌子旋转，调节"搅拌"旋钮至合适的转数。

3. 接通加热开关，缓慢调节"加热电流"旋钮，使加热器功率在 2.4~2.5W（记录准确功率大小）。

4. 当采样的水温高于室温 0.5℃ 时（注意此时显示温度即为起始温度），从加样漏斗处加入第一份样品，开始计时。

5. 样品加入后开始溶解，水温随之迅速下降，由于加热棒处于加热状态，水温会重新慢慢上升，当水温上升至起始温度时，记录下第一份样品平衡时间 t，同时迅速加入第二份样品，按上述的步骤继续测定至 8 份样品为止，并记录 8 份样品的平衡时间值 t。

6. 测定完毕后，将"加热电流"调至关的位置；"搅拌"旋钮调至最小；实验结束关闭仪器电源；将杜瓦瓶和加料器清洗干净，以便下次使用（注意搅拌子不要遗失）。

五、数据处理

1. 从电脑上打开溶解热处理软件进行数据处理，准确输入加热功率和对应样品的通电时间 t。检查无误后再单击 当前数据处理 按钮，则软件自动计算出每份样品的 Q_s、n_o 和 n_o 为 80、100、200、300、400 时 KNO_3 的积分溶解热、微分溶解热、微分冲淡热，及 n_o 从 80~100、100~200、200~300、300~400 时 KNO_3 的积分冲淡热。在显示器的右上角有 下一页 按钮，单击此按钮出现计算机自动画的 Q_s-n_0 曲线。

2. 如果需要保存当前数据到文件，则单击 保存数据到文件 按钮，然后根据提示输入文件名单击 OK 保存数据。如果需要调以前实验的数据来处理，则单击 读取数据文件 按钮并根据提示输入文件名来读取数据。

3. 将数据表与 Q_s-n_0 曲线"粘贴"到一个新建的 WORD 文档中，写上班号、姓名、实验日期等，在一页纸上打出。

六、注意事项

1. 本实验应确保样品充分溶解，因此实验前加以研磨。
2. 实验时需有合适的搅拌速度。
3. 实验结束后，杜瓦瓶中不应存在硝酸钾的固体，否则需重做实验。

思考题

1. 实验设计在体系温度高于室温 0.5℃ 时加入第一份 KNO_3，为什么？
2. 实验过程中，加热功率如果有变化，会造成什么误差？如何解决这个问题？

实验三十七 液体饱和蒸气压的测定

一、实验目的

1. 掌握静态法测定液体饱和蒸气压的原理及操作方法。学会用图解法求其平均摩尔气化热和正常沸点。
2. 了解真空泵、恒温槽及气压计的使用及注意事项。

二、实验原理

在一定温度下，纯液体与其气相达平衡时蒸气的压力称为该温度下液体的饱和蒸气压，简称为蒸气压。蒸发 1mol 液体所吸收的热量称为该温度下液体的摩尔气化热。液体的饱和蒸气压随温度而变化，温度升高时，饱和蒸气压增大；温度降低时，饱和蒸气压降低，这主要与分子的动能有关。当饱和蒸气压等于外界压力时，液体便沸腾，此时的温度称为沸点。外压不同时，液体沸点将相应改变。当外压为 1atm（101.325kPa）时，液体的沸点称为该液体的正常沸点。

液体的饱和蒸气压与温度的关系用克拉珀龙-克劳修斯方程式表示：

$$\frac{\mathrm{d}\ln P}{\mathrm{d}T} = -\frac{\Delta_V H_m}{RT^2} \tag{1}$$

式中，$\Delta_{vap}H_m$ 为摩尔气化热（J/mol），R 为气体常数 [8.314J/(mol·K)]。

若温度改变的区间不大，$\Delta_{vap}H_m$ 可视为常数（实际上 $\Delta_{vap}H_m$ 与温度有关）。积分上式得：

$$\ln P = -\frac{\Delta_{vap}H_m}{RT} + B \tag{2}$$

或

$$\lg P = -\frac{\Delta_{vap}H_m}{2.303RT} + B' \tag{3}$$

（3）式表明 $\lg P$ 与 $\frac{1}{T}$ 有线性关系。作图可得一直线，斜率为 $tg\alpha$。因此可得实验温度范围内液体的平均摩尔气化热 $\Delta_{vap}H_m$。

$$\Delta_{vap}H_m = -2.303R \cdot tg\alpha \tag{4}$$

当外压为 101.325kPa（760mmHg）时，液体的饱和蒸气压与外压相等时的温度称为液体的正常沸点。在图上，也可以求出液体的正常沸点。

液体饱和蒸气压的测量方法主要有三种。

1. 静态法　将待测液体置于一个封闭体系中，在不同温度下，直接测定饱和蒸气压或在不同外压下测定液体相应的沸点。静态法适用于饱和蒸气压较大的液体。静态法测量不同温度下纯液体饱和蒸气压，有升温法和降温法两种。

2. 动态法　在不同外部压力下测定液体的沸点。

3. 饱和气流法　在液体表面上通过干燥的气流，调节气流速度，使之能被液体的蒸气所饱和，然后进行气体分析，计算液体的饱和蒸气压。

本次实验采用升温法测定不同温度下纯液体的饱和蒸气压，所用仪器是液体饱和蒸气压测定装置（图5-14）。

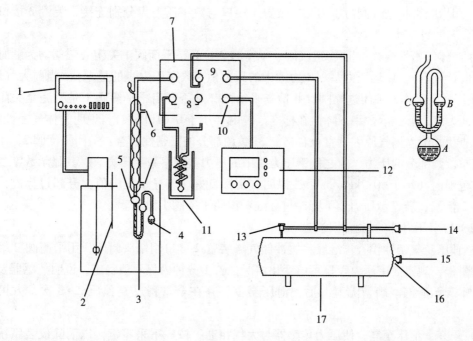

1. 恒温控制器；2. 温度计；3. U形等位计；4. 试液球；5. 缓冲球；6. 冷凝器；7. 实验装置；8. 冷阱；9. 调压包；10. 压力计；11. 冷阱；12. 数字压力计；13. 平衡阀1；14. 平衡阀2；15. 进气阀；16. 真空泵；17. 缓冲储气罐。

图5-14　液体饱和蒸气压测定装置

三、主要仪器与试剂

1. 仪器　液体饱和蒸气测定仪、真空泵、玻璃恒温槽、DP-A（YW）数字压力计、温度计。

2. 试剂　蒸馏水。

四、实验内容

1. 装置仪器　橡胶管与管路接口装置、玻璃仪器、数字压力计等相互连接时，接口与橡胶管一定要插牢，以不漏气为原则，保证实验系统的气密性。无冷阱用橡胶管将冷阱两端短路连接。

将待测液体装入平衡管，A 球约2/3 体积，B 和 C 球各1/2 体积，然后按图安装各部分。

2. 系统气密性检查

（1）缓冲储气罐的气密性检查

1）用橡胶管将进气阀与压力泵、装置 1 接口与数字压力表分别连接，装置 2 接口用堵头封闭。

2）整体气密性检查：① 将进气阀、平衡阀 2 打开，平衡阀 1 关闭（三阀均为顺时针关闭，逆时针开启）。启动压力泵，压力罐中的压力值＝数字压力表的显示值－当前大气压力。② 停止压力泵工作，关闭进气阀，并检查平衡阀 2 是否开启，平衡阀 1 是否完全关闭。观察数字压力表，若显示数字下降值在标准范围内（小于 0.01kPa/s），说明整体气密性良好。否则需查找并清除漏气原因，直至合格。③ 微调部分的气密性检查：关闭平衡阀 2，用平衡阀 1 调整微调部分的压力，使之低于压力罐中的压力，观察数字压力表，其显示数字变化值在标准范围内（小于±0.2kPa/min），说明气密性良好。若显示压力值上升超过标准，说明平衡阀 2 泄漏；若显示压力值下降超过标准，说明平衡阀 1 泄漏。

（2）数字压力计的气密性检查

1）预压及气密性检查：继续将缓冲储气罐装置 2 接口用堵头封闭，用平衡阀 2 缓慢加压至满量程，观察数字压力表显示值变化情况，若 1 分钟内显示值稳定，说明传感器及数字压力计本身无泄漏。确认无泄漏后，泄压至零，并在全量程反复预压 2~3 次，方可正式测试。

2）采零：泄压至零，使压力传感器与大气相通，按一下采零键，以消除仪表系统的零点漂移，此时 LED 显示"0000"。

注意：尽管仪表作了精细的零点补偿，但因传感器本身固有的漂移（如时漂）是无法处理的，因此，每次测试前都必须进行采零操作，以保证所测压力值的准确度。

3. 饱和蒸气压的测定　仪表采零后连接实验系统，即将缓冲储气罐装置 2 接口与实验系统连接，此时实验系统的压力等于大气压的值减去仪表显示值。

当空气被排除干净，且体系温度恒定后，旋转平衡阀 1 缓缓放入空气，直至 B、C 管中液面平齐，关闭平衡阀 1，记录温度与压力。然后，升高恒温槽温度 3~5℃，当待测液体再次沸腾，体系温度恒定后，旋转平衡阀 1 放入空气使 B、C 管液面再次平齐，记录温度和压力。依次测定，共测 6 个值。

关机：先将实验系统泄压，再关掉电源开关（OFF）。

五、数据处理

1. 自行设计实验数据记录表格，正确记录全套原始数据并填入演算结果。

2. 以测得的饱和蒸气压对温度 T 作图。

3. 由 P-T 曲线均匀读取 10 个点，列出相应的数据表，然后给出 $\ln P$ 对 $1/T$ 的直线图，由直线斜率计算出被测液体在实验温度范围内的平均摩尔气化热，并与文献值比较。

4. 由曲线求得待测液体的正常沸点，并与文献值比较。

六、注意事项

1. 减压系统不能漏气，否则抽气时达不到本实验要求的真空度。

2. 抽气速度要合适，必须防止平衡管内液体沸腾过剧，致使 B 管内液体快速蒸发。

3. 实验过程中，必须充分排净 AB 弯管空间中的全部空气，使 B 管液面上空只含液体的蒸气分子。AB 管必须放置于恒温水浴中的水面以下，否则其温度与水浴温度不同。

4. 测定中，打开进空气活塞时切不可太快，以免空气倒灌入 AB 弯管的空间中。如果发生倒灌，则必须重新排除空气。

5. 使用真空泵时，特别是关真空泵时，一定要防止真空泵中的真空油被吸入大真空瓶中，要保证真空泵的出口连通大气时才能关真空泵。就本实验而言，要保证大真空瓶上的三通活塞处于"⊥"状态时才能切断真空泵的电源。

6. 实验中调节平衡阀 1、平衡阀 2 时，数字压力计显示的压力值有时有跳动现象属正常，待压力值稳定后再工作。

7. 平衡阀 1 和平衡阀 2 是关系实验成败的主要因素之一，因此不能有泄漏现象。在实验时，平衡阀 1 既是放气开关，也是压力微调开关，因此实验时一定要仔细、缓慢地调节。同时，平衡阀 2 一定要关紧，以免因该阀泄漏而影响实验的顺利进行和准确性。

思考题

1. 测量中为什么要将 A-B 管中的空气干净？如何判断空气已经干净？
2. 标准沸点与沸腾温度有什么不同？
3. 测量中为什么系统不能漏气？

实验三十八 双液系的气液平衡相图

一、实验目的

1. 了解双液系沸点组成图的测绘原理和方法。
2. 用沸点仪测定常压下环己烷–乙醇的气液平衡相图。
3. 掌握阿贝折射仪的测量方法。

二、实验原理

完全互溶二元液系的沸点和组成（T-X）关系有下列三种：①理想的双液系，其液体混合物的沸点介于两纯物质沸点之间［图5-15（a）］。②各组分蒸气压对乌拉尔定律产生很大的正偏差，其溶液有最低恒沸点［图5-15（b）］。③各组分蒸气压对拉乌尔定律产生很大的负偏差，其溶液有最高恒沸点［图5-15（c）］。

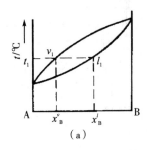 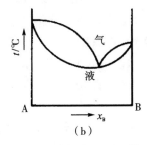 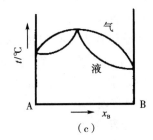

图 5-15　双液系沸点组成

第②③两类溶液在最高或最低恒沸点时的气液两相组成相同，加热蒸发的结果只使气相总量增加，气液相组成及溶液沸点保持不变，这时的温度称为恒沸点，相应的组成称为恒沸组成，其溶液称为恒沸混合物。

在一定的外压下，纯液体的沸点具有确定值，而双液系的沸点不仅与外压有关，而且还与双液系的组成有关，即还与双液中两液体的相对含量有关。因此，若在一定外压下，对一系列不同浓度的液体混合物，分别测定其沸点及两相组成作图，即得 T-X 图（T 为温度，X 为组成）。

本实验测定具有最低恒沸点的环己烷-乙醇双液系的 T-X 图。

为了测定双液系的 T-X 图，需在液体达到平衡后，同时测定溶液的沸点、气相和液相组成。本实验是用沸点仪（图5-16）直接测定一系列不同组成溶液的气液平衡温度（即沸点），并从冷凝管底部球形小室 D 收集少量馏出液（即气相样品）及支管 L 吸取少量溶液（即液相样品）。再分别用阿贝折射仪测定其折射率。为了求出相应的组成，必须先测定已知组成溶液的折射率，做出折射率对组成的工作曲线，在此曲线上即可查得对应于样品折射率的组成。下表给出环己烷-乙醇溶液的折射率数据供做工作曲线时采用。

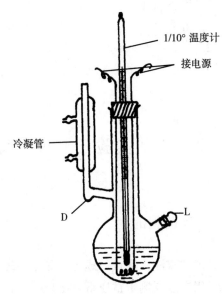

图 5-16　沸点测定仪装置

25℃时环己烷-乙醇溶液的折射率数据如下。

乙醇重量百分含量	0	14.67	28.78	43.29	58.74	71.34	86.02	100.00
折射率	1.4241	1.4129	1.4027	1.3928	1.3831	1.3752	1.3672	1.3601

当外界压力不同时，双液系的相图也不尽相同，但在未标明压力时，一般系指外压为一个大气压的值。

三、主要仪器与试剂

1. **仪器** 沸点仪、阿贝折射仪、冷凝水系统超级恒温槽、稳压电源、取样管。
2. **试剂** 环己烷、无水乙醇（分析纯）、环己烷-乙醇混合溶液。

四、实验内容

1. **测定环己烷的沸点** 取干净沸点仪、用少量环己烷荡洗（若已干燥不荡洗），然后加入环己烷于沸点仪中，使液面浸及电阻丝约1cm。按图5-16装好仪器，并把塞子塞紧。接通冷凝水，将电压控制在15V左右（电压应控制蒸气在冷凝管中回流不宜太高为好）加热至温度稳定后，记下沸腾温度，切断电源，再将沸点仪中溶液倒回原试剂瓶中（若时间不够此步测定可由指导教师预先测定）。

2. **调节阿贝折射仪** 在进行步骤1的同时，调节好折射仪，并调节好水浴温度，使阿贝折射仪上温度计读数为25℃±0.2℃。

3. **测定各溶液的沸点及平衡时气液两相的组成** 同步骤1，分别测定含乙醇的体积比为1%、3%、5%、15%、55%、75%、90%、95%的8个试剂溶液的沸点，读取沸腾温度后，切断电源，稍冷却后，用两支洁净干燥的取样管分别吸取冷凝管D处的气相组成液体和沸点仪中的液体，立即测定其折射率，在上述操作过程中，应防止分析样品的挥发损失，动作要迅速。测定折射率后，要用擦镜纸蘸取丙酮液擦拭棱镜，然后让其自行晾干以备下次测定用。每测完一个样品后，沸点仪中溶液必须倒回至原试剂瓶中并盖好，切勿倒错。更换测试溶液时，沸点仪可不必洗净和干燥。取样吸管必须干燥后再用。

4. **测定乙醇的沸点** 将沸点仪干燥（或用乙醇荡洗），同步骤1测定乙醇的沸点（若时间不够，此步可由指导教师预先测定）。

五、数据处理

1. 用己烷-乙醇标准溶液组成与对应的折射率做出组成-折射率工作曲线。
2. 将实验测定的各样品折射率在工作曲线上找出对应的重量百分比组成填入下表。

乙醇体积百分量	沸点/℃	气相冷凝液分析		液相分析	
		折射率	乙醇/%	折射率	乙醇/%

3. 作环己烷–乙醇体系的沸点组成图并求出最低恒沸点及相应的恒沸点混合物的组成。环己烷和乙醇的沸点文献值（101 325Pa）分别为80.74℃和78.5℃。

思考题

1. 如何判定气–液相已达到平衡状态。
2. 在本实验中，为什么除了测定环己烷和乙醇外，其他都不必洗净和干燥沸点仪？
3. 讨论产生误差的主要原因。

实验三十九 电解质溶液电导的测定及应用

一、实验目的

1. 测定氯化钾的无限稀释摩尔电导率。
2. 测定醋酸的电离平衡常数。
3. 掌握测定溶液电导的实验方法。

二、实验原理

电解质溶液电导的测定，通常采用电导池，其结构如图5-17所示。

若电极的面积为 A，两电极间的距离为 l，则溶液的电导 L 为：

$$L = \kappa A / l \qquad (1)$$

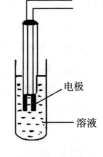

图5-17 电导池

式中，κ 称为电导率或比电导，为 $l = 1m$，$A = 1m^2$ 时溶液的电导。κ 的单位是 S/m（S 称为西门子）。

电解质溶液的电导率与温度、溶液的浓度及离子的价数有关。为了比较不同电解质溶液的导电能力。通常采用涉及物质的量的摩尔电导率 Λ_m 来衡量电解质溶液的导电能力。Λ_m 与

电导率 κ 关系为：

$$\Lambda_m = \frac{\kappa}{C} \tag{2}$$

式中，Λ_m 为摩尔电导率（Sm^2/mol）$\Lambda_m = \Lambda_{m,\infty} - A\sqrt{C}$。注意，当浓度 C 的单位是 mol/L 表示时，则要换算成 mol/m^3 后再计算。因此，只要测定了溶液在浓度 C 时的电导率 κ 之后，即可求得摩尔电导率 Λ_m。摩尔电导率随溶液的浓度而变，但其变化规律对强、弱电解质是不同的。对于强电解质的稀溶液有：

$$\Lambda_m = \Lambda_{m,\infty} - A\sqrt{C} \tag{3}$$

式中，A 为常数，$\Lambda_{m,\infty}$ 也是常数，是电解质溶液无限稀释时的摩尔电导率，称为无限稀释摩尔电导率。因此以 Λ_m 和根号 C 的关系作图得一直线，将直线外推至与纵轴相交，所得截距即为无限稀释时的摩尔电导率 $\Lambda_{m,\infty}$。

对于弱电解质，其 $\Lambda_{m,\infty}$ 值不能用外推法求得。但可用离子独立运动定律求得：

$$\Lambda_{m,\infty} = \Lambda_{\infty,+} + \Lambda_{\infty,-} \tag{4}$$

式中，$\Lambda_{\infty,+}$ 和 $\Lambda_{\infty,-}$ 分别是无限稀释时正、负离子的摩尔电导率，其值可通过查表求得。

根据电离学说，可以认为，弱电解质的电离度 α 等于在浓度时的摩尔电导率 Λ_m 与溶液在无限稀释时的电导率 $\Lambda_{m,\infty}$ 之比，即：

$$\alpha = \frac{\Lambda_m}{\Lambda_{m,\infty}} \tag{5}$$

另外，还可以求得 AB 型弱电解质的 K_a：

$$K_a = \frac{a^2 \cdot C}{1-a} \tag{6}$$

所以，通过实验测得 α 即可得 K_a 值。

三、主要仪器与试剂

1. 仪器　DDS-11A 型电导率仪、DJS-电报、恒温槽、电导池、100ml 容量瓶、50ml 移液管。

2. 试剂　标准 HAC 溶液（0.02mol/L）、标准 KCl 溶液（0.02mol/L）。

四、实验内容

1. 调节恒温槽的温度为 25±0.1℃。

2. DDS-11A 型电导率仪的使用方法：其板面如图 5-18 所示。为保证测量准确及仪表安全，须按以下各点使用。

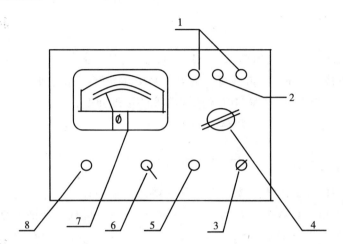

1. 电极接线柱；2. 电极屏蔽线接线柱；3. 校正测量换挡开关；4. 范围选择器；
5. 校正调节器；6. 电源开关；7. 指示电表；8. 指示灯。

图 5-18　DDS-11A 型电导率仪

（1）通电前，检查表针是否指零，如不指零，可调整表头调整螺丝，使表针指零。

（2）当电源线的插头被插入仪器的电源孔（在仪器的背面）后，开启电源开关，灯即亮。预热后即可工作。

（3）将范围选择器 4 扳到所需的测量范围（如不知被测量的大小，应先调至最大量程位量，以免过载使表针打弯，以后逐挡改变到所需量程）。

（4）连接电板引线。被测定为低电导（$5\mu\Omega^{-1}$ 以下）时，用光亮铂电极；被测液电导在 $5\mu\Omega^{-1}$～$150m\Omega^{-1}$ 时，用铂黑电极。

（5）将校正测量换挡开关 3 扳向"校正"，调整校正调节器 5，使指针停在指示电表 7 中的倒立三角形处。

（6）将校正测量换挡开关 3 板向"测量"，将指示电表 7 中的读数乘以范围选择器 4 上的倍率，即得被测溶液的电导度。

（7）在测量中要经常检查"校正"是否改变，即将校正测量换挡开关 3 扳向"校正"时，指针是否仍停留在倒立三角形处。

3. 溶液的配制和电导率的测量

（1）取 100ml 0.02mol/L KCl 溶液供逐步稀释和测量用，方法如下：取两个洁净的 100ml 容量瓶和 1 支 50ml 移液管。将容量瓶 A 和移液管用待测的 0.02mol/L KCl 溶液振荡 2~3 次后，装入 100ml 0.02mol/L KCl 溶液，用移液管吸取 50ml 溶液至容量瓶 B 中，并用蒸馏水稀释至刻度，即成 0.01mol/L 的 KCl 溶液，供第 2 次测量和稀释用。取容量瓶中剩下的 0.02mol/L KCl 溶液荡洗电导池后，充满，测量其电导率。测后弃余液并洗净 A 瓶，用蒸馏水振荡 2~3 次。再用 B 瓶的溶液荡洗移液管后，移取 B 瓶中溶液 50ml 放入 A 瓶中，用蒸馏水稀释至刻度，取得 0.005mol/L 的 KCl 溶液，供第 3 次测量和稀释用。重复以上操作，分别测定 0.020mol/L、0.010mol/L、0.0050mol/L、0.0025mol/L、0.00125mol/L KCl 溶液的电导率。

（2）用上述同样方法测定 0.02mol/L HAc 溶液的电导率，并依次稀释 4 次，共测 5 个浓度的 HAc 溶液的电导率。

（3）洗净并用蒸馏水荡洗电导池，再测定蒸馏水的电导率。

五、数据处理

1. 将数据与处理结果填入下表。

	$C/$（mol · L^{-1}）	$\sqrt{C}$	$\kappa_{测}/$（S · m^{-1}）	$\kappa_{实} = \kappa_{测} - \kappa_{水}$	$\Lambda_m = \kappa/C$
KCl 溶液					
HAc 溶液					

HAc 溶液	$\alpha = \dfrac{\Lambda_m}{\Lambda_{m,\infty}}$	$K_a = \dfrac{\alpha^2 C}{1-\alpha}$	K_a	K_a（文献）

2. 分别作 KCl 溶液和 HAc 溶液的 Λ_m-$\sqrt{C}$ 图。

3. 作 KCl 的 Λ_m-$\sqrt{C}$ 图直线外推导 $\sqrt{C} \rightarrow 0$，求出 KCl 的 $\Lambda_{m,\infty}$ 值。

4. 求出 HAc 溶液各个浓度下的 K_a 值，并计算出 K_a 平均值与文献进行比较。

思考题

1. 从 KCl 和 HAc 溶液的 Λ_m-$\sqrt{C}$ 图讨论 Λ_m 随浓度变化的情况有何不同？

2. 为什么在实验中真实电导率要减去水的电导率？

3. 为什么本实验要用铂电极？

实验四十　原电池电动势的测定及应用

一、实验目的

1. 掌握对消法测定电池电动势的原理及电位差计的使用方法。
2. 学会一些电极的制备和处理方法。
3. 通过电池和电极电势的测量，加深理解可逆电池的电动势及可逆电极电势的概念。
4. 测定几个电池的电动势。

二、实验原理

化学电池是由两个"半电池"即正负电极组成的。在电池反应过程中正极上起还原反应，负极上起氧化反应，而电池反应是这两个电极反应的总和。其电动势为组成该电池的两个半电池的电极电势的代数和。若知道了一个半电池的电极电势，通过测量这个电池电动势就可算出另外一个半电池的电极电势。但单电极的电极电势的绝对值至今也无法从实验上进行测定。在电化学中，电极电势是以一电极为标准而求出其他电极的相对值。现在国际上采用的标准电极是标准氢电极，即在 $\alpha_H^+ = 1$ 时，$P_{H2} = 100kPa$ 时被氢气所饱和的电导电极，它的电极电势规定为 0，然后将其他待测的电极与其组成电池，这样测得电池的电动势即为被测电极的电极电势。由于氢电极使用起来比较麻烦，人们通常把具有稳定电位的电极，如甘汞电极，银-氯化银电极作为第二级参比电极。

测量电池的电动势，要在接近热力学可逆条件下进行，不能用伏特计直接测量，因为此方法在测量过程中有电流通过伏特计，处于非平衡状态，因此测出的是两电极间的电势差，达不到测量电动势的目的，而只有在无电流通过的情况下，电池才处在平衡状态。用对消法可达到测量原电池电动势的目的，原理见图 5-19，图中 AB 为均匀的电阻丝，工作电池 Ew 与 AB 构成一个通路，在 AB 线上产生了均匀的电位降。K_2 接通，待测电池 Ex 正极与工作电池的正极连接，负极则经过检流计 G 接到滑动接头 C 上，这样就等于在电池的外电路上加上一个方向相反的电位差，它的大小由滑动点的位置来决定。移动滑动点的位置就会找到某一点（例如 C 点），当电钥闭合时，检流计中没有电流通过，此时电池的电动势恰好和 AC 线段所代表的电位差在数值上相等而方向相反。

为了求得 AC 线段的电位差，将 K_1 通 K_2 断，扳至与标准电池相接，标准电池的电动势是已知的，而且保持恒定，设为 E_S，用同样方法可以找出另一点 D，使检流计中没有电流通过，AD 线段的电位差就等于 E_S。因为电位差与电阻线的长度成正比，故待测电池的电动势为：

$$E_X = E_S \frac{AC}{AD} \tag{1}$$

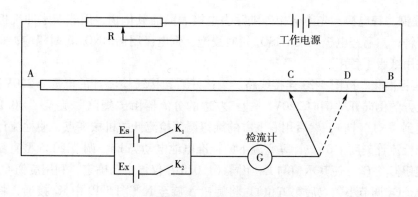

图 5-19 对消法测电动势

调整工作回路中的 R，可使电流控制在所要求的大小，使 AB 上的电位降达到我们所要求的量程范围。

测电动势用的仪器称为电位差计，其主要部件为阻值精确且均匀的电阻（上图中的 AB 段）。电位差计在测量 Ex 前必须对其读数进行校准——仪器标准化。标准化过程需要标准电池，常用的是韦斯顿标准电池，其特点是电动势稳定，随温度变化关系式为：

$$E = 1.0186 - 4.06 \times 10^{-5}(t-20) - 9.5 \times 10^{-7}(t-20)^2$$

t（℃）为韦斯顿标准电池的温度。仪器的标准化是调节电流或者说是校正仪器读数。

电池的书写习惯是左边为负极，右边为正极。本实验测定以下电池的电池电动势：

（1）Zn｜ZnSO$_4$（b=0.1mol·kg^{-1}）‖CuSO$_4$（b=0.1mol·kg^{-1}）｜Cu。

（2）Zn｜ZnSO$_4$（b=0.1mol·kg^{-1}）‖KCl（饱和）｜Hg$_2$Cl$_2$（s）｜Hg（l）。

（3）Hg（l）｜Hg$_2$Cl$_2$（s）｜KCl（饱和）‖CuSO$_4$（b=0.1mol·kg^{-1}）｜Cu。

（4）Hg（l）｜Hg$_2$Cl$_2$（s）｜KCl（饱和）‖H$^+$（HAC 和 NaAC 缓冲溶液），醌氢醌｜Pt。

（5）Hg（l）｜Hg$_2$Cl$_2$（s）｜KCl（饱和）‖H$^+$（未知浓度），醌氢醌｜Pt。

三、主要仪器与试剂

1. **仪器** UJ25 型电位差计、光电反射式检流计、韦斯登标准电池、饱和甘汞电极、铜电极、锌电极、U 形玻璃管、100ml 广口瓶。

2. **试剂** CuSO$_4$ 溶液（0.1mol/kg）、ZnSO$_4$ 溶液（0.1mol/kg）、HAC 溶液（0.2mol/kg）、丙酮、NaAC 溶液（0.2mol/kg）、未知浓度的酸溶液、饱和 KCl 溶液、琼脂等。

四、实验内容

1. **制作盐桥** 取琼脂 3g，饱和 KCl 溶液 100ml 加热至完全溶解，趁热将此溶液装入 U 形玻璃管中，静置固化后即可使用。

2. **处理铜、锌电极** 先用金相砂纸除去电极表面的氧化物，用蒸馏水冲洗擦干，用丙酮浸泡数分钟；然后锌电极用稀 H_2SO_4 短时浸泡；铜电极用稀 HNO_3 短时浸泡；最后用蒸馏水冲洗，并用纸吸干备用。

3. **仪器标准化** 按图 5-20 连接线路。线接好后，接通检流计的电源（220V），将检流计面板右上方的倒向开关倒向 220V 一边，左边的分流器由"短路"旋至"×0.1"挡（精确测定可调到"×1"挡），然后用右下方的旋钮调节检流计的机械零点，使检流计光标的中央黑线对准检流计刻度"0"。计算室温下的标准电池电动势 Es，调节 UJ25 型直流电位差计面板上的旋钮 C_1、C_2，使其示值与 Es 相同（1.018 在仪器中已确定，利用旋钮 C_1 调节小数点后第四位，C_2 调节小数点后第五位）。将旋钮 A 旋至 N（图 5-19 中 K_1 接通，将标准电池接入线路），将旋钮 $R_1\sim R_4$ 调至"0"（图 5-19 中的可变电阻 R）；轻按一下左下角的"粗"键，观察检流计光标的偏转方向，按"短路"电键可使检流计光标摇摆幅度减小，光标停稳后进行下一步调节；逐步调大旋钮 R_1（粗）每调节一次，轻按一下左下角的"粗"键，直至检流计光标反向偏转，此时将旋钮 R_1 调小一挡，再重复以上操作依次调节 $R_2\sim R_4$（中、细、微），检流计光标偏转很小时，开始按"细"键，直至检流计光标偏转极小（几乎不偏转）为止。

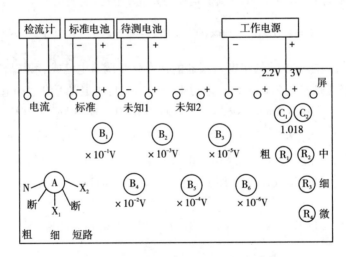

图 5-20 UJ25 型直流电位差计面板示意图

4. **测量待测电池电动势** 取 100ml 广口瓶 2 个，分别装入半杯 0.1mol/kg $CuSO_4$ 和 0.1mol/kg $ZnSO_4$，分别插入铜电极和锌电极，中间架以盐桥，即构成铜-锌电池。将旋钮 A 旋至 X_1（图 5-19 中 K_2 接通，电池接在"未知 1"上）或 X_2，将旋钮 $B_1\sim B_6$ 调至"0"（原理图中的精密电阻 AB）；轻按一下左下角的"粗"键，观察检流计光标的偏转方向，逐步调大旋钮 B_1 每调节一次，轻按一下左下角的"粗"键，直至检流计光标反向偏转，此时将旋钮 B_1 调小一挡，再重复以上操作依次调节 $B_2\sim B_6$，检流计光标偏转很小时，开始按"细"键，直至检流计光标偏转极小（几乎不偏转）为止。记下旋钮 $B_1\sim B_6$ 上的读数，即为 Ex；再重复两次，注意：每次读数前应进行仪器标准化（可能只需调节 R_3、R_4）。

更换电极重复以上操作测量其他电池的电动势。测量电池（1）在 20℃、25℃、30℃、

35℃、40℃的电池电动势。

5. 实验完毕　拆除线路和检流计电源，将饱和甘汞电极放回饱和 KCl 溶液中保存，其他试剂倒入废液桶中，清洗电极和烧杯，整理仪器及桌面。

注意：检流计关机后应处于"短路"状态（将分流器开关置于"短路"挡）。

其他注意事项：

（1）连接线路时，切勿将标准电池、工作电源、待测电池的正负极接错。

（2）实验前，应先根据附录中的公式计算出实验温度下标准电池的电动势。

（3）应先将半电池管中的溶液恒温后，再测定电动势。

（4）使用检流计时，按按钮的时间要短，以防止过多的电量通过标准电池或被测电池，造成严重的极化现象，破坏被测电池的可逆状态。

五、数据处理

电池	$E_{实测,1}/V$	$E_{实测,2}/V$	$E_{平均}/V$	理论值/V
（1）				
（2）				
（3）				
（4）				
（5）				

1. 计算各电极的电极电势 E（电极）

（1）锌电极：

$$E_{(Zn^{2+}/Zn)} = E^{\theta}_{(Zn^{2+}/Zn)} - \frac{RT}{2F}\ln\frac{a_{(Zn)}}{a_{(Zn^{2+})}} = E^{\theta}_{(Zn^{2+}/Zn)} + \frac{RT}{2F}\ln\gamma_{(Zn^{2+})} \cdot \frac{b_{(Zn^{2+})}}{b^{\theta}} \tag{2}$$

（2）铜电极：

$$E_{(Cu^{2+}/Cu)} = E^{\theta}_{(Cu^{2+}/Cu)} - \frac{RT}{2F}\ln\frac{a_{(Cu)}}{a_{(Cu^{2+})}} = E^{\theta}_{(Cu^{2+}/Cu)} + \frac{RT}{2F}\ln\gamma_{(Cu^{2+})} \cdot \frac{b_{(Cu^{2+})}}{b^{\theta}} \tag{3}$$

式中，$b^{\theta} = 1 mol/kg$，$\gamma_{(Zn^{2+})} \approx \gamma_{(ZnSO_4)}$，$\gamma_{(Cu^{2+})} \approx \gamma_{(CuSO_4)}$。

（3）甘汞电极：

$$E_{(饱和甘汞)} = [0.2410 - 7.6 \times 10^{-4} \times (t-25)]V \tag{4}$$

（4）醌氢醌电极：其中的醌氢醌是等分子比的醌（$C_6H_4O_2$，以 Q 表示）和氢醌 [$C_6H_4(OH)_2$，以 H_2Q 表示] 的复合物，它在水中按下式分解：

$$C_6H_4O_2 \cdot C_6H_4(OH)_2 = C_6H_4O_2 + C_6H_4(OH)_2$$

氢醌是弱有机酸，按下式解离，离解度很小。

$$C_6H_4(OH)_2 = C_6H_4O_2^{2-} + 2H^+$$

醌氢醌电极的电极反应为：

$$C_6H_4O_2 + 2H^+ + 2e^- = C_6H_4(OH)_2$$

其电极电势为：

$$E_{(Q/H_2Q)} = E^\theta_{(Q/H_2Q)} - \frac{RT}{2F}\ln\frac{a_{(H_2Q)}}{a_{(Q)}a^2_{H^+}} \tag{5}$$

$$= E^\theta_{(Q/H_2Q)} + \frac{RT}{F}\ln a_{(H^+)} = 0.6993 - 0.059\,16pH$$

缓冲溶液 pH 的计算：

$$pH = pK_a - \log\frac{a_{(HAc)}}{a_{(Ac^-)}} = pK_a - \log\frac{\gamma_{(HAc)} \cdot b_{(HAc)}}{\gamma_{(Ac^-)} \cdot b_{(Ac^-)}} \tag{6}$$

由于 HAc 浓度较小且处于分子状态，故可以认为它的活度系数 $\gamma_{(HAC)}$ 为 1，$\gamma_{(AC^-)}$ 可取 NaAC 的平均活度系数。

有关电解质的平均活度系数：

电解质溶液	0.1mol/kg CuSO₄ 溶液	0.1mol/kg ZnSO₄ 溶液	0.1mol/kg NaAc 溶液
$\gamma_\pm$	0.16	0.15	0.79

2．计算各电池的电动势。

3．计算实验数据的相对误差。

4．求电池（4）的温度系数。

思考题

1．对消法测定电动势的基本原理是什么？为什么用伏特表不能准确测定电池电动势？

2．参比电极应具备什么条件？它有什么作用？

3．盐桥有什么作用？应选择什么样的电解质作盐桥？

实验四十一　蔗糖转化反应及半衰期测定

一、实验目的

1. 测定蔗糖转化的反应常数和半衰期。
2. 了解反应物浓度与旋光度之间的关系。
3. 掌握旋光仪的正确操作。

二、实验原理

蔗糖水溶液在有氢离子存在时产生水解反应：

$$C_{12}H_{22}O_{11}(蔗糖) + H_2O \xrightarrow{H^+} C_6H_{12}O_6(果糖) + C_6H_{12}O_6(葡萄糖)$$

反应是二级反应，但反应时水是大量存在的，H^+ 是催化剂，其浓度保持不变，因此，蔗糖转化应可看作一级反应，其动力学方程式可写成：

$$-\frac{d[C_{12}H_{22}O_{11}]}{dt} = K[C_{12}H_{22}O_{11}] \tag{1}$$

将上式移项并积分得：

$$-\int_{C_0}^{C_t} \frac{d[C_{12}H_{22}O_{11}]}{[C_{12}H_{22}O_{11}]} = \int_0^t Kdt \tag{2}$$

$$\ln \frac{C_0}{C_t} = Kt \tag{3}$$

式中，C_0 为 $t=0$ 时蔗糖的起始浓度，C_t 为反应经 t 分钟后的蔗糖浓度，C_∞ 为反应结束后的蔗糖浓度。

当 $C_t = \frac{1}{2}C_0$ 时，t 可用 $t_{\frac{1}{2}}$ 表示，即反应的半衰期：

$$t_{\frac{1}{2}} = \frac{\ln 2}{K} = \frac{0.693}{K} \tag{4}$$

因为蔗糖、葡萄糖、果糖都是旋光物质，而且果糖的左旋大于葡萄糖的右旋性，因此在反应过程中，体系的旋光度将逐渐从右旋变成左旋，而且由于蔗糖水解是能进行到底的，即

$C_\infty = 0$，这时左旋角达到最大值。

设开始测得旋光度为 α_0，经 t 分钟测得旋光度为 α_t，到反应完毕测得旋光度为 α_∞，由于是在同一光源、同一长度的旋光管中进行的，所以浓度的改变正比于旋光度的改变，且比例常数 K 相同，因此：

$$C_0 - C_\infty = K(\alpha_0 - \alpha_\infty) \tag{5}$$

$$C_t - C_\infty = K(\alpha_t - \alpha_\infty) \quad \text{且 } C_\infty = 0 \tag{6}$$

$$\frac{C_0}{C_t} = \frac{\alpha_0 - \alpha_\infty}{\alpha_t - \alpha_\infty} \tag{7}$$

代入动力学方程得：

$$K = \frac{2.303}{t} \lg \frac{\alpha_0 - \alpha_\infty}{\alpha_t - \alpha_\infty} \tag{8}$$

$$\lg(\alpha_t - \alpha_\infty) = -\frac{K}{2.303} t + \lg(\alpha_0 - \alpha_\infty) \tag{9}$$

上式中 $\lg(\alpha_0 - \alpha_\infty)$ 为常数，所以可用 $\lg(\alpha_t - \alpha_\infty)$ 对 t 作图，从所得直线的斜率即可求出反应速度常数 K 和 $t_{1/2}$。

三、主要仪器与试剂

1. **仪器** 全自动旋光仪（图 5-21）、计时器（秒表）、50ml 容量瓶、100ml 锥形瓶、50ml 烧杯、25ml 移液管。

2. **试剂** 3.00mol/L HCl 溶液、蔗糖（分析纯）等。

四、实验内容

1. **旋光仪零点的校正** 蒸馏水为非旋光物质，可以用来校正旋光仪的零点（既 $\alpha = 0$ 时仪器对应的刻度）。校正时，先洗净样品管，将管的一端加上盖子，并由另一端向管内灌满蒸馏水，在上面形成一凸面，然后盖上玻璃片和套盖，玻璃片紧贴于旋光管，此时管内不应该有气泡存在。但必须注意旋紧套盖时，一手握住管上的金属鼓轮，另一手旋套盖，不能用力过猛，以免玻璃片压碎。然后用吸滤纸将管外的水擦干，再用擦镜纸将样品管两端的玻璃片擦净，放入旋光仪的光路中。打开电源，按下清零按钮，获得旋光仪的零点。旋光仪的使用如下。

（1）接通电源，开启开关，预热 3~5 分钟，待钠光灯发光正常即可开始工作。

（2）仪器中放入空试管或充满蒸馏水的试管后，触按旋光仪液晶面板上的"清零"按

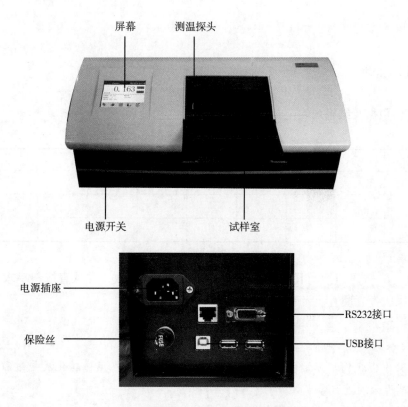

图 5-21　全自动旋光仪

键，获得仪器的校正零点。

（3）将装有已知浓度溶液的试管放入旋光仪，注意让气泡留在试管中间的凸起部分．触按"复测"按键，记下液晶显示器上显示的数字，即为溶液旋光度读数。

2. 反应过程的旋光度 α_t 的测定　称取 10g 蔗糖，加入干净的 50ml 烧杯中，先加入少量的蒸馏水，使蔗糖完全溶解，若溶液浑浊，则需要过滤。然后转移到 50ml 容量瓶中稀释至刻度线。

用移液管吸取蔗糖溶液 25ml，注入预先清洁干燥的 150ml 锥形瓶中。同法，用另一支移液管吸取 3.00mol/L 的 HCl 溶液 25ml 加入蔗糖溶液中，从 HCl 溶液由移液管内流出一半时开始计时，作为反应起点。溶液均匀混合后，立即用少量反应液荡洗旋光管两次，然后将反应液装满旋光管，旋上套盖，放进已预先恒温的旋光仪内，测量各时间的旋光度 α_t。

反应开始时，反应速度较快，在反应开始 15 分钟内，每 2 分钟测量一次，由于反应物浓度降低，使反应速率变慢，可以将每次测量的时间间隔适当放宽，一直测量到旋光度为负值为止。

3. α_∞ 的测量　反应完毕后，将旋光管内反应液与试管内剩余的反应混合液合并，置于 50~60℃ 的水浴内加热 30 分钟以上，使其加速反应至完全。然后取出，冷至实验温度下测定旋光度，在 10~15 分钟内，读取 3~5 个数据，如在测量误差范围，取其平均值，即为 α_∞ 值。

4. 实验结束后，立即将旋光仪洗净，在整个实验过程中，应极力避免旋光仪被盐酸腐蚀。

五、数据处理

1. 将实验数据及结果列表记录。

t/min								
α_t								
$\alpha_t-\alpha_\infty$								
$\lg(\alpha_t-\alpha_\infty)$								

2. 用 $\lg(\alpha_t-\alpha_\infty)$ 对 t 作图，由图形的形状判断反应级数，并从直线斜率求反应速率常数 k 并计算反应半衰期 $t_{1/2}$。

思考题

1. 实验中，我们用蒸馏水来校正旋光仪的零点，试问在蔗糖转化反应过程中所测的旋光度 α_t 是否必须进行零点校正？

2. 为什么配制蔗糖溶液可用托盘天平称量？

3. 在混合蔗糖溶液和盐酸溶液时，我们将盐酸加到蔗糖溶液里去了，可否将蔗糖溶液加到盐酸溶液中去？为什么？

实验四十二　乙酸乙酯皂化反应速率常数和活化能的测定

一、实验目的

1. 用电导法测定乙酸乙酯皂化反应的速率常数和活化能。
2. 了解二级反应的特点，学会用图解法求二级反应的速率常数及活化能。

二、实验原理

乙酸乙酯皂化反应是二级反应，反应式为：

$$CH_3COOC_2H_5 + NaOH \longrightarrow CH_3COONa + C_2H_5OH$$

其反应速度可用下式表示：

$$\frac{dx}{dt} = k(a-x)(b-x) \tag{1}$$

式中，a、b 分别表示两反应物初始浓度，x 为经过 t 时间减少了的 a 和 b 的浓度，k 为反应速率常数。积分上式得：

$$k = \frac{1}{t(a-b)} \cdot \ln\left[\frac{b(a-x)}{a(c-x)}\right] \tag{2}$$

若当初始浓度相同，即 a=b 时；可使计算式简化为：

$$\frac{dx}{dt} = k(a-x)^2 \tag{3}$$

积分上式得：

$$k = \frac{1}{t \cdot a} \frac{x}{a(a-x)} \tag{4}$$

反应前后 $CH_3COOC_2H_5$ 和 C_2H_5OH 对电导率的影响不大，可忽略。故反应前只考虑 NaOH 的电导率 κ，反应后只考虑 $C_{12}H_3COONa$ 的电导率 κ。对稀溶液而言，强电解质的电导率 κ 与其浓度成正比，而且溶液的总电导率就等于组成该溶液的电解质电导率之和。

故存在如下关系式：

$$\kappa_0 = A_1 \cdot a \tag{5}$$

$$\kappa_\infty = A_2 \cdot a \tag{6}$$

$$\kappa_t = A_1(a-x) + A_2 x \tag{7}$$

由（5）~（7）得：

$$x = \left(\frac{\kappa_0 - \kappa_t}{\kappa_0 - \kappa_\infty}\right) \cdot a \tag{8}$$

（8）式代入（4）式得：

$$k = \frac{1}{ta} \cdot \left(\frac{\kappa_0 - \kappa_t}{\kappa_t - \kappa_\infty}\right) \tag{9}$$

重新排列得：

$$\kappa_t = \frac{1}{ka} \frac{\kappa_0 - \kappa_t}{t} + \kappa_\infty \tag{10}$$

因此，以 κ_t 对 $\dfrac{\kappa_0-\kappa_t}{t}$ 作图为一直线即为二级反应，并从直线的斜率求出 k。

如果知道不同温度下的速率常数 $k(T_1)$ 和 $k(T_2)$，按阿仑尼乌斯方程计算出该反应的活化能 E。

$$E=\ln \frac{k(T_2)}{k(T_1)} \times (\frac{T_1 T_2}{T_2-T_1}) \cdot R \qquad (11)$$

三、主要仪器与试剂

1. 仪器　电导率仪（附铂黑电极）1 台、双管电导池 1 只、恒温槽 1 套、秒表 1 只、移液管（50ml）3 只、移液管（1ml）1 只、容量瓶（250ml）1 个、磨口三角瓶（200ml）5 个。

2. 试剂　NaOH 水溶液（0.0200mol/L）、乙酸乙酯（A.R.）、电导水。

四、实验步骤

1. 配制溶液　配制与 NaOH 准确浓度（约 0.0200mol/L）相等的乙酸乙酯溶液。其方法是：找出室温下乙酸乙酯的密度，进而计算出配制 250ml 的 0.0200mol/L（与 NaOH 准确浓度相同）的乙酸乙酯水溶液所需的乙酸乙酯的毫升数 V，然后用 1ml 移液管吸取 Vml 乙酸乙酯注入 250ml 容量瓶中，稀释至刻度，即为 0.0200mol/L 的乙酸乙酯水溶液。

2. 调节恒温槽以及电导率仪　将恒温槽的温度调至（25.0±0.1）℃或（30.0±0.1）℃，并调节好电导率仪。

3. 溶液起始电导率 κ_0 的测定　在干燥的 200ml 磨口三角瓶中，用移液管加入 50ml 0.0200mol/L 的 NaOH 溶液和同体积的电导水，混合均匀后，倒出少量溶液洗涤电导池和电极，然后将剩余溶液倒入电导池（盖过电极上沿约 2cm），恒温约 15 分钟，并轻轻摇动数次，然后将电极插入溶液，测定溶液电导率，直至不变为止，此数值即为 κ_0。

4. 反应时电导率 κ_t 的测定　将干燥、洁净的双管电导池（图 5-22）置于恒温槽中并夹好，然后用移液管移取 50ml 0.0200mol/L $CH_3COOC_2H_5$ 加入 b 管中，用另一只移液管取 50ml 0.0200mol/L NaOH 加入 a 管中。恒温 15 分钟，并摇动数次。同时，将电导池从恒温槽中取出，弃去上次溶液，用电导水洗净。将恒温好的 NaOH 溶液迅速倒入盛有 $CH_3COOC_2H_5$ 的 b 管中，同时开动秒表，作为反应的开始时间，迅速将溶液混合均匀，并用少量溶液洗涤电导池和电极，然后将溶液倒入电导池（溶液高度同前），测定溶液的

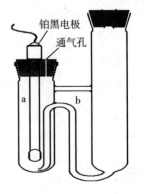

图 5-22　双管电导池

电导率 κ_t，在 4 分钟、6 分钟、8 分钟、10 分钟、12 分钟、15 分钟、20 分钟、25 分钟、30 分钟、35 分钟、40 分钟各测电导率 1 次，记下 κ_t 和对应的时间 t。

5. 另一温度下 κ_0 和 κ_t 的测定 调节恒温槽温度为 $(35.0\pm0.1)℃$ [或 $(40.0\pm0.1)℃$]。重复上述 4、5 步骤，测定另一温度下的 κ_0 和 κ_t。但在测定 κ_t 时，应按反应进行 4 分钟、6 分钟、8 分钟、10 分钟、12 分钟、15 分钟、18 分钟、21 分钟、24 分钟、27 分钟、30 分钟测其电导率。实验结束后，关闭电源，取出电极，用电导水洗净并置于电导水中保存待用。

五、数据处理

1. 将 t，κ_t，$(\kappa_0-\kappa_t)/t$ 数据列表。

	t/min	5	6	7	8	9	10	15	20	30	40
	K_t										
	$(K_0-K_t)/t$										

2. 以两个温度下的 κ_t 对 $(\kappa_0-\kappa_t)/t$ 作图，分别得一直线。
3. 由直线的斜率计算各温度下的速率常数 κ 和反应半衰期 $(t_{1/2})$。
4. 由两温度下的速率常数，按 Arrhenius 公式，计算乙酸乙酯皂化反应的活化能。

思考题

1. 被测溶液的电导率是哪些离子的贡献？反应进程中溶液的电导为何发生变化？
2. 为什么要使两种反应物的浓度相等？如何配制制定浓度的溶液？
3. 为什么要使两溶液尽快混合完毕？开始一段时间的测定间隔期为什么应短些？

实验四十三　溶液表面吸附的测定

一、实验目的

1. 掌握气泡最大压力法测定表面张力的原理和技术。
2. 测定不同浓度正丁醇（乙醇）水溶液的表面张力；根据吉布斯吸附公式计算溶液表面的吸附量，以及饱和吸附时每个分子所占的表面面积。
3. 进一步了解气泡压力与半径及表面张力的关系。

二、实验原理

当液体中加入某种溶质后，液体的表面张力就会发生变化，对同一溶质来说，其变化大小随溶液浓度不同而异。溶液浓度变化和表面张力变化的关系可用 Gibbs 等温吸附方程式表示：

$$\Gamma = -\frac{C}{RT} \cdot \frac{d\sigma}{dc} \tag{1}$$

式中，Γ 为吸附量（mol/m^2）；C 为溶液浓度（mol/m^3）；R 为气体常数；T 为绝对温度；$\frac{d\sigma}{dc}$ 为表面张力随溶液浓度的变化率。

凡能降低液体表面张力的物质叫作表面活性物。对水而言，如有机酸、醇、胺类物质均是，表面活性物都具有显著的不对称结构，它是由极性（亲水）部分和非极性（亲油）部分构成，在溶液表面，极性部分取向溶液内部，而非极性部分则取向气相。在浓度极稀时，其分子可以随意排列，有的甚至平卧在溶液表面上，当浓度不断增大时，表面活性物质分子逐渐定向排列，最后当浓度增大到一定程度时，表面活性物质的分子在溶液表面形成紧密定向排列的单分子层，即饱和吸附层。

如果做出 σ-c 曲线，可以看出开始时表面张力随溶液浓度增加迅速下降，而以后变化缓慢并趋于恒定，表示表面吸附已达饱和。

根据 σ-c 曲线可以通过作图法求出 Γ-c 的关系，如图 5-23。在 σ-c 曲线上取一点 a，通过 a 点作曲线的切线和平行横坐标的直线，分别交纵坐标于 b、b'。令 $bb' = Z$，则：

$$\frac{d\sigma}{dc} = \frac{-Z}{c} \tag{2}$$

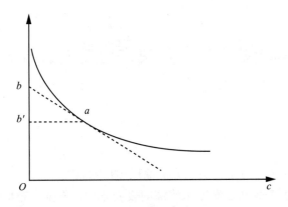

图 5-23　表面张力和浓度关系曲线

将上式代入（1）式得：

$$\Gamma = \frac{Z}{RT} \tag{3}$$

对单分子吸附，朗格茂（Langmuir）提出 Γ 和 C 的关系式：

$$\Gamma = \Gamma_m \frac{KC}{1+KC} \tag{4}$$

式中，Γ_m 为饱和吸附量，K 为一常数。上式可以改写成如下形式：

$$\frac{C}{\Gamma} = \frac{1}{\Gamma_m}C + \frac{1}{K\Gamma_m} \tag{5}$$

可见，作 $\frac{C}{\Gamma}$ $-C$ 图，所得直线斜率的倒数即为 Γ_m。

如以 N 代表 $1m^2$ 表面上分子数，即得：

$$N = \Gamma_m N_A \tag{6}$$

式中，N_A 为 Avogadro 常数，于是每个分子在表面上所占的面积为：

$$S = \frac{1}{\Gamma_m N_A} (m^2) \tag{7}$$

本实验用气泡最大压力法测定表面张力。其简单原理如下。

设有一气泡，半径为 r，如图 5-24 所示为毛细管尖端与试管表面相切时的状况。

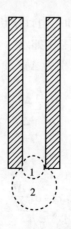

图 5-24 气泡形成过程

当液面 P 减小，毛细管中 P_0 就逐渐把管中液面压至管口，形成曲率半径最小（即等于 r）的半球形气体泡，这时压力差也最大。

$$\Delta P_r = P_0 - P = \frac{2\sigma}{r} \tag{8}$$

如果试管液面压力再减小至极小量，则大气压将把气泡压出管口，假定此时气泡的半径为 r'，表面膜将能承受的平衡压力差为：

$$\Delta P'_r = P_0 - P = \frac{2\sigma}{r'} \tag{9}$$

因 $r' > r$，故 $\Delta P'_r < \Delta P_r$。而实际上所加的压力差大于 ΔP_r，所以半径 r' 的气泡承受不了此压力而被吹离管口后破裂。破裂时将少量空气带入试管，压力差随之略有下降，故最大的压力差即表示气泡半径为 r 时的压力差值。此压力差可用压力计中的最大液柱差 Δh 来表示：

$$\Delta P_r = \rho g \Delta h \tag{10}$$

式中，ρ 为压力计中液体的密度，g 为重力加速度，所以：

$$\rho g \Delta h = 2\frac{\sigma}{r} \tag{11}$$

改写为：

$$\sigma = \frac{r}{2}\rho g \Delta h = K \cdot \Delta h \text{ 或 } \sigma = K \cdot \Delta P_r \tag{12}$$

K 为仪器常数，对于同一支毛细管和压力计来讲，K 为定值，由于毛细管半径 r 难以直接准确测出，故可用已知表面张力的液体（如水）测定。若水和待测液体的表面张力分别为 σ_0 和 σ，测得压力计的最大液柱差分别为 Δh_0 和 Δh，则：

$$\frac{\sigma_0}{\sigma} = \frac{\Delta h_0}{\Delta h} \tag{13}$$

即：

$$\sigma = \sigma_0 \frac{\Delta h}{\Delta h_0} \tag{14}$$

三、主要仪器与试剂

1. 仪器　表面张力测定实验装置（如图 5-25）DMPY1 台、毛细管 1 支、恒温槽 1 个、压力计、50ml 和 100ml 烧杯各 1 只、100ml 容量瓶 2 只、5ml 和 10ml 移液管各 1 只。

2. **试剂** 正丁醇（乙醇）分析纯。

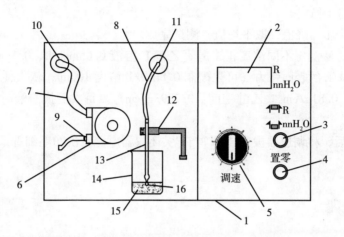

1. 表面张力实验装置；2. 压力显示；3. 压力显示切换；4. 置零按键；5. 调整拨挡；6. 蠕动泵；7、8. 硅胶管；
9. 防滑垫圈；10、11. 接气口；12. 调节支架；13. 毛细管；14. 烧杯；15. 样品；16. 气泡。

图 5-25 表面张力测定实验装置

四、实验内容

1. **准备工作** 将毛细管先用洗液洗净，再依次用自来水和蒸馏水漂洗，如果毛细管有堵塞现象还需要提前用弱酸浸泡，干燥处理，连接好仪器和毛细管的软管，把毛细管放置在毛细管架上，保持毛细管处于垂直状态，在毛细管下方放置一个小烧杯。往烧杯中装入待测样品。缓慢拧动试管架垂直支架处的支架高度调节杆，使得毛细管与烧杯中的液面相切。

2. **仪器常数 K 的测定** 调节仪器，使气泡由毛细管尖端成单泡逸出，且速度控制在每分钟形成 5~10 个气泡。在形成气泡的过程中，液面半径经历：大→小→大，同时压力计指示值的绝对值则经历：小→大→小的过程，当气泡刚脱离管端的一瞬间，压力计中液位差达到最大值，记录下绝对值最大的压力差，共 3 次，取其平均值。再由附录中，查出实验温度时水的表面张力 σ_0，则可以计算仪器常数 K。

表面张力测定实验装置的使用方法如下。

（1）打开仪器电源，预热 10 分钟。

（2）从仪器"压力输出口"气嘴上拔下连接毛细管的软管，此时系统与大气相通。

（3）按下置零键，将压力显示清零后重新连接软管，实验过程中无须再置零。

（4）调节调速挡位开关调节快慢，一般是在 3、4 挡附近，通过调节速度使得毛细管尖端的气泡溢出时间间隔符合教材要求，一般控制每个气泡形成的时间为 5~10 秒。若形成时间太短，则吸附平衡就来不及在气泡表面建立起来，测得的表面张力也就不准了。

（5）如果测量需要用毫米水柱显示，可按 Pa 和 mmH_2O 键切换。

（6）观察毛细管出泡是否每次出一个泡，如果不是，需要调整毛细管垂直和液面高度，如果还是不能出一个泡，需要清洗毛细管。

（7）等待2~3分钟，观察每次泡破瞬间压力表上记录的压力峰值（仪表上对于峰值保持了1.5秒钟）趋于稳定。

（8）读取多个压力峰值，取平均值，测试完成。

3. 依步骤2方法测定不同溶度正丁醇（乙醇）溶液0.05mol/L、0.1mol/L、0.2mol/L、0.4mol/L、0.8mol/L的表面张力（可先配制0.8mol/L溶度100ml，依次使用容量瓶对半稀释。正丁醇密度：$0.81g/cm^3$。乙醇密度：$0.7893g/cm^3$）。每次更换溶液时，都须用待测液润洗毛细管2次。

4. 实验结束后，将调速器拨回"0"挡，关闭仪器电源；洗净毛细管，以便下次实验同学使用。

五、数据处理

1. 列表记录实验数据。

2. 从附录的数据表中，查出实验温度下水的表面张力，求出各浓度正丁醇（乙醇）水溶液的表面张力 σ。

3. 作 σ-C 图，曲线要光滑。

4. 在曲线上取4~5个点，做切线求出 Z 值，由式（3）计算出不同浓度的 Γ 值。（也可用计算机处理数据，得到 σ-c 关系式，$\sigma = ac^2 + bc + d$，求出不同浓度下的指数 $\dfrac{d\sigma}{dc}$ 后，代入式（1），计算吸附量 Γ）

5. 作 Γ-C 图。

6. 作 $\dfrac{C}{\Gamma}$-C 图，由直线斜率求出 Γ_m，并计算出单个分子在表面上所占面积 S 值，与理论值（2.4×10^{-19}-$2.9 \times 10^{-19} m^2$）比较，计算相对误差。

六、注意事项

1. 关机前请将调速挡位归零。

2. 注意软管内不要流进液体，不能开裂或漏洞。

3. 传感器注意不要进杂物或异物，不用时用塞子堵好。

4. 毛细管一定要洗干净，否则气泡不能连续稳定，压力读数也不稳定，如发生此种现象，毛细管应重洗。

5. 毛细管一定要保持垂直，毛细管端管口与液面相切。

6. 气泡单个逸出时测量仪上显示最大压力差。

1. 本实验好坏的关键决定于哪些因素？如果气泡出得很快，对结果有什么影响？毛细管尖端为何要刚好接触液面？毛细管插入液面过深对实验结果有何影响？

2. 在气泡产生与破裂的重复过程中，压力计中两液柱的高度差只在一较小的范围内波动，而并非先相平后逐渐增加至最大高柱差，试解释这一现象产生的原因。

实验四十四　比表面积的测定——固体在溶液中的吸附

一、实验目的

1. 测定活性炭在醋酸溶液中的吸附量。
2. 推算活性炭的吸附量及比表面积。

二、实验原理

实验表明，在一定浓度范围内，活性炭对有机酸的吸附符合朗格缪尔（Langmuir）吸附方程：

$$\Gamma = \Gamma_\infty \frac{KC}{1 + KC} \tag{1}$$

式中，Γ 表示吸附量，通常指单位质量吸附剂上吸附溶质的摩尔数；Γ_∞ 表示饱和吸附量，C 表示吸附平衡时溶液的浓度，K 为常数。将上式整理可得如下形式：

$$\frac{C}{\Gamma} = \frac{1}{\Gamma_\infty K} + \frac{1}{\Gamma_\infty} C \tag{2}$$

作 $\dfrac{C}{\Gamma} - C$ 图，得一直线，由此直线的斜率和截距可求常数 K。

如果用醋酸作吸附质测定活性炭的比表面则可按下式计算：

$$S_0 = \Gamma_\infty \times 6.023 \times 10^{23} \times 24.3 \times 10^{-20} \tag{3}$$

式中，S_0 为比表面（m^2/kg）；Γ_∞ 为饱和吸附量（mol/kg）；6.023×10^{23} 为阿佛加德罗常数；24.3×10^{-20} 为每个醋酸分子所占据的面积（m^2）。

三、主要仪器与试剂

1. **仪器** 具塞锥形瓶4个、敞口锥形瓶4个、碱式滴定管（25ml）和酸式滴定管（25ml）各1只、移液管（50ml）1只、容量瓶（100ml）1个、三角漏斗1个、带铁圈的铁架台1个、滤纸适量。

2. **试剂** 活性炭、酚酞指示剂、0.40mol/L的HAc、0.1mol/L的NaOH。

四、实验内容

1. **仪器准备** 4个具塞锥形瓶（编号1-4号）用于放活性炭和醋酸。2个敞口锥形瓶（编号1-2号）用于放滤液。另外2个敞口锥形瓶（编号1'-2'号）用于存放需滴定的溶液，锥形瓶可以反复洗涤用，无须干燥。

2. **溶液吸附** 取1-4号具塞锥形瓶，分别放入约1g（精确称量）的活性炭，编号。

3. **配制溶液** 分别用两支滴定管按照附表1的要求加入不同体积的0.40mol/L HAc溶液和蒸馏水（充分利用移液管、酸式滴定管及容量瓶），加入1-4号具塞锥形瓶中，每瓶内的溶液体积为100ml。吸收溶液的配制见表5-4。

表5-4 吸收溶液的配制

序号	1	2	3	4
HAc溶液体积/ml	50.00	25.00	12.5	6.30
蒸馏水体积/ml	50.00	75.00	87.50	93.70
滴定时取样量/ml	10.00	20.00	30.00	40.00

4. 将各瓶溶液配好以后，塞好瓶塞，摇动锥形瓶，使活性炭均匀悬浮于醋酸溶液中，振荡15分钟，静置15分钟。

5. 滴定吸附平衡溶液浓度。将4所得溶液分别进行过滤，滤于干燥锥形瓶内，参考附表1，用移液管吸取平衡溶液于锥形瓶中，加酚酞指示剂2滴，用0.1mol/L NaOH溶液滴至红色，且一分钟内不褪色，即为滴定终点。记录滴定体积。

6. 初始HAc溶液浓度标定。用滴定管取5.00ml 0.40mol/L HA_C溶液到锥形瓶中，用0.1mol/L NaOH标定其准确浓度，重复一次。

7. 将所有锥形瓶洗干净，活性炭倒入实验台上的回收桶中，将4个敞口锥形瓶和4个具塞锥形瓶清洗干净备用。

五、数据记录

序号	NaOH 的初始体积 /ml	NaOH 的终点体积 /ml
1		
2		
3		
4		
原始 HAc 溶液		

六、数据处理

1. 将实验数据列表。

瓶号	活性炭质量/kg	起始浓度 C/ (mol·L^{-1})	平衡浓度 C/ (mol·L^{-1})	吸附量 Γ/ (mol·kg^{-1})	$\dfrac{C}{\Gamma}$/ (kg·L^{-1})
1					
2					
3					
4					
5					

2. 计算各瓶中醋酸的起始浓度 C_0，平衡浓度 C 及吸附量 Γ（mol/kg）。

$$\Gamma = \frac{(C_0 - C)}{m} \cdot V \tag{4}$$

式中，V 为溶液的总体积（L）；m 为加入溶液中吸附剂质量（kg）。

3. 以吸附量 Γ 对平衡浓度 C 做等温线。

4. 作 $\dfrac{C}{\Gamma}$ $-C$ 图，并求出 Γ_∞ 和常数 K。

5. 由 Γ_∞ 计算活性炭的比表面积。

(思 考 题)

1. 实验过程中超声震荡的目的是什么？

2. 醋酸初始溶液有什么要求，为什么？

实验四十五　溶胶的制备、净化和性质研究

一、实验目的

1. 掌握溶胶的制备和净化方法。
2. 用电泳法测定氢氧化铁溶胶的 ζ-电位。
3. 熟悉溶胶的聚沉方法，观察电解质离子价数的聚沉规则。

二、实验原理

胶体不是一种特殊类型的物质，而是物质存在的一种状态，所以任何物质只要用适当方法处理，都可得到胶体。

制备胶体的方法很多，本实验采用化学凝聚法制备 $Fe(OH)_3$ 溶胶。$Fe(OH)_3$ 溶胶的制备按下列反应进行：

$$FeCl_3 + 3H_2O = Fe(OH)_3 + 3HCl$$

聚集在溶胶表面上的氢氧化铁分子与 HCl 又起反应：

$$Fe(OH)_3 + HCl \longrightarrow FeOCl + 2H_2O$$

而 $Fe(OH)_3$ 溶胶的胶团结构为：$FeOCl \longrightarrow FeO^+ + Cl^-$

$$\{[Fe(OH)_3]_m \cdot nFeO^+ \cdot (n-x)Cl^-\}^{x+} \cdot xCl^-$$

在制得的溶胶中往往含有过量的电解质，而过量的电解质会影响溶胶的稳定性，因此需要净化。本实验采用渗析法，即利用胶粒不能透过半透膜，而离子能透过半透膜的性质来达到净化目的。

任何溶胶颗粒本身都带有一定电荷。电荷的来源有三种：①胶粒本身的电离。②胶粒在分散介质中选择性地吸附一定量的离子。③在非极性介质中胶粒与分散介质之间摩擦生电。这些条件都能使胶体表面带有一定量的电荷。显然，在胶粒周围的分散介质中，具有电量相等而符号相反的对应离子。电荷的胶粒与分散介质间的电位差，称为 ζ-电位。

在外加电场的作用下，电荷的胶粒与分散介质间会发生相对运动，胶粒向正极或负极（视胶粒所荷负电或正电而定）移动的现象，称为电泳，胶粒的移动速度，由 ζ-电位的大小所决定。所以通过电泳实验可以测定 ζ-电位的大小，还可以确定溶胶的电荷。

测定 ζ-电位的方法有电泳、电渗、流动电位及沉降电位等，实际应用中以电泳法最为方便、广泛。电泳的实验方法也因仪器装置的不同而有多种操作形式。本实验采用的是界面

移动法。凡是高度分散的和颜色鲜明的溶液，都可以用界面移动法来测定其 ζ-电位。

界面移动法的仪器装置如图5-26。溶胶由中间漏斗形支管加入至一半高度为止，然后在两边支管中加入与溶胶介电常数或电导相近的介质（一般为极稀的盐酸辅助液）。

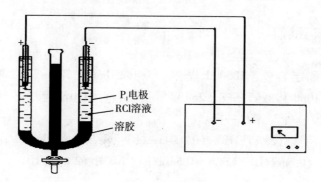

图 5-26　电泳装置

在外加电场的作用下，带电的溶胶颗粒将以一定速度向与其电荷相反的电极移动，ζ-电位可根据赫姆霍兹公式计算：

$$\zeta = \frac{4\pi\eta}{\varepsilon E}U \times (9 \times 10^9) \tag{1}$$

$$E = \frac{V}{L} \tag{2}$$

式中，E 为电位梯度，V 为外加电压伏特数，L 为两电极间的距离（m），ε 为介质的介电常数，若介质为水，$\varepsilon = 81$，η 为水的黏度（Pa·S），（各温度下 η 值可查附录，注意单位），U 为电泳速度（m/s），其值可借观察 t 分钟内电泳测定管中胶体界面在电场作用下移动距离 L'（m）后，由 $U = L'/t$ 求出。将 E、U 用实测物理量代入（1）式得：

$$\xi = \frac{4\pi\eta}{\varepsilon} \cdot \frac{L'/t}{V/L} \times (9 \times 10^9) \tag{3}$$

式中，L、L'、t、V 值均可由实验测得，ε、η 值可以从附录中查到，据此可算出胶粒的 ζ-电位。

电解质破坏溶胶稳定性的原因是与溶胶粒子电荷相反的离子压迫扩散双电层，促使 ζ-电位趋于零，溶胶粒子之间失去相互间库仑斥力，粒子可以接近产生凝聚作用，颗粒逐渐增大，最后聚沉下来。所以胶体的开始聚沉与电解质的浓度有关。能使胶体开始产生明显聚沉的电解质浓度称为临界聚沉浓度。临界聚沉浓度与溶胶电荷相反的离子价数有关，通常按如下比例：

$$M^+ : M^{2+} : M^{3+} = \left(\frac{1}{1}\right)^6 : \left(\frac{1}{2}\right)^6 : \left(\frac{1}{3}\right)^6 \approx 1000 : 10 : 1$$

这个比例叫叔采-哈代规则。这个规则告诉我们，与溶胶电荷相反的离子价数越高，它的聚沉能力也就越强。不论是具有正电荷的或负电荷的溶胶，这个规则都适用。本实验通过电解质对 $Fe(OH)_3$ 溶胶的聚沉作用来观察聚沉规则。

三、主要仪器与试剂

1. **仪器**　电泳测定装置、1000ml 烧杯一只、250ml 烧杯一只、250ml 锥形瓶一只、100ml 锥形瓶三只、10ml 移液管一支、2ml 滴管一支、直型小滴管三支、微量滴定管三支、100ml 量筒一个、电炉一个、米尺一把。

2. **试剂**　$FeCl_3$ 溶液（20%）、HCl（0.0004mol/L）、Na_2SO_4（0.005mol/L）、$K_3[Fe(CN)_6]$（0.003mol/L）、$AgNO_3$（0.5mol/L）、KSCN（0.5mol/L）、NaOH（2.0mol/L）。

四、实验内容

1. **Fe（OH）$_3$溶液的制备**　在 250ml 烧杯内加 100ml（或 150ml）蒸馏水，加热至沸。用滴管将 2ml（或 3ml）20%的 $FeCl_3$ 溶液一滴滴地加到水中，可得到红棕色溶胶，冷却后待用。

2. **Fe（OH）$_3$溶胶的净化**

（1）半透膜的制备：取 250ml 的锥形瓶，内壁充分洗净后烘干，在瓶中倒入约 20ml 的胶棉液，小心转到锥形瓶，使胶棉液均匀地在瓶内形成一薄层。倾出多余胶棉液，将锥形瓶倒置于铁圈上，并让乙醚挥发完，用手轻轻接触胶棉液膜，以不粘手即可，然后用水逐滴注入胶膜与瓶壁之间使膜与瓶壁分离，并在瓶内加水到满。浸膜于水中约 10 分钟，膜上剩余的乙醇即被浸出。轻轻取出所成之袋，检查袋上有无漏洞。若有漏洞。可拭干有洞部分，用玻璃棒蘸少许胶棉液轻轻接触漏洞即可补好。

（2）溶胶的净化：将制得的 $Fe(OH)_3$ 溶胶置于半透膜袋内，用线拴住袋口，置于 1000ml 烧杯内用蒸馏水渗析，为加快渗析速度，可微微加热，20 分钟换 1 次蒸馏水，并不断用 $AgNO_3$ 溶液及 KCNS 溶液分别检验渗析用水中的 Cl^- 及 Fe^{3+}，渗析应进行到无 Fe^{3+} 和基本没有 Cl^- 为止（一般换 3~4 次水即可）。

3. **电泳实验**　取洁净并干燥的电泳管夹好。先将净化后的 $Fe(OH)_3$ 溶胶从电泳管的中间管加入，至半满处为止。然后两只手各持 1 支直形小滴管吸取与溶胶等电导的极稀盐酸辅助液，同时沿着管壁加入电泳管的左右两支管中（小心勿使溶胶液面与辅助液面混合），如此继续滴加辅助液约 10cm 高度。加好后，轻轻将铂电极插入辅助液层中，注意不要搅动液面，并避免任何机械震动，以保证溶胶与辅助液之间有一清晰界面。铂电极应垂直放置，勿倾斜，并使两电极浸入液面下的深度相等（1cm 左右）。记下胶体液面的高度位置。接好直流电源，打开电泳仪电源开关，调节输出电压在 100V 左右（注意：调节速度要快，电压要稳），并同时记下时间 t，注意观察电泳仪中胶体液面的移动情况，通电 40 分钟后，关闭电源，测量出界面移动距离 L'（单位 m）。

用 1 根电线测量 U 形管内两电极间的导电距离（注意：不是水平距离，测量时从一铂片的中间开始至另一铂片的中间终止），然后将电线在米尺上量出长度 L（单位 m）。重复 3 次取平均值。

4. 电解质对溶胶的聚沉作用 利用做电泳实验的空余时间，在 3 个 100ml 清洁干燥的锥形瓶内，用移液管各注入 10ml $Fe(OH)_3$ 溶胶，然后用微量滴定管分别滴入附表 2 所列各种电解质溶液，每加 1 滴要充分摇荡，至少 1 分钟内溶液不出现浑浊才可以加第 2 滴电解质溶液，记下刚刚产生浑浊时的电解质溶液的体积。

五、数据处理

1. 将实验数据填入下表。

实验温度_____℃　$\eta_{水}$_____ Pa·S　ε_____

电泳时间/S	电压/V	两级间距 L/m	胶体界面移动距离 L'/m
1.			
2.			
3.			

根据实验温度由附录查出 $\eta_{水}$，据（2）式计算溶胶的 ζ-电位。

2. 按下表处理聚沉实验的结果。

	Fe(OH)₃ 溶液		
电解质	电解质浓度/（mol·L⁻¹）	所用电解质溶液的体积/ml	换算成浓度 1×10⁻⁴mol/L 溶液的体积/ml
NaCl			
Na₂SO₄			
K₃[Fe(CN)₆]			

3. 将各种电解质的临界聚沉浓度做一简单比例，是否符合叔采-哈代规则。

（思）（考）（题）

1. 为什么 $Fe(OH)_3$ 溶胶必须渗析后才能做聚沉实验？若用等量的 As_2O_3 饱和水溶液与饱和 H_2S 溶液制备 As_2O_3 溶胶是否也必须渗析后才能做聚沉实验？

2. 辅助液的电导为什么必须和所测溶胶的电导尽量接近？

3. 制备半透膜应注意些什么？

实验四十六　黏度法测定高聚物的相对分子质量

一、实验目的

1. 掌握黏度法测定高聚物相对分子质量的原理。
2. 用乌贝路德黏度计测定聚乙烯醇的特性黏度，计算聚乙烯醇的黏均分子量。

二、实验原理

测定高聚物分子量的方法很多，其中以黏度法最常用。因为黏度法设备简单，操作方便，有相当好的准确度。因此，利用高分子溶液的黏度作为分子量的量度，是高分子生产和研究中最广泛使用并作为经常测定的方法，它是利用高聚物溶液的黏度和分子量间的某种经验方程来计算分子量。因高聚物、溶剂、分子量范围、温度等不同，就有不同的经验方程式。

高聚物溶液的黏度 η 一般要比纯溶剂的黏度 η_0 大得多，黏度增加的分数叫作增比黏度，η_{sp} 按下式计算

$$\eta_{sp} = \frac{\eta - \eta_0}{\eta_0} = \eta_r - 1 \tag{1}$$

式中，$\eta_r = \eta/\eta_0$，叫相对黏度。增比黏度随溶液中高聚物浓度的增加而增大，为了方便计算与比较，通常取单位浓度的增比黏度作为高聚物分子量的量度，可以写成 η_{sp}/C，叫作比浓黏度。显然比浓黏度随溶液的浓度 C 而变。当 $C \to 0$ 时，比浓黏度趋于一固定的极限值 $[\eta]$。即：

$$\lim_{C \to 0} \frac{\eta_{sp}}{C} = [\eta] \tag{2}$$

另外，当 $C \to 0$ 时，$\ln\eta_r/C$ 的极限值也是 $[\eta]$ 即：

$$\lim_{C \to 0} \left(\frac{\ln\eta_r}{C} \right) = \lim_{C \to 0} \frac{\eta_{sp}}{C} = [\eta] \tag{3}$$

$[\eta]$ 称为特性黏度，因为在一定温度及固定溶剂的条件下溶液的特性黏度 $[\eta]$ 与高聚物特性有关。$[\eta]$ 的单位和数值，随溶液浓度的表示法不同而异。本实验采用 g/ml 作为浓度单位。

η_{sp}/C 及 $\ln\eta_r/C$ 与 C 的关系，可以用下式表示：

$$\frac{\eta_{sp}}{C} = [\eta] + k'[\eta]^2 C \tag{4}$$

$$\frac{\ln\eta_r}{C} = [\eta] - \beta[\eta]^2 C \tag{5}$$

以 $\frac{\eta_{sp}}{C} - C$ 和 $\frac{\ln\eta_r}{C} - C$ 作图，均为直线，其截距均为 $[\eta]$（图 5-27）。因此，可以用作图法外推到 $C \to 0$ 求 $[\eta]$，两根直线应重合于一点，这可以校核实验的可靠性。

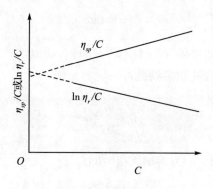

图 5-27　外推法求 $[\eta]$ 值

在一定温度和一定溶剂中，$[\eta]$ 与高聚物相对分子质量 M 的关系常用下面的经验方程来表示：

$$[\eta] = KM^\alpha \tag{6}$$

式中，M 为高聚物的相对分子质量，用黏度法求得的分子量常称为黏均分子量。K 和 α 可由文献中查得。它们与温度、高聚物及溶剂的性质有关，当温度和高聚物溶液体系确定时，它们是常数。本实验是测定聚乙烯醇的分子量，它的水溶液在 25℃ 时，$K = 2 \times 10^{-5}$，$\alpha = 0.76$；在 30℃ 时，$K = 6.66 \times 10^{-2}$，$\alpha = 0.64$，浓度单位为 g/ml，将所求得的 $[\eta]$ 和常数 K、α 代入（6）式，即可求得高聚物相对分子质量。

测定高聚物的 $[\eta]$，使用毛细管黏度计最方便。本实验采用乌氏黏度计，它的构造如图 5-28 所示。

液体的黏度可以用体积 V 的液体，流经毛细管的时间 t 来衡量。液体在毛细管黏度计内，因重力作用而流出时间遵守下式：

$$\frac{\eta}{d} = \frac{\pi hgr^4}{8LV} t - m \frac{v}{8\pi Lt} \tag{7}$$

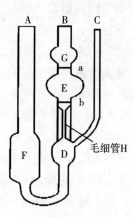

图 5-28　乌氏黏度计

式中，η 是液体的黏度，d 是液体的密度，L 是毛细管的长度，r 是毛细管半径，g 是重力加速度，h 是流经毛细管液体的平均液柱高度，v 是流经毛细管液体体积，t 是 v 体积的液体流出时间，m 为毛细管末端校正参数，若 $L > r$ 时，$m=1$。若指定某一支黏度计，上式的许多数值都一定，则此式可以写成下面的形式：

$$\frac{\eta}{d} = At - \frac{B}{t} \tag{8}$$

式中，$B<1$，当选用毛细管较细的黏度计作测定时，液体流动缓慢，则第二项可以忽略，上式即为：

$$\eta = Adt \tag{9}$$

通常测定分子量时溶液都较稀（$C<1\times10^{-2}\mathrm{g/ml}$），所以溶液的密度与溶剂的密度近似相等，当用同一支黏度计，对溶剂和溶液进行测定时，则：

$$\eta_r = \frac{\eta}{\eta_0} = \frac{t}{t_0} \tag{10}$$

式中，t 为溶液流出时间，t_0 为溶剂流出时间。

三、主要仪器与试剂

1. **仪器**　恒温槽一套、乌贝路德黏度计一支、移液管（5ml、10ml、20ml 各一支）、100ml 容量瓶两只、注射器（或洗耳球）一支、秒表一块。
2. **试剂**　聚乙烯醇溶液。

四、实验内容

1. 调节恒温槽至（25±0.1）℃。
2. 将洗净、干燥并在 B、C 两支管套了软橡皮管的黏度计垂直放置于恒温槽中。恒温槽的水面要没过黏度计的 G 球。溶液和溶剂都应置于恒温槽中，保持恒温。
3. 测定溶液的流出时间　用干净并经待取液荡洗的移液管，取 20ml 已恒温好的聚乙烯醇溶液加入黏度计 A 管中（立即用水洗净移液管），恒温约 5 分钟。用夹子夹紧管上的橡皮管，使其不通气，将 B 管上橡皮管连上注射器慢慢抽气（抽快易起泡），至溶液上升到 G 球一半时，移去注射器，夹紧 B 管上的橡皮管。调节恒温槽搅拌速度不使黏度计中液面受到振动，打开 C 管空气进入 D 球，此时 D 球内液面即回入下球，使毛细管以上的液体悬空。然后打开 B 管，则球中液面缓慢下降，当液面通过刻度 a 时，立即开动秒表，当液面降至刻度 b 时，再立即按下秒表，这段时间即为溶液流出时间 t，重复 3 次，每次相差不得超过 0.2~0.3 秒，求出其平均值即为 t_1。

然后用移液管从 A 管中加入 5ml 已恒温好的蒸馏水，浓度变为 C_2，夹紧 C 用注射器慢慢抽吸溶液至 G 球几次，使黏度计内溶液各处的浓度相等，按上次测定流出时间 t_2。同样依次加入 5ml、5ml、10ml 蒸馏水，使溶液的浓度分别为 C_3、C_4、C_5，测定流出时间 t_3、t_4、t_5。

4. 测定溶剂的流出时间　倒出溶液，先用自来水冲洗黏度计，再用蒸馏水洗几次，每次都要用水抽洗毛细管及 G 球，以彻底洗出黏度计中的高聚物。然后加入约 20ml 已恒温好的蒸馏水，按照上述步骤测定溶剂的流出时间 t_0。

五、注意事项

1. 黏度计支管长而脆，容易折断，在使用过程中，严禁使两个支管（或三个支管）同时受力，把 A 管夹到支架上或取下时，只能手持 A 管。

2. 要在支管上安装橡皮管时，需先把黏度计自支架上取下，同时，要在哪个支管上安装橡皮管就只能手持哪一个支管。

3. 黏度计放进恒温槽（或取出时），因水的浮力很大，要注意控制，以免碰坏。

4. 在 E 球内有液体而 D 球内有空气时，不能自 B 管抽气，必须等 E 球内液体全部流到 D 球后，关闭 C 管再抽气，否则空气冲入 G 球会把液体冲进橡皮管，则实验要重做。

5. 聚乙烯醇溶液易起泡，所以应注意抽吸的速度要慢。

六、数据处理

1. 将实验数据及处理结果填入下表。

2. 做 $\ln\eta_r/C\text{-}C$ 和 $\eta_{sp}/C\text{-}C$ 图，并外推到 $C\rightarrow 0$ 处，求出 $[\eta]$。

3. 据 $[\eta]=KM^{\alpha}$ 计算聚乙烯醇的平均相对分子质量。

t_0室温：　　大气压：

编号		1	2	3	4	5
溶液量/ml						
加入溶剂量/ml						
溶液浓度 C/（g·ml^{-1}）						
流出时间 t	1					
	2					
	3					
	平均值					
$\eta_r=\dfrac{t}{t_0}$						
$\eta_{sp}=\eta_r-1$						
$\ln\eta_r$						

续 表

编号	1	2	3	4	5
η_{sp}/C					
$\ln\eta_r/C$					

思考题

1. 黏度计的毛细管太粗或太细各有什么缺点？

2. 黏度计为什么要垂直安装？

3. 乌氏黏度计中的 C 管有什么作用？为什么总体积对黏度测定没有影响？若除去支管 C，是不是仍可测定黏度？

第六章

设计性实验

实验一 氯化铵的制备

一、实验目的

1. 运用已学过的化学知识，制定制备氯化铵的实验方案，并制出产品。
2. 巩固实验室的一些基本操作，如蒸发浓缩、冷却结晶、固液分离等基本操作。
3. 观察和验证盐类的溶解度与温度的关系。

二、实验原理

1. 本实验用氯化钠与硫酸铵作用来制备氯化铵：

$$2NaCl + (NH_4)_2SO_4 = Na_2SO_4 + 2NH_4Cl$$

根据它们的溶解度及其受温度影响差别的原理，采取加热、蒸发、冷却等措施，使其溶解结晶转化，从而达到分离。以上四种盐在不同温度下的溶解度（g/100g 水）见表 6-1。

表 6-1 四种盐在不同温度下的溶解度

| | 溶解度（g/100g 水） | | | | | | | | | | |
	0℃	10℃	20℃	30℃	40℃	50℃	60℃	70℃	80℃	90℃	100℃
NaCl	35.7	35.8	36.0	36.2	36.5	36.8	37.3	37.6	38.1	38.6	39.2
$Na_2SO_4 \cdot 10H_2O$	4.7	9.1	20.4	41.0							
Na_2SO_4				49.7	48.2	46.7	45.2	44.1	43.3	42.7	42.3
NH_4Cl	29.7	33.3	37.2	41.4	45.8	50.4	55.2	60.2	65.6	71.3	77.3
NH_4SO_4	70.6	73.0	75.4	78.0	81.0	84.8	88.0	91.6	95.3	99.2	103.3

由表可知，氯化铵、氯化钠、硫酸铵在水中的溶解度均随温度的升高而增加。不过，氯

化钠溶解度受温度的影响不大；硫酸铵的溶解度无论在低温还是高温都是最大的。硫酸钠的溶解度有一转折点。十水硫酸钠的溶解度也是随温度的升高而增加，但达到32.4℃时会脱水变成 Na_2SO_4。Na_2SO_4 的溶解度随温度的升高而减小。所以，只要把氯化钠、硫酸铵溶于水，加热蒸发，Na_2SO_4 就会有结晶析出，趁热过滤，然后再将滤液冷却，NH_4Cl 晶体随温度的下降逐渐析出，在35℃左右抽滤，即得 NH_4Cl 产品。

2. 氮含量的测定　　NH_4Cl 是常用的氮肥，系强酸弱碱盐，由于 NH_4^+ 的酸性太弱（$K_a = 5.6 \times 10^{-10}$），故无法用 NaOH 标准溶液直接滴定。生产和实验室中广泛采用甲醛法测定铵盐中的含氮量。甲醛法是基于如下反应：

$$4NH_4^+ + 6HCHO = (CH_2)_6N_4H^+ + 6H_2O + 3H^+$$
$$(CH_2)_6N_4H^+ + 4OH^- = H_2O + (CH_2)_6N_4$$

生成的 H^+ 和 $(CH_2)_6N_4H^+$（$K_a = 7.1 \times 10^{-6}$）可用 NaOH 标准溶液滴定，计量点时产物为 $(CH_2)_6N_4$，其水溶液显微碱性，可选用酚酞作指示剂。

三、主要仪器与试剂

1. **仪器**　锥形瓶（3个250ml）、电子分析天平、碱式滴定管（25ml）、烧杯（100ml 两个，50ml 1个）、普通漏斗、蒸发皿、水浴锅、真空泵、量筒（50ml 和 5ml 各 1个）、玻璃棒、铁架台、布氏漏斗、温度计（100℃）、精密 pH 试纸。

2. **试剂**　酚酞、甲基红、NaOH 标准溶液、甲醛溶液（1:1）、NaCl 固体（分析纯）、$(NH_4)_2SO_4$ 固体（分析纯）。

四、实验内容

（一）方案一：析出 Na_2SO_4 法（加热法）

1. 称取 23g NaCl，放入 250ml 烧杯内，加入 60~80ml 水。加热、搅拌使之溶解。若有不溶物，则用普通漏斗过滤分离，滤液用蒸发皿盛。

2. 在 NaCl 溶液中加入 26g $(NH_4)_2SO_4$。水浴加热、搅拌，促使其溶解。在浓缩过程中，有大量 Na_2SO_4 结晶析出。当溶液减少到 70 ml（提前做记号）左右时，停止加热，并趁热抽滤。

3. 将滤液迅速倒入 100ml 的烧杯中，静置冷却，NH_4Cl 晶体逐渐析出，冷却至35℃左右，抽滤。

4. 把滤液重新置于水浴上加热蒸发，至有较多 Na_2SO_4 晶体析出，抽滤。倾出滤液于小烧杯中，静置冷却至35℃左右，抽滤。如此重复2次。

5. 把3次所得的 NH_4Cl 晶体合并，一起称重，计算收率（将3次所得的副产品 Na_2SO_4 合并称重）。

6. 产品的鉴定，取 1g NH_4Cl 产品，放于干燥试管的底部，加热。

$$NH_4Cl\ 杂质含量 = \left(G_{灼烧后} - G_{空试管}\right)\ g/1g \times 100\%$$

（二）方案二：析出 $Na_2SO_4 \cdot 10H_2O$ 法（冰冷法）

1. 称取 23g NaCl，放入 250ml 烧杯内，加入约 90ml 水。加热、搅拌使之溶解。若有不溶物，则用普通漏斗过滤分离。

2. 在 NaCl 溶液中加入 26g $(NH_4)_2SO_4$，水浴加热、搅拌，促使其溶解。

3. 然后用冰冷却到 $0 \sim 1℃$，加入少量 $Na_2SO_4 \cdot 10H_2O$ 作为晶种，并不断搅拌。至有大量 $Na_2SO_4 \cdot 10H_2O$ 晶体析出时，立即抽滤。

4. 将滤液转入蒸发皿中，水浴蒸发浓缩至有少量晶体析出，静置冷却，NH_4Cl 晶体逐渐析出，冷却至 35℃ 左右，抽滤。

5. 把所得的 NH_4Cl 晶体称重，计算收率（将所得的副产品 $Na_2SO_4 \cdot 10H_2O$ 也称重）。

6. 产品的鉴定，取 1g NH_4Cl 产品，放于干燥试管的底部，加热。

$$NH_4Cl\ 杂质含量 = \left(G_{灼烧后} - G_{空试管}\right)\ g/1g \times 100\%$$

氮含量的测定首先用 NaOH 处理甲醛溶液，使甲醛溶液呈中性。然后称取 $0.08 \sim 0.10g$ NH_4Cl 3 份于锥形瓶中。再将称量得到的 NH_4Cl 用 $20 \sim 30ml$ 水溶解后，加入 5ml 中性甲醛溶液，加入 $1 \sim 2$ 滴酚酞，用 0.1mol/L NaOH 滴定至淡红色，30 秒内不变色，即为终点。

五、注意事项

1. 用水溶解的溶质量较多时，溶液体积与水的体积不等。

2. **加热法**　水量 $60 \sim 80ml$ 即可，浓缩时要提前做好记号，浓缩不能过度，以防 NaCl、$(NH_4)_2SO_4$ 析出，趁热抽滤时要预热仪器。多次浓缩分离 $(NH_4)_2SO_4$ 与 NH_4Cl。

3. **冰冷法**　水量 $75 \sim 90ml$（$Na_2SO_4 \cdot 10H_2O$ 析出耗水）。冷却过程要不断剧烈搅拌（因为结晶过程放出大量热量），形成过饱和溶液时未能结晶的话，可加 $Na_2SO_4 \cdot 10H_2O$ 做晶种。为保证分离效果，在温度降至 10℃ 以下时，最好能保持 1 小时左右。

4. 以上两种方法中，冰冷法分离效果好，但速度慢。

5. 加热浓缩时要注意不断搅拌。

6. NH_4Cl 与副产品均回收。

思考题

1. 粗食盐含有哪些可溶性杂质和不溶性杂质，若不考虑可溶性杂质的影响，如何除去不溶性杂质？

2. 根据四种盐溶解度与温度的关系，应采取什么样的实验条件和操作步骤，使他们达到更好的分离？

3. 在保证氯化铵产品纯度的前提下，可采用什么方法来获得较高的产率？

4. 在制备氯化铵的多种途径中，试述你选用的方案的依据与优点。

实验二　NaH_2PO_4 和 Na_2HPO_4 混合物中各组分含量的测定

一、实验目的

1. 了解多元酸盐滴定终点误差的计算及选择指示剂的方法。

2. 查阅有关资料，并运用已学过的酸碱滴定法基本原理，自行设计一种多元酸盐的测定方法。

二、实验原理

可溶性的多元酸盐如 NaH_2PO_4 和 Na_2HPO_4 混合物溶液，由于它们系两性物质，因此在一定的条件下，采用相同或相近指示剂指示终点，既可以用 HCl 又可以用 NaOH 溶液滴定分别测定它们的含量。

提示 1：判断试样中两组分能否准确滴定。

被测物质	滴定剂	判别式	能否准确滴定	被测物质	滴定剂	判别式	能否准确滴定
NaH_2PO_4	NaOH			Na_2HPO_4	NaOH		
	HCl				HCl		

提示 2：计算滴定 NaH_2PO_4 和 Na_2HPO_4 时化学计量点的 pH，根据计量点 pH 分别选择两种指示剂计算终点误差，并加以比较。

被测物质	滴定剂	指示剂	pK_{HIn}	被测物质	滴定剂	指示剂	pK_{HIn}	TE%
NaH_2PO_4	NaOH			Na_2HPO_4	NaOH			
	HCl				HCl			

三、实验试剂

试样溶液（$NaH_2PO_4 \cdot 2H_2O$ 和 $Na_2HPO_4 \cdot 12H_2O$ 配制）、HCl 标准溶液（0.1mol/L）、NaOH 标准溶液（0.1mol/L）、无水碳酸钠（A. R）、邻苯二甲酸氢钾（A. R）、百里酚酞（0.1%的90%的乙醇溶液）、酚酞（1份0.1%乙醇溶液）－百里酚酞（1份0.1%乙醇溶液）混合指示剂、溴甲酚绿（0.1%的20%乙醇溶液）、溴甲酚绿（1份0.1%乙醇溶液）－甲基橙（1份0.02%水溶液）混合指示剂。

四、实验内容

1. 根据所查资料，综合运用酸碱滴定法的原理，设计出测定方法（包括实验目的、原理、步骤，试剂的规格、用量与配制，滴定终点颜色的变化，计算公式等，经指导教师审阅同意后，进行实验）。

2. 测定 NaH_2PO_4 和 Na_2HPO_4 时，分别选用 $1\sim2$ 种指示剂，用酸或碱标准溶液进行滴定，计算其质量浓度（g/L）。

五、结果与讨论

1. 根据实验结果，总结自己设计的测定方法的优缺点，提出改进意见。

2. 通过实验，你认为在酸碱滴定中选择指示剂需考虑哪些因素？实验说明。

（1）指示剂的用量，需根据滴定液的体积和实际观察效果确定。

（2）色变不明显的指示剂，可以使用酸度计帮助准确判断终点。

思 考 题

1. 多元酸盐进行分步滴定的条件是什么？

2. Na_3PO_4 与 NaH_2PO_4 能否组成多元酸盐的混合溶液，为什么？

3. 在什么条件下可用双指示剂法进行多元酸盐的滴定？

4. 为什么在混合物中 NaH_2PO_4 和 Na_2HPO_4，两者浓度相近时，指示剂变色不明显，而两者浓度相差稍大时变色明显？

实验三　溶解度的测定

一、实验目的

1. 测定萘在环己烷及甲苯中的溶解度，求萘在其饱和溶液中的微分溶解热。

2. 讨论体系的理想性质。

二、实验原理

根据理想溶液的定义：

$$\mu_2(1)=\mu_2\ (1)(T,P)+RT\ln x_2 \tag{1}$$

当固体溶质与溶液达成平衡时，有 μ_2（l）$=\mu_2$（s），则（1）式可以写成：

$$\mu_2 (s) = \mu_2 (l)(T,P) + RTlnx_2 \text{或} RTlnx_2 = G_2 (s) - G_2 (l) = \Delta G_{f,2} \quad (2)$$

式中，$\Delta G_{f,2}$ 为在熔点 T_0 时的标准吉氏函数变化。根据 Gibbs-Helmholtz 公式：

$$\left[\frac{\partial \left(\frac{\Delta G}{T}\right)}{\partial T}\right]_P = -\frac{\Delta H}{T^2} \quad (3)$$

微分（2）式，得：

$$\frac{\partial lnx_2}{\partial T} = \frac{\Delta_{fus}H_m(2)}{RT^2} \quad (4)$$

式中，$\Delta_{fus}H_m$（2）为纯溶质在其熔点 T_0 时的摩尔熔化热。若温度改变不大，$\Delta_{fus}H_m$（2）可看成与温度无关，积分上式，得：

$$lnx_2 = \frac{\Delta_{fus}H_m(2)}{RT} + \text{常数} \quad (5)$$

或

$$lnx_2 = \frac{\Delta_{fus}H_m(2)(T-T_0)}{RT_0T} \quad (6)$$

式中，x_2（以物质的量分数计算）为在 T 温度下的固体溶解度。

对于非理想溶液：

$$\frac{\partial lnx_2\gamma_2}{\partial T} = \frac{\Delta_{fus}H_m(2)}{RT^2} \quad (7)$$

式中，γ_2 为溶质的活度系数。一般来说，活度系数与温度和浓度有关，（7）式可以写成：

$$\frac{\partial lnx_2}{\partial T} + \frac{\partial ln\gamma_2}{\partial T} = \frac{\Delta_{fus}H_m(2)}{RT^2}$$

根据相律，在压力不变情况下，只有一个自由度，可选 x_2 或 T，则：

$$\frac{\partial lnx_2}{\partial T} + \frac{\partial ln\gamma_2}{\partial lnx_2} \cdot \frac{dlnx_2}{dT} = \frac{\Delta_{fus}H_m(2)}{RT^2}$$

$$\left(1 + \frac{\partial ln\gamma_2}{\partial lnx_2}\right)\frac{dlnx_2}{dT} = \frac{\Delta_{fus}H_m(2)}{RT^2} \quad (8)$$

$$\text{定义：} \frac{dlnx_2}{dT} = \frac{\Delta H_{D,s}}{RT}$$

式中，$\Delta H_{D,s}$ 为饱和点下溶液的微分溶解热，其物理意义为向大量的饱和溶液中（其浓度为 x_2），溶入 1 摩尔溶质，而又不改变溶液的浓度时所吸收的热量。

由此得到 $\Delta H_{D,s}$ 和 $\Delta_{fus} H_m$（2）的关系：

$$(1 + \frac{\partial ln\gamma_2}{\partial ln\gamma_2}) \Delta H_{D,s} = \Delta_{fus} H_m(2) \tag{9}$$

若体系是理想的、饱和点下溶质的微分溶解热就是摩尔熔化热。因此，作 lnx_2 对 $1/T$ 的图，可得一直线，由直线的斜率可求饱和点下溶质的微分溶解热。由所测得各体系的微分溶解热与固体摩尔熔化热比较，可以讨论所研究体系的理想与否。

三、实验试剂

萘、环己烷、甲苯。

四、实验内容

设计一个实验测定不同温度 T 时的 x_2。

提示：可以参考实验讲义和有关教材所安排的实验所用的设备及实验方法，也可以根据溶解度的定义设计实验。

要求：查阅有关资料，认真推敲实验原理，提出详细的实验方案（包括所需仪器，实验步骤，每一步骤的具体条件，试剂用量等）。经指导教师审阅批准后进行实验。

五、实验结果及讨论

1. 将实验结果列成表格，作 lnx_2 对 $\frac{1}{T}$ 图，求出饱和点下溶质的微分溶解热。

2. 写出完整的实验报告（包括目的、原理、实验步骤、实验结果及数据处理、结果讨论等）。

3. 分析实验方案的优缺点，提出改进实验、提高实验准确度的方法。

4. 用电子计算机拟合实验结果并做误差分析。

注：

[1] 已知萘的熔点为 353.5K，摩尔熔化热为 18.8kJ/mol。

[2] 甲苯及环己烷密度与温度的关系如下。

甲苯：$d_t = 0.885\ 25 - 9.097 \times 10^{-4} t℃ (kg/L)$

环己烷：$d_t = 0.7970 - 9.236 \times 10^{-4} t℃ (kg/L)$

思（考）题

1. 比较（6）式与"凝固点降低法测分子量"实验中对应公式的异同。
2. 所得萘在饱和点下微分溶解热是否做近似处理？若要求测定某一指定温度下的溶解热，需做哪些工作？
3. 在"凝固点降低法测定分子量"实验中，萘、环己烷是作为理想体系处理的，与本实验结果是否有矛盾？为什么？

实验四　对氨基苯甲酸乙酯的制备（有机多步合成）

一、实验目的

1. 通过对氨基苯甲酸乙酯的制备了解多步骤的系统合成方法。
2. 掌握硝化、还原、氧化、酯化等反应原理及操作方法。

二、实验原理

以甲苯为原料，可经下列三种不同的途径制备对氨基苯甲酸乙酯（俗名是苯佐卡因）。

本实验介绍了三种制备对氨基苯甲酸乙酯的操作方法，以便选择与对比。

三、主要试剂及产物的物理常数

	相对分子量	熔点/℃	沸点/℃	相对密度	水溶解度
甲苯	92.14	-94.9	110.6	0.865	微溶
对氨基苯甲酸乙酯	165.19			1.039	

四、实验内容

1. **对硝基甲苯的制备**　于装有滴液漏斗、电动搅拌器和温度计（应插入反应液中）的三口烧瓶里，加入 300g 浓硫酸（相对密度 1.84）与 200g 浓硝酸（相对密度 1.44）。在不断搅拌下慢慢滴入 200g 甲苯，同时控制反应温度在 50~60℃[1]。甲苯加完后，维持此温度继续搅拌 30 分钟。放置冷却，用分液漏斗将生成的油状物与酸层分开，再用水和稀碳酸钠溶液先后洗涤油状物。加无水氯化钙并在水浴上温热除水后得澄清的油状物[2]，用分馏或减压蒸馏法处理，当油状物约有一半被蒸出时[3]，倒出剩余部分并冷却至 0℃，析出对硝基甲苯，抽滤收集结晶，烘干[4]。

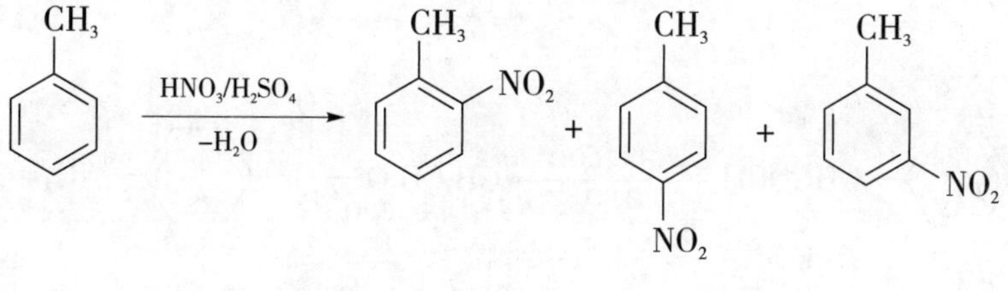

2. **对甲基苯胺的制备**　将 30g 细铁屑与 280ml 水加入装有球形冷凝管和电动搅拌器的三口烧瓶里。于微微加热和不断搅拌下，加入盐酸（相对密度 1.19）2.5ml，然后分批加入 27.4g 对硝基甲苯，并使反应在 90℃进行。

当还原反应完成后，加入 2.5g 碳酸钠，用水蒸气蒸馏法蒸出对甲基苯胺，很快析出对甲基苯胺结晶。如果产品不纯，也可能呈油状，可用蒸馏法精制，收集 198~200℃馏分。

对甲基苯胺是片状结晶，熔点 45℃，难溶于水，易溶于醇、醚或苯。

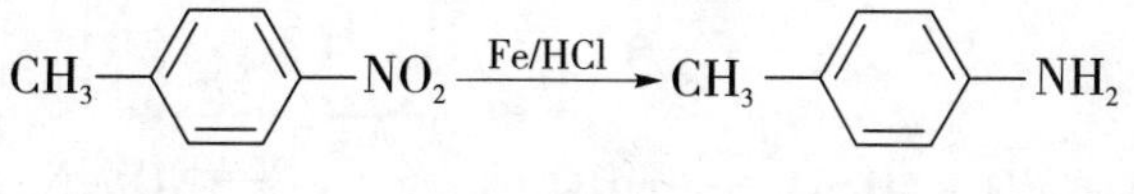

3. 由对甲基苯胺制备对氨基苯甲酸乙酯

（1）乙酰化反应：将 15g 对甲基苯胺溶于 8ml 冰乙酸，微热使溶解后慢慢加入 10ml 乙酸酐，振摇片刻，加热回流 30 分钟。将此温热的反应液倒入 300ml 冷水中并加以搅拌，必要时微热以分解过剩的乙酸酐，冷却，抽滤，用 25ml 冷水洗涤晶体。产品如不纯，可溶于热醇，加活性炭脱色后重结晶，可得熔点为 146~147℃ 的无色晶体。

对甲基乙酰苯胺难溶于水（0.09g/100ml），可溶于醇（8.05g/100ml），易溶于热醇，在冰乙酸中也可溶解。

$$CH_3-\!\!\!\bigcirc\!\!\!-NH_2+CH_3\overset{O}{\overset{\|}{C}}O\overset{O}{\overset{\|}{C}}CH_3 \longrightarrow CH_3-\!\!\!\bigcirc\!\!\!-NHCOCH_3+CH_3COOH$$

（2）氧化反应：在 1000ml 圆底烧瓶中，将 24g 高锰酸钾和 18g 硫酸镁溶于 700ml 水中[5]，加入 9g 对甲基乙酰苯胺和几粒沸石，回流 1~2 小时，至氧化反应完成后[6]，趁热抽滤[7]，在无色透明的滤液中滴加稀硫酸，直至不再有沉淀析出[8]，抽滤，用少许水洗涤[9]后烘干。

（3）水解与酯化反应：将 6g 对乙酰氨基苯甲酸溶于 17ml 95%乙醇中，加入 5g 浓硫酸，加热回流 1 小时。放置冷却，加水 80ml 后再加稀氢氧化钠至溶液呈碱性，抽滤收集析出的沉淀，加入相当于其量十倍的水，加盐酸至酸性（用石蕊试纸检验）后，用活性炭脱色[10]，抽滤，滤液用稀氢氧化钠溶液碱化，析出对氨基苯甲酸乙酯沉淀，抽滤，用 50%乙醇重结晶一次[11]。

$$HOOC-\!\!\!\bigcirc\!\!\!-NHCOCH_3 \xrightarrow[H_2SO_4]{CH_3CH_2OH} CH_3CH_2O-\overset{O}{\overset{\|}{C}}-\!\!\!\bigcirc\!\!\!-NH_2+CH_3COOH$$

4. 对硝基苯甲酸的制备

在 500ml 圆底烧瓶中加入 10g 对硝基甲苯和 100ml 乙酸[12]，再加入由 40g 重铬酸钠晶体与 100ml 水配成的溶液。慢慢加入浓硫酸 42ml，边加边振摇，如反应过于剧烈，可减慢加酸速度[13]。浓硫酸加完后用小火加热回流，使反应液保持微沸状态约 1 小时。冷却后，将反应液倒入 200ml 冷水中，粗产品对硝基苯甲酸沉淀析出。抽滤，用水洗涤至滤液几乎不呈绿色[14]后将沉淀转移至烧杯中，加 5%氢氧化钠溶液（约 100ml），搅拌使之溶解[15]。抽滤，用少量水洗涤滤纸上可能残留的对硝基苯甲酸钠，将碱性滤液慢慢加入 100ml 5%浓硫酸中[16]，同时不断搅拌，得对硝基苯甲酸沉淀，抽滤，用冷水洗涤后烘干[17]。

$$CH_3-\!\!\!\bigcirc\!\!\!-NO_2+Na_2Cr_2O_7+4H_2SO_4 \longrightarrow HOOC-\!\!\!\bigcirc\!\!\!-NO_2+Na_2SO_4+Cr_2(SO_4)_3+5H_2O$$

5. 由对硝基苯甲酸制备对氨基苯甲酸乙酯（先还原后酯化法）

（1）还原反应：在圆底烧瓶中加入5g对硝基苯甲酸、13g锡粉和25ml浓盐酸，加热回流至还原反应发生后，移去热源，不断振摇，必要时可微热片刻。20~30分钟后，大部分锡已参与反应，反应液变澄清。稍冷，将反应液倒入烧杯中，残留的锡用5ml水洗涤1次，洗液也倒入烧杯中，再加入浓氨水（相对密度0.88），直至溶液对石蕊试纸呈碱性。滤去析出的氢氧化锡沉淀[18]，沉淀用少量水洗涤，合并滤液与洗液（必要时在水浴中浓缩至60ml，浓缩过程中若有任何固体物质析出，应滤去），加入冰乙酸至对石蕊试纸呈酸性，有淡黄色晶体析出，在冰浴中冷却，最后抽滤收集产品，烘干[19]。

$$O_2N-\bigcirc-COOH \xrightarrow[HCl]{Sn} HCl \cdot H_2N-\bigcirc-COOH \xrightarrow{浓氨水} H_2N-\bigcirc-COONH_4$$

$$\xrightarrow{CH_3COOH} H_2N-\bigcirc-COOH$$

（2）酯化反应：将3g对氨基苯甲酸溶于30ml无水乙醇中，通入干燥的氯化氢气体[20]至饱和后，加热回流1~2小时，趁热[21]将反应液倒入过量的水中，仍得一澄清溶液。在不断搅拌下加入适量碳酸钠，至液面开始有少许白色沉淀出现时，慢慢加入稀碳酸钠溶液使反应液对石蕊试纸呈中性，抽滤收集析出的产品，在空气中晾干，必要时用50%乙醇重结晶1次。

$$H_2N-\bigcirc-COOH \xrightarrow[HCl]{CH_3CH_2OH} HCl \cdot H_2N-\bigcirc-COOCH_2CH_3$$

$$\xrightarrow{Na_2CO_3} H_2N-\bigcirc-COOCH_2CH_3$$

6. 由对硝基苯甲酸制备对氨基苯甲酸乙酯（先酯化后还原法）

（1）酯化反应：在100ml圆底烧瓶中依次加入4g对硝基苯甲酸、14ml 95%乙醇及2ml浓硫酸，加热回流2小时。用小火蒸出一部分乙醇（约7ml），趁热将反应液倒入40ml冷水中并加以搅拌，抽滤收集析出的白色沉淀，用水洗涤1次。将沉淀移置研钵内用20ml 5%碳酸钠研磨以除去未酯化的对硝基苯甲酸，抽滤，用水洗涤，抽干，必要时用乙醇重结晶1次，得熔点为56℃的对硝基苯甲酸乙酯。

$$O_2N-\bigcirc-COOH \xrightarrow[H_2SO_4]{CH_3CH_2OH} O_2N-\bigcirc-COOCH_2CH_3$$

（2）还原反应：在 100ml 圆底烧瓶中加入 10g 铁屑、35ml 水和 1.5ml 冰乙酸，加热回流 10 分钟使铁屑活化。放置冷却，加入 4g 对硝基苯甲酸乙酯和 35ml 95% 乙醇[22]，加热回流 1.0~1.5 小时[23]，将 25ml 温热的 10% 碳酸钠溶液慢慢加入热的反应液中并加以搅拌，迅速抽滤[24]，滤液加水即有对氨基苯甲酸乙酯析出，放置冷却使结晶完全后，抽滤收集产品，必要时可用 50% 乙醇重结晶[25]1 次。

注：

[1] 甲苯硝化时放热，反应液的温度会自行上升，现控制在 50~60℃，既有利于硝化反应的进行，又可以避免氧化等副反应的发生。

[2] 油状物中的主要成分是三种硝基甲苯，它们的比例与物理性质如下。

	百分比/%	熔点/℃	沸点/℃
邻硝基甲苯	60	-4.1	222.3
对硝基甲苯	36	51.4	237.7
间硝基甲苯	4	15.1	231.9

上述异构体的百分比，常随反应的温度及混合酸的组成而改变。

利用沸点的差异，采用分馏或减压蒸馏可使邻硝基甲苯先蒸出；或用冷却剂冷却，可使对硝基甲苯先凝结析出。本实验综合采用这两种分离方法，先分馏后冷却，便可获得较纯的对硝基甲苯。在本实验的操作条件下，间硝基甲苯多夹杂在邻硝基甲苯中，较难分离。

[3] 开始蒸出的馏分除硝基甲苯外，也可能含有尚未硝化的甲苯。

[4] 纯的对硝基甲苯是无色的针状结晶，必要时可在乙醇或乙醚中重结晶一次，也可用减压蒸馏精制，收集 104.5℃（9mmHg）的馏分。

[5] 高锰酸钾是一种氧化剂，在碱性或酸性介质中的变化如下：

$$2KMnO_4 + H_2O \longrightarrow 2KOH + 2MnO_2 + 3[O]$$

$$2KMnO_4 + 3H_2SO_4 \longrightarrow K_2SO_4 + MnSO_4 + 3H_2O + 5[O]$$

由于乙酰氨基（-NHCOCH$_3$）在碱性介质中会有被水解成氨基（-NH$_2$）的可能，而芳香伯胺又可进一步被氧化，在本实验的反应液中加入硫酸镁可使过多的氢氧化钾转变为中性的硫酸钾和沉淀状的氢氧化镁，便可避免上述副作用。

$$CH_3 \text{—}\bigcirc\text{—} NHCOCH_3 + 2KMnO_4 + H_2O \longrightarrow HOOC\text{—}\bigcirc\text{—} NHCOCH_3 + 2MnO_2 + 2KOH + H_2O$$

$$HOOC\text{—}\bigcirc\text{—} NHCOCH_3 + KOH \longrightarrow KOOC\text{—}\bigcirc\text{—} NHCOCH_3 + H_2O$$

$$2KOH + MgSO_4 \longrightarrow K_2SO_4 + Mg(OH)_2 \downarrow$$

[6] 氧化反应完全时反应液就不再呈紫红色。但也可能因有稍过量的高锰酸钾存在，而使反应液仍呈紫红色，此时可加入少量乙醇，温热片刻，便可除去。

[7] 反应液中的二氧化锰易形成水合物（$2MnO_2 \cdot H_2O$）析出，所以去除较为困难。必要时也可先加入少量稀碱溶液，使反应物中的对乙酰氨基苯甲酸转变成水溶性的盐后，再抽滤。

[8] 滤液中的对乙酰氨基苯甲酸钾遇稀硫酸后，转变成难溶于水的对乙酰氨基苯甲酸，故有沉淀析出。

$$KOOC-\text{⟨苯环⟩}-NHCOCH_3 + H_2SO_4 \longrightarrow HOOC-\text{⟨苯环⟩}-NHCOCH_3 + KHSO_4$$

[9] 用水洗涤除去夹杂在产品中的硫酸盐。

纯的对乙酰氨基苯甲酸是针状结晶，熔点252℃，难溶于水或醚，易溶于醇。

[10] 为了避免对氨基苯甲酸乙酯在酸性水溶液中受热水解成对氨基苯甲酸，可将用小火炒干的热的活性炭末投入温热的酸性有色溶液中，搅拌片刻，即可获得澄清的滤液。

[11] 5份粗产品约用7份烯醇结晶。纯品是无色晶体，熔点90℃（其盐酸盐的熔点为207~208℃），难溶于水（0.04g/100ml），易溶于乙醇（20g/100ml）或乙醚（14.3g/100ml）。

[12] 加入乙酸作为溶剂的优点是增加了对硝基甲苯在反应液中的溶解度，使氧化反应顺利进行。反应产物对硝基苯甲酸也可溶于乙酸，因此在反应过程中不会结块析出，后面的精制操作也就相应简化了。

[13] 硫酸加入后与水接触并放出大量的热，氧化反应也就随之发生，反应物的颜色由橙红色转变成暗绿色。

如果硫酸加入后没有颜色变化，也可微热片刻以促使氧化反应发生，但当反应开始后，应移去热源，此时所产生的反应热会将反应液加热至微沸状态。

每次加入的硫酸量不宜过多、过快，否则反应太过剧烈，会有火花出现于瓶内，甚至可能使一小部分对硝基甲苯受热外逸。

若能用电动搅拌替代振摇，会有利于反应的进行。

[14] 尽量用水洗涤除去夹杂在粗产品中的无机盐（如硫酸钠与硫酸铬等）。洗涤后的粗产品若呈暗黄色或土黄绿色，表示其中尚夹杂有铬盐，必要时可加入适量的稀硫酸（5%），在水浴上加热，搅拌，抽滤，也可使一部分铬盐溶于稀硫酸而被除去。

[15] 碱液加入后，搅拌或研磨可使对硝基苯甲酸变成钠盐而溶于碱液中，此时若有铬盐则将转变成氢氧化铬沉淀而被除去。

$$Cr_2(SO_4)_3 + 6NaOH \longrightarrow 2Cr(OH)_3 \downarrow + 3Na_2SO_4$$

但应注意，氢氧化铬在过量的碱液中又将转变为水溶性的亚铬酸钠，并使滤液仍呈绿色，所以碱液的用量也不宜过多。

$$Cr(OH)_3 + NaOH \longrightarrow NaCrO_3 + 2H_2O$$

经碱液处理后，沉淀中若夹杂尚未被氧化的对硝基甲苯，也可于此时被除去，因为对硝基甲苯不溶于碱液。

[16] 切勿将稀酸加入碱液中，否则析出的对硝基苯甲酸沉淀中易夹杂其钠盐。

[17] 可在 100～110℃烘干，熔点是 238℃。

若需精制，可用热水、冰乙酸、苯或热醇等溶剂重结晶。

[18] 锡在还原反应中最终变成四氯化锡，四氯化锡易溶于水。先加浓氨水至其呈碱性，对氨基苯甲酸的盐酸盐转变为铵盐，并仍溶于水，但四氯化锡就会变成氢氧化锡沉淀而被除去。

$$Sn + 2HCl \Longrightarrow SnCl_2 + H_2 \uparrow$$

$$SnCl_2 + 2HCl \Longrightarrow SnCl_4 + H_2 \uparrow$$

$$SnCl_4 + 4NH_4OH \Longrightarrow Sn(OH)_4 \downarrow + 4NH_4Cl$$

由于氢氧化锡可与强碱作用生成水溶性的锡酸盐，所以碱化时用氨水而不用氢氧化钠溶液。

$$Sn(OH)_4 + 2NaOH \Longrightarrow Na_2SnO_3 + 3H_2O$$

[19] 对氨基苯甲酸于 186℃熔融并分解，易溶于热醇，难溶于冷水或冷醇。

[20] 氯化氢在本实验中是酯化反应的催化剂与除水剂。也可将氯化氢通入无水乙醇，至饱和后再加入对氨基苯甲酸。

[21] 反应液冷却后，将含有对氨基苯甲酸乙酯的盐酸盐结晶析出。

[22] 用稀乙醇作溶剂，既可溶解对硝基苯甲酸乙酯使还原反应易于进行，又可使反应物的沸点控制在 80℃以下，以免生成的对氨基苯甲酸乙酯在沸水中水解。

[23] 在加热回流过程中先有红棕色的氢氧化铁生成，最后呈深棕黑色，这是因为有四氧化三铁（Fe_3O_4）存在所致。

[24] 抽滤收集的四氧化三铁等残渣中可能夹杂着少许对氨基苯甲酸乙酯，大量制备时可用热水或烯醇洗涤 1 次，以增加产率。

[25] 重结晶时如发现溶液中夹杂有铁盐，可加入适量的硫化铵溶液，生成硫化铁沉淀被滤去。

实验五　阿司匹林的制备、鉴定、杂质检查、含量测定

一、实验目的

1. 了解酰化反应常用的试剂及影响反应进行的主要因素。
2. 熟悉阿司匹林的制备方法及特性反应。
3. 掌握混合溶剂的重结晶技术。
4. 掌握阿司匹林的鉴定、杂质检查、含量测定的方法。

二、实验原理

阿司匹林是乙酰水杨酸的商品名，是由水杨酸（邻羟基苯甲酸）与乙酸酐反应制备的，

具有解热镇痛、抗风湿、抑制血栓形成等作用。

$$\underset{\substack{\text{COOH}\\\text{OH}}}{\bigcirc} \xrightarrow[\text{浓H}_2\text{SO}_4]{(CH_3CO)_2O} \underset{\substack{\text{COOH}\\\text{OCOCH}_3}}{\bigcirc}$$

三、主要试剂及产物的物理常数

	相对分子量	熔点或沸点/℃	相对密度	水中溶解性	醇中溶解性
水杨酸	138.12	157~159（s）	1.443	微溶	易溶
乙酸酐	102.09	138.6（l）	1.080	—	—
阿司匹林	180.16	135~138（s）	1.350	微溶	易溶

四、实验内容

1. **制备** 在 50ml 干燥圆底烧瓶中，加入 3g 水杨酸和 6ml 乙酸酐，用玻璃棒不断搅拌（振摇），观察反应情况。几分钟后滴加 4 滴浓硫酸[1]再进行搅拌（振摇），观察有什么变化。待水杨酸全部溶解后将圆底烧瓶置于热水浴中加热至内温 80~85℃[2]，维持此温度 20 分钟，并时加搅拌（振摇）。反应结束后，将反应液倒入 50ml 烧杯中，用 20ml 水分次洗涤圆底烧瓶，洗液并入反应液中，自然冷却[3]并用玻璃棒不断搅拌、摩擦烧杯壁，逐渐析出白色结晶。然后将烧杯置于冷水浴或冰水浴中，搅拌冷却使结晶析出完全。抽滤，用少量冷水洗涤结晶 1~2 次，抽干，干燥得阿司匹林粗产物。

2. **精制**[4] 将粗产物称重后移至 50ml 锥形瓶中，加入适量 95% 乙醇温热溶解，加入少量活性炭，在 60~70℃ 水浴中搅拌加热 10 分钟[5]。趁热抽滤，将滤液转移至另一 50ml 锥形瓶中，往滤液中分次加水至滤液变浑浊（乙醇与水的体积比约为 1:3），再加热溶解。在室温下自然冷却析出结晶，再用冷水浴或冰水浴冷却使结晶完全（不宜剧烈振摇或搅拌）。抽滤，用 1:3 的乙醇-水混合物洗涤结晶 1~2 次，抽干，干燥得精制阿司匹林。称重，计算产率。

3. **鉴定试验**

（1）性状：本品为白色针状结晶或结晶性粉末；无臭或微带乙酸臭，味微酸；遇湿气即缓缓水解成水杨酸与乙酸；水溶液显酸性反应。

本品微溶于水，在乙醇中易溶，在氯仿或乙醚中溶解；在氢氧化钠溶液或碳酸钠溶液中溶解，但同时分解。

（2）鉴别

1）取本品约 0.1g，加水 10ml，煮沸，放冷，加三氯化铁试液 1 滴，即显紫红色。本反应极为灵敏，可检出 1μg 水杨酸，如取样量大、颜色很深时，可加水稀释后观察。

2）取本品约 0.5g，加碳酸钠试液 10ml，煮沸 2 分钟后，放冷，加过量的稀硫酸，即析出白色沉淀，并发出乙酸的臭气。

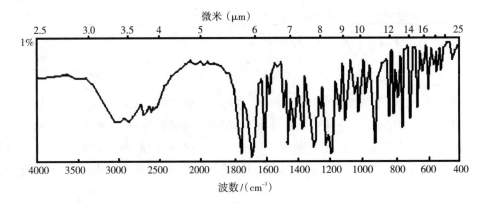

3）取本品少许，用熔点测定管或显微熔点测定仪测定熔点为 135～138℃。

阿司匹林对热不稳定，熔点较难测定，无定值，一般为 135～138℃。毛细管法测熔点时应先将传温液加热至 120℃ 左右，然后再将毛细管放入，加热时升温速度为每分钟 3℃ ±0.5℃。

4）阿司匹林的红外光谱如图 6-1 所示。

图 6-1　阿司匹林的红外光谱

4. 杂质检查

（1）溶液的澄清度：取本品 0.50g，加入温热至约 45℃ 的碳酸钠试液 10ml 溶解后，溶液应澄清。

（2）水杨酸：取本品约 0.10g，精密称定后加乙醇 1ml 溶解，加冷水使之成 50ml，立即加入新制的稀硫酸铁铵溶液［取盐酸溶液（9→100）1ml，加硫酸铵指示液 2ml 后，再加水使成 100ml］1ml，摇匀。30 秒内如显色，与对照液（精密称取水杨酸 0.10g，加水溶解后，加冰乙酸 1ml，摇匀，再加水使成 1000ml，摇匀，精密量取 5ml，加乙醇 1ml、水 44ml 与上述新制的稀硫酸铁铵溶液 1ml，摇匀）比较，不得更深（0.1%）。

（3）易炭化物：取本品 0.50g，依法检查，与对照液（取比色用氯化钴液 0.25ml、比色用重铬酸钾液 0.25ml、比色用硫酸铜液 0.40ml，加水使成 5ml）比较，不得更深。

易炭化物检查法（《中国药典》）：取内径一致的比色管两支，甲管中加各品种项下规定的对照液 5ml；乙管中加硫酸（含 H_2SO_4 94.5%～95.5%）5ml 后，分次缓缓加入规定量的供试品，振摇使溶解。除另有规定外，静置 15 分钟后，将甲乙两管同置白色背景前，平视观察，乙管中所显颜色不得较甲管更深。

供试品如为固体，应先研成细粉。如需加热才能溶解时，可取供试品与硫酸混合均匀，加热溶解后，放冷至室温，再移置比色管中。

（4）炽灼残渣：不得超过 0.1%。

炽灼残渣检查法（《中国药典》）：取供试品 1.0~2.0g 或各药品项下规定的重量，置已炽灼至恒重的坩埚中，精密称定，缓缓炽灼至完全炭化，放冷至室温。除另有规定外，加硫酸 0.5~1.0ml 使湿润，低温加热至硫酸蒸气除尽后，在 700~800℃ 炽灼使完全灰化，移置干燥器内，放冷至室温，精密称定后，再在 700~800℃ 炽灼至恒重即得。

如需将残渣留作重金属检查，则炽灼温度必须控制在 500~600℃。

（5）重金属：取本品 1.0g，加乙醇 23ml 溶解后，加乙酸盐缓冲液（pH 3.5）2ml，依法检查，含重金属不得超过 10%。

重金属检查法（《中国药典》）：重金属是指在实验条件下能与硫代乙酰胺或硫化钠作用显色的金属。

标准铅溶液的制备：称取硝酸铅 0.160g，置 1000ml 容量瓶中，加硝酸 5ml 与水 50ml 溶解后，用水稀释至刻度，摇匀，作为储备液。

临用前，精密量取储备液 10ml，置 100ml 容量瓶中，加水稀释至刻度，摇匀，即得（每 1ml 相当于 10μg 的 Pb）。配制与贮存用的玻璃容器均不得含铅。

除另有规定外，取 25ml 纳氏比色管两支，甲管中加标准铅溶液一定量与乙酸盐缓冲液（pH 3.5）2ml 后，加水或各药品项下规定的溶剂稀释成 25ml。乙管中加入各药品项下规定的方法制成的供试液 25ml。若供试液带颜色，可在甲管中滴加少量的稀焦糖溶液或其他无干扰的有色溶液，使之与乙管一致。再在甲乙两管中分别加入硫代乙酰胺试液各 2ml，摇匀，放置 2 分钟，同置白纸上，自上向下透视，乙管中显出的颜色与甲管比较，不得更深。

供试品如含高铁盐影响重金属检查时，可取该药品项下规定方法制成的供试液，加抗坏血酸 0.5~1.0g，并在对照液中加入相同量的抗坏血酸，再照上述方法检查。

配制供试品溶液时，如使用的盐酸超过 1.0ml（或与盐酸 1.0ml 相当的稀盐酸），氨试液超过 2ml，或加入其他试剂进行处理，除另有规定外，对照液中应取相同量的试剂置瓷皿中蒸干后，加乙酸盐缓冲液（pH 3.5）2ml 与水 15ml，微热溶解后，移置纳氏比色管中，加标准铅溶液一定时间，再加水稀释成 25ml。

5. 含量测定 取本品约 0.4g，精密称定（称量前应在硅胶或硫酸铜干燥器中干燥 5 小时），加中性乙醇（对酚酞指示液显中性）20ml 溶解后，加酚酞指示液 3 滴，用氢氧化钠溶液（0.1mol/L）滴定，1ml 的 0.1mol/L 氢氧化钠溶液相当于 18.02mg 的阿司匹林（$C_9H_8O_4$）。

利用阿司匹林的游离羧基的酸性，以标准碱液直接滴定。为了使供试品易于溶解，以及防止在水中滴定时水解，使用中性醇溶解供试品后进行滴定。温度在 20℃ 以下，并在不断搅拌下（防止局部碱度过大）较快地滴定，均可避免供试品水解。

注：

[1] 水杨酸中的羧基和羟基由于形成分子内氢键不利于酰化反应的进行，加入少量的浓硫酸破坏氢键，可以使酰化反应易于进行。

[2] 反应温度不宜超过90℃，否则会有副产物水杨酰水杨酸酯和乙酰水杨酰水杨酸酯生成。

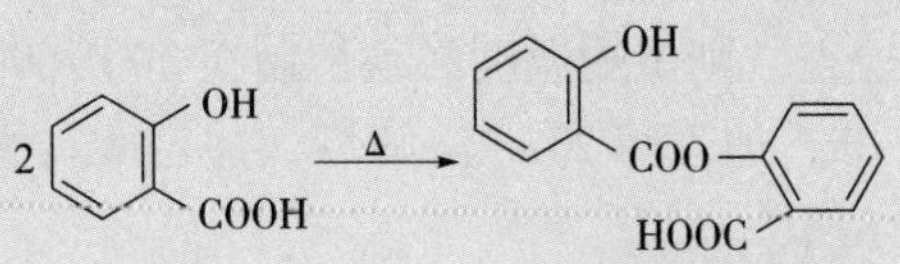

水杨酰水杨酸酯

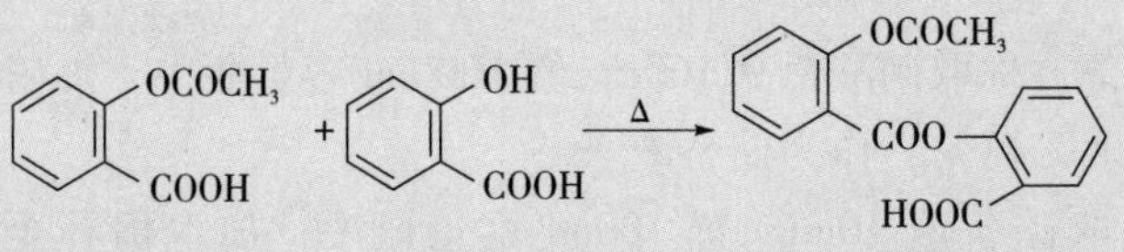

乙酰水杨酰水杨酸酯

[3] 冷却速度过快，容易出现油状物而不是白色结晶，这是因为溶剂中其他小分子钻进晶格破坏了结晶。

[4] 精制阿司匹林采用乙醇-水混合溶剂重结晶。当一种物质在一些溶剂中的溶解度太大，而在另一些溶剂中的溶解度又太小，不能选择到一种合适的溶剂进行重结晶时，常可使用混合溶剂进行重结晶。所谓混合溶剂，就是把对此物质溶解度很大的和溶解度很小的而又能互溶的两种溶剂（例如水和乙醇）混合起来，这样可以获得新的良好的溶解性能。用混合溶剂进行重结晶时，一般先将待纯化的物质在接近良溶剂（物质在此溶剂中易溶解）的沸点时溶于良溶剂中，趁热抽滤，若有色则用适量活性炭脱色后趁热抽滤。于此热溶液中小心加入不良溶剂（物质在此溶剂中溶解度很小），直至所出现的浑浊不再消失为止。稍加热使混合液恰好透明，然后冷却混合液使结晶从溶液中析出。

[5] 阿司匹林受热易分解，因此重结晶时不宜长时间加热，并控制水浴温度，产品应采取自然晾干。

（思）（考）（题）

1. 制备阿司匹林时实验仪器为什么需要干燥？水的存在对反应有什么影响？

2. 制备阿司匹林时为什么使用过量的乙酸酐，而不是过量的水杨酸？为何要加浓硫酸？

3. 重结晶纯化阿司匹林选择的溶剂是什么？如何进行混合溶剂重结晶？

实验六 咖啡因的提取、鉴定、杂质检查、含量测定

一、实验目的

1. 学习利用脂肪提取器提取生物碱的方法。
2. 掌握咖啡因的鉴定、杂质检查和含量测定的方法。

二、实验原理

咖啡因具有刺激心脏、兴奋大脑神经和利尿等作用，因此可作为中枢神经兴奋药。它也是复方阿司匹林等药物的组分之一。

茶叶中含有多种生物碱，其中以咖啡因（又称咖啡碱）为主，占1%~5%，另外还含有11%~12%的丹宁酸（又称鞣酸），0.6%的色素、纤维素、蛋白质等。咖啡因是弱碱性化合物，易溶于氯仿（12.5%）、水（2%）及乙醇（2%）等，在苯中的溶解度为1%（热苯中为5%）。丹宁酸易溶于水和乙醇，但不溶于苯。

咖啡因是杂环化合物嘌呤的衍生物，它的化学名称是1,3,7-三甲基-2,6-二氧嘌呤，其结构式如下：

嘌呤　　　　　　咖啡因

含结晶水的咖啡因是无色针状晶体，味苦，能溶于水、乙醇、氯仿等。在100℃时即失去结晶水，并开始升华，120℃时升华比较明显，至178℃时升华很快。无水咖啡因的熔点为234.5℃。

为了提取茶叶中的咖啡因，往往利用适当的溶剂（氯仿、乙醇、苯等）在脂肪提取器中连续提取，然后蒸去溶剂，即得粗咖啡因。粗咖啡因还含有其他一些生物碱和杂质，利用升华可进一步提纯。

工业上，咖啡因主要通过人工合成制得。

三、主要仪器与试剂

1. 仪器 脂肪提取器、蒸馏装置、升华装置。
2. 试剂 茶叶、95%乙醇、生石灰粉。

四、实验内容

1. 提取、精制 称取茶叶末 10g，放入脂肪提取器的滤纸套筒[1]中，在圆底烧瓶中加入 80ml 95%乙醇，水浴加热。连续提取 2~3 小时后[2]，待冷凝液刚刚虹吸下去时，立即停止加热。然后改成蒸馏装置，回收提取液中的大部分乙醇。再把残液倒入蒸发皿中，拌入 3~4g 生石灰粉[3]，在蒸气浴上蒸干。最后将蒸发皿移至煤气灯上焙炒片刻，务必将水分全部除去。冷却后，擦去粘在边上的粉末，以免在升华时污染产物。取一只合适的玻璃漏斗，罩在隔以刺有许多小孔的滤纸的蒸发皿上，用砂浴小心加热升华[4]。当纸上出现白色毛状结晶时，暂停加热，冷却至100℃左右，揭开漏斗和滤纸，仔细地把附在纸上及器皿周围的咖啡因用小刀刮下，残渣经拌和后用较大的火再加热片刻，使升华完全。合并两次收集的咖啡因，测定熔点。若产品不纯时，可用少量热水重结晶提纯（或放入微量升华管中再次升华）。

2. 鉴定

（1）性状：本品为白色或带极微黄绿色、有丝光的针状结晶；无臭，味苦；有风化性。本品在热水或氯仿中易溶，在水、乙醇或丙酮中微溶，在乙醚中极微溶解。

（2）鉴别

1）取本品约 10mg，加 1ml 盐酸与 0.1g 氯酸钾，置水浴上蒸干，残渣遇氨气即显紫色。再加氢氧化钠试液数滴，紫色即消失。

2）取本品的饱和水溶液 5ml，加入 5 滴碘试液，没有沉淀生成。再加稀盐酸 3 滴，即生成红棕色的沉淀，能在稍过量的氢氧化钠试液中溶解。

3）薄层色谱法

薄层色谱板：取硅胶 G 2.5g，加蒸馏水 8ml，调成糊状，涂布于 5.5cm×12cm 的玻璃板上，铺成约 1mm 厚的薄层，110℃ 活化备用。

点样：在已活化好的色谱板一端（距边沿 2cm 处），用毛细管点咖啡因氯仿提取液，每次控制原点直径扩大不超过 2~3mm。

展开剂：苯∶乙酸乙酯（5∶5）。

显色剂：20%磷钼酸的乙酸丙酮溶液（乙酸∶丙酮=1∶1）。

若展开的斑点有多个时，说明咖啡因没有纯化好；若只有一个斑点则说明咖啡因为纯品。

4）熔点的测定：测其熔点，若熔点在 238℃±1℃，则表明为咖啡因。

3. 杂质检查

（1）溶液的澄清度：取本品 1.0g，加水 50ml，加热煮沸，放置冷却，溶液应澄清。

（2）有关物质：取本品，加氯仿-甲醇（3∶2）制成每 1ml 中含 20mg 的溶液，作为供试品溶液。精密量取适量供试品溶液，加上述溶剂稀释成每 1ml 中含 0.10mg 的溶液，作为对照溶液。照薄层色谱法试验，取上述两种溶液各 10μl，分别点于硅胶 GF$_{254}$ 薄层板上，以正丁醇-丙酮-氯仿-浓氨溶液（40∶30∶30∶10）为展开剂，展开后取出，晾干，在紫外灯（254nm）下检视。供试品溶液如显杂质斑点，与对照溶液的主斑点比较，不得更深。

（3）干燥失重：取本品，在 105℃ 干燥至恒重，减失重量不得超过 8.5%。如为无水咖啡因，在 45℃ 干燥 1 小时，减失重量不得超过 0.5%。

（4）炽灼残渣：不得超过 0.1%。

（5）重金属：取本品 0.35g，加水 20ml，加热溶解后，放置冷却，加乙酸盐缓冲溶液（pH3.5）2ml 与水配成 25ml（必要时滤过）溶液，依法检查，含重金属不得超过百万分之十。

（3）、（4）、（5）的检查方法见第六章实验五。

4. **含量测定** 取本品约 0.15g，精密称定，加乙酸酐-冰乙酸（5∶1）的混合液 25ml，微热使溶解。放置冷却，加 1 滴结晶紫指示液，用高氯酸滴定液（0.1mol/L）滴定，至溶液显黄色，并将滴定的结果用空白试验校正。每 1ml 的高氯酸滴定液（0.1mol/L）相当于 19.42mg 的 $C_8H_{10}N_4O_2$。

注：

［1］滤纸套筒大小既要紧贴器壁，又能方便取放，其高度不得超过虹吸管。滤纸包茶叶末时要严紧，防止其漏出堵塞虹吸管。纸套上面折成凹形，以保证回流液均匀浸润被萃取物。

［2］若提取液颜色很淡时，即可停止提取。

［3］生石灰起吸水和中和作用，以除去部分杂质。

［4］在萃取回流充分的情况下，升华操作的好坏是本实验成败的关键。在升华过程中，始终都须用小火间接加热。温度太高会使滤纸炭化变黑，并把一些有色物烘出来，使产品不纯。第二次升华时，火亦不能太大，否则会使被烘物大量冒烟，导致产物损失。

实验七　从肉桂中分离肉桂醛和波谱分析

一、实验目的

1. 掌握从肉桂中分离肉桂醛的方法。
2. 掌握肉桂醛的波谱分析方法。

二、实验原理

精油中含有很多类化合物，它们赋予许多种植物香味，尤其是那些通常已为人们所熟悉的芳香植物。有一类精油属于丙苯衍生物，其中含有一个连接在苯环上的三碳链结构的精油肉桂醛（trans-3-苯基丙烯醛）最著名。肉桂油基本上是纯肉桂醛。

肉桂醛在室温下呈油状，它可以从粉碎的肉桂树皮中通过水蒸气蒸馏提取出来。

肉桂醛（trans-3-苯基丙烯醛）

肉桂油不溶于水，它与水形成互不相溶的液相，在水蒸气蒸馏肉桂时，高沸点的肉桂油和低沸点的水一起被蒸出和冷凝下来。肉桂醛形成的油滴分散在水的介质中，这种油滴容易用二氯甲烷从水中萃取出来，然后蒸去二氯甲烷得到基本纯净的肉桂醛。

红外和磁共振 NMR 谱，对于明确鉴定如肉桂醛这样的分离产物是很理想的。如果不能得到红外或 NMR 谱，则可用吐伦试剂检验此产物，证明它是一种醛。吐伦试剂能氧化 trans-3-苯基丙烯醛，生成 trans-3-苯基丙烯酸铵盐和金属银沉淀，当反应混合物温热时，这种金属银沉淀物通常会像镜面一样积在器壁上。因此，此反应通常称为醛的银镜试验。

在紫外、红外和其他波谱技术问世之前，是很难在室温下确定一种化合物是否为油状物的。然而，人们发现通过一些化学反应可将油状物转变成比较容易纯化和鉴定的固体衍生物。醛能与氨基脲反应生成缩氨基脲的衍生物。肉桂醛转变成固体缩氨基脲衍生物的过程如下所示。肉桂醛缩氨基脲是熔点为 225℃ 的化合物，它容易在甲醛中重结晶。

三、主要仪器与试剂

1. **仪器** 水蒸气蒸馏装置、红外光谱仪（IR）、磁共振仪（NMR）。

2. **试剂** 25g 肉桂、20ml 二氯甲烷、1g 无水硫酸钠、10ml 无水乙醇、1mlAgNO₃ 溶液（10%）、1mlNaOH 溶液（10%）、几毫升稀氢氧化铵溶液（6mol/L）、0.20g 氨基脲盐酸盐、0.30g 无水乙酸钠、10ml 甲醇。

四、实验内容

1. **肉桂醛的分离** 在 500ml 三口烧瓶中放入 25g 研细的肉桂，加入足量的水使其润湿，并覆盖粉末表面，搭好水蒸气蒸馏装置（注：用一厚层玻璃棉包裹蒸馏头，以加快水蒸气蒸馏速度）。

注意：务必不要使插入肉桂粉末中的管子堵塞。

收集约 100ml 水-肉桂醛蒸馏液。将蒸馏液转移至分液漏斗中，每次用 10ml 二氯甲烷萃取蒸馏液 3~5 次。用无水硫酸钠干燥二氯甲烷溶液。过滤，将滤液收集在一个预先称重的离心试管或烧瓶中，然后在通风橱中用蒸气浴蒸去二氯甲烷。

测定从肉桂中分离得到的肉桂醛的重量，并计算其百分产率。

2. 肉桂醛的波谱鉴定 记录肉桂醛纯样品在盐片上的红外光谱。将此红外光谱与图 6-2 中肉桂醛的谱图比较，鉴定重要的吸收峰。

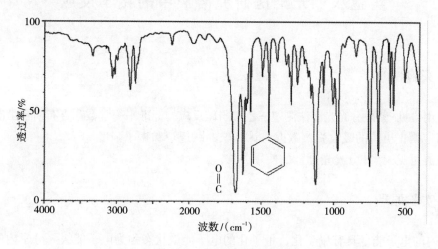

图 6-2 肉桂醛的红外谱图

将 10 滴肉桂醛加入 0.5ml 含有 1%TMS（四甲基硅烷）的氘代氯仿中，配成样品。记录和积分 NMR 谱。将获得的 NMR 谱与图 6-3 中的肉桂醛谱图比较，并解析此谱图。然后，将肉桂醛-氘代氯仿样品倒入大试管中，并在通风橱中用蒸气浴加热蒸去氘代氯仿。

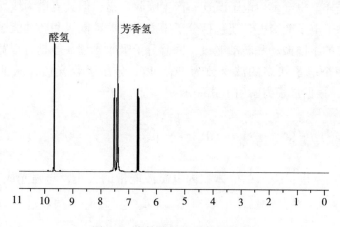

图 6-3 肉桂醛的核磁共振氢谱

思 考 题
　1. 肉桂醛的红外特征吸收峰包括哪些？
　2. 结合肉桂醛的波谱解析，试述红外光谱和磁共振谱在结构确定方面的作用。
　3. 影响化学位移的因素包括哪些？

实验八　光谱法研究溶液中的化学反应

一、实验目的

1. 应用可见–紫外分光光度法测定三乙胺与碘反应的标准平衡常数和吉布斯自由能 ΔG^{θ}。
2. 测定碘正庚烷的吸收光谱数据，计算碘的跃迁矩和振子强度。
3. 掌握可见–紫外分光光度计的使用方法。

二、实验原理

　　分子内的电子能量具有量子化，量子化的电子能量状态称为电子能级。分子内的各个电子依次从最低能级配置到高能级。若电子状态为整个分子的最低能级，称为基态。电子从基态跃迁到能量高的、空的能位，称为电子跃迁。伴随着电子的跃迁，分子吸收频率 $\nu = \Delta E / h$ 的光（ΔE 为两个能级的能量差，h 为普朗克常数）。基于电子跃迁而产生的吸收光谱，通常出现在紫外可见区。因此，测定吸收光谱，可以了解分子内的电子状态。

　　原子和分子一样，也会发生电子跃迁，产生吸收光谱，但其光谱为线性光谱。而在分子中，分子的能级除了电子能级外，还包括分子中固有的振动能级和转动能级，所以分子能从基态跃迁至激发态的不同振动和转动能级，因此分子吸收光谱一般具有很宽的吸收带。

　　假设分子中两个电子状态的波函数为 Ψ_1、Ψ_2，分子吸收光后，从 Ψ_1 的状态跃迁到 Ψ_2 的状态的概率，根据量子力学用下式表示：

$$P_{12} = \frac{8\pi^3}{3h^2}\mu_{12}^2\rho \tag{1}$$

　　式中，ρ 是辐射密度，表示单位体积内电磁波能量的大小，与强光成正比。μ_{12} 是跃迁矩，用下式定义：

$$\mu_{12} = \int \Psi_1 \sum_i eP_i\Psi_2 d\tau \tag{2}$$

　　式中，P_i 为电子 i 的位置矢量；$d\tau$ 为体积元。

振子强度 f 定义为：

$$f = \frac{8\pi^2 m_e \sigma_{max} c \mu_{12}}{3he^2} \tag{3}$$

式中，σ_{max} 为最大的吸收波数，m_e 为电子的静电质量，c 为真空光速，h 为普朗克常数，e 为基本电荷。

当光强为 I_0 的单色光进入浓度为 C 的溶液，通过厚度为 L 的液层，光强减弱到 I。为了表示溶液对某波长光的吸收程度，定义以下各量：透光率 T：$T = I/I_0$

吸收率 A：$A = -\lg T$

光密度 D：$D = \lg (I/I_0) = -\lg T$

摩尔消光系数 ε：

$$\varepsilon = \frac{A}{CL}$$

测定某物质的吸收光谱，用消光系数 ε 对波数 σ 作图可求出积分强度 S：

$$S = \int \varepsilon d\sigma \tag{4}$$

利用在线光谱情况下，积分强度 S 与跃迁概率成正比，可推导出另一种积分强度的表达式：

$$S = \frac{10^3}{\ln 10} \cdot \frac{N_A}{c} \cdot \frac{8\pi^3}{3h} \sigma_{max} \mu_{12} = 108.91 \sigma_{max} \mu_{12} \tag{5}$$

式中，N_A 为阿伏伽德罗常数。

（5）式中所有物理量用 c·g·s 制单位代入时所计算得到的跃迁矩 μ_{12} 的单位为德拜，应转化为国际单位制（C·m），1 德拜等于 3.33×10^{-30} C·m。

两种分子结合生成分子间化合物后，往往在可见光、紫外光有新的特征的吸收带。例如碘的正庚烷溶液，在 520nm 附近有吸收带，加三乙胺后，此吸收带的强度显著减弱，而在 280nm ［图 6-4（a）］和 410nm ［图 6-4（b）］附近出现了两个极强的吸收带。其中，410nm 的吸收带是由分子间化合物中的碘所产生，而 280nm 的则是新的吸收带。由图 6-4（b）还可清楚地看到，不同三乙胺浓度的样品的吸收光谱全部交于 480nm 附近的一点，该点被称为等吸收点。表明在该波长下，碘与分子间化合物的摩尔消光系数相等。

碘与三乙胺之间形成分子间化合物的过程中，三乙胺为电子供给体（D），I_2 是电子受体（A）。它们之间存在着化学平衡：

$$A + D = A \cdot D$$

在温度 T 时，反应平衡常数 K 为：

$$K = \frac{C_{A \cdot D}}{(C_A - C_{A \cdot D})(C_D - C_{A \cdot D})} \tag{6}$$

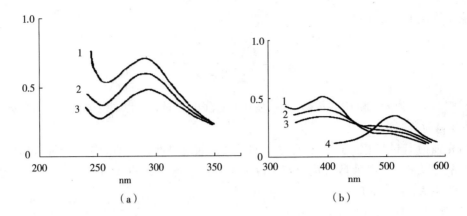

图 6-4　不同浓度的 I_2-三乙胺溶液的紫外光（a）和可见光（b）区吸收光谱

注：曲线 1、2、3 中，三乙胺浓度依次递减；曲线 4 为 I_2 溶液。

式中，C_A、C_D 为 A 和 D 在初始时物质的量浓度；$C_{A·D}$ 为分子间化合物在平衡时物质的量浓度。

$$K^\theta = \frac{C_{A·D}}{(C_A - C_{A·D})\,C_D} \tag{7}$$

若溶液是 $C_A \ll C_D$，则（7）式可改写为：

$$C_{A·D} = \frac{\lg\left(\dfrac{I_0}{I}\right)}{\varepsilon_{A·D} \cdot l} \tag{8}$$

将（8）式代入（7）式整理得：

$$\frac{l\,C_A}{\lg\left(\dfrac{I_0}{I}\right)} = \frac{1}{\varepsilon_{A·D} K^\theta} \cdot \frac{1}{C} + \frac{1}{\varepsilon_{A·D}} \tag{9}$$

若将 $\dfrac{l\,C_A}{\lg\left(\dfrac{I_0}{I}\right)}$ 对 $\dfrac{1}{C}$ 作图，得一直线，由直线的斜率和截距可求得 ε_{AD} 和 K^θ。

本实验是在 270、280、290、320nm 波长下，分别测定 6 个三乙胺浓度不同的反应液的光密度 D，从此可计算得到 $\dfrac{l\,C_A}{\lg\left(\dfrac{I_0}{I}\right)}$，再对 $1/C_D$ 作图。求得四个不同波长下的平均常数 K^θ，取其平均值。

用碘的摩尔消光系数 ε 对波数 σ 作图，在 520nm 吸收带处求其积分强度 S，用（3）和（5）式，计算出振子强度和跃迁矩。

三、主要仪器与试剂

1. 仪器 751 可见－紫外分光光度计一套、比色皿（石英和玻璃各 4 个）、容量瓶（50ml、100ml 和 150ml 各 1 个）、移液管（6 支 25ml、7 支 20ml、1 支 50ml）、磨口锥形瓶（6 个 100ml）。

2. 试剂 分析纯 I_2、正庚烷、三乙胺。

四、实验内容

1. 溶液的配制

（1）精确配制浓度 8×10^{-5} mol/L 的正庚烷原液 150ml。

（2）精确配制浓度 24×10^{-3} mol/L 的三乙胺的正庚烷原液 100ml。

（3）用稀释原液的方法，分别配制三乙胺浓度为原液的 1/2、1/4、1/8、1/16、1/32、1/64 的三乙胺溶液各 50ml。

2. 反应溶液的配制 在 6 个洗净干燥的磨口锥形瓶中，分别加入 20ml 的 I_2-正庚烷原液，然后将 6 种不同浓度的三乙酰－正庚烷溶液各移取 20ml，分别加入上述 6 个锥形瓶中进行反应。

3. 分别测定六个反应液在不同波长下的光密度 D。

（1）开启 751 分光光度计。

（2）洗净晾干 4 个 1cm 的石英比色皿。在其中之一装入正庚烷，其余 3 个装入反应液，然后在 240~360nm 波长段，每隔 10nm 测定光密度 D。

（3）选用 4 个 3cm 的玻璃比色皿，在 360~600nm 波长段每隔 20nm 测定各反应液光密度 D。

（4）用正庚烷将 I_2 的正庚烷原液稀释 1 倍，用 3cm 玻璃比色皿在 360~700nm 处每隔 20nm 测定光密度 D。

五、注意事项

1. I_2-正庚烷溶液很稀，一定要精确配制。而且在确认晶体碘已全部溶解于正庚烷中之后，才能使用。

2. 反应液配制好后，放在黑暗处，以防在光的作用下发生其他反应。

3. 比色皿一定要认真清洗，禁止用手触摸光面玻璃。

六、数据处理

1. 分别做出 6 个反应液的吸收光谱图。

2. 在 270、280、290、320nm 波长下，分别计算出 6 个反应液的 $\dfrac{lC_A}{lg\left(\dfrac{I_0}{I}\right)}$ 值，并对 $1/C_D$ 作

图，得 4 条直线，从直线的斜率和截距，得到 4 个 K^θ 值，取其平均值，即为反应温度下的平衡常数 K^θ。

3. 用 I_2 的摩尔消光系数 ε_A 对波数 $\sigma = 1/\lambda$ 作图。根据（4）式求出积分强度 S，用（5）式求出跃迁矩 μ_{12}，用（3）式算出振子强度 f。

思考题

1. 使用分光光度法研究溶液中化学反应有什么优点？应具备哪些条件？
2. 讨论引起本实验误差的主要因素？

实验九　典型复杂反应动力学研究

一、实验目的

1. 应用分光光度法测定丙酮反应的反应级数、速率常数和活化能，并求算活化热力学函数。
2. 通过实验加深对复杂反应特征的理解。
3. 掌握分光光度计的测量原理和使用方法。

二、实验原理

大多数化学反应并不是简单反应，而是由若干个基元反应组成的复杂反应。复杂反应的反应速率和反应物浓度间的关系不能用质量作用定律表示。因此用实验测定反应速率与反应物或产物浓度间的关系，即测定反应对各组分的分级数，从而得到复杂反应的速率方程。

对于复杂方程，当知道反应速率方程的形式后，就可以对反应机制进行某些推测。如该反应究竟有哪些步骤完成，各个步骤的特征和相互联系如何等。

实验测定表明，丙酮与碘在稀薄的中性水溶液中反应是很慢的。在强酸条件下，该反应进行得相当快。但强酸的中性盐不增加该反应的反应速率。在弱酸条件下，对加快反应速率的影响不如强酸。

酸性溶液中，丙酮碘化反应是一个复杂反应，反应式为：

$$CH_2-\overset{\overset{\text{O}}{\|}}{C}-CH_3 + I_3^- \overset{H^+}{\rightleftharpoons} CH_2-\overset{\overset{\text{O}}{\|}}{C}-CH_2I + 2I^- + 3H^+ \tag{1}$$

该反应由 H^+ 催化，而反应本身又能生成 H^+，所以这是一个 H^+ 自催化反应，其速率方程为：

$$r = \frac{-dc(A)}{dt} = \frac{-dc(I_3^-)}{dt} = \frac{-dc(E)}{dt} = kc^\alpha(A)c^\beta(I_3^-)c^\delta(H^+) \tag{2}$$

式中，r 为反应速率；k 为速率系数；$c(A)$、$c(I_3^-)$、$c(H^+)$、$c(E)$ 分别为丙酮、碘、氢离子、碘化丙酮的浓度（mol/L）；α、β、δ 分别为反应对丙酮、碘、氢离子的分级数。

丙酮碘化对动力学的研究是一个特别合适而且有趣的反应。因为 I_3^- 在可见光区有一个比较宽的吸收带，而在这个吸收带中，盐酸和丙酮没有明显的吸收，所以可以通过采用分光光度计测定光密度的变化（也就是 I_3^- 浓度的变化）来跟踪反应过程。

虽然在反应（1）中没有其他试剂吸收可见光，但却存在一个次要却复杂的情况，即在溶液中存在 I_3^-、I_2 和 I^- 的平衡，如下。

$$I_2 + I^- \rightleftharpoons I_3^- \tag{3}$$

平衡常数 $K^\theta = 700$。其中 I_2 在这个吸收带中也吸收可见光。因此 I_3^- 溶液吸收光的数量不仅取决于 I_3^- 的浓度，而且还与 I_2 的浓度有关。根据朗伯-比尔定律：

$$D = \varepsilon Lc \tag{4}$$

式中，D 为光密度（消光度）；ε 为吸收系数；L 为比色皿的光径长度；c 为溶液的浓度。

含有 I_3^- 和 I_2 溶液的总光密度 D 可以表示为 I_3^- 和 I_2 两部分光密度的和，即

$$D = D(I_3^-) + D(I_2) = \varepsilon(I_3^-)Lc(I_3^-) + \varepsilon(I_2)Lc(I_2) \tag{5}$$

吸光系数 $\varepsilon(I_3^-)$ 和 $\varepsilon(I_2)$ 是吸收光波长的函数。在特殊情况下，即波长 $\lambda = 565nm$ 时，$\varepsilon(I_3^-) = \varepsilon(I_2)$，所以上式变为：

$$D = D(I_3^-) + D(I_2) = \varepsilon(I_3^-)L[c(I_3^-) + \varepsilon(I_2)] \tag{6}$$

也就是说，在 565nm 这一特定的波长条件下，溶液的光密度 D 与 I_3^- 和 I_2 浓度之和成正比。因为 ε 在一定的溶质、溶剂和固定的波长条件下是常数。使用固定的一个比色皿，L 也是一定的，所以上式中，常数 $\varepsilon(I_3^-)L$ 就可以由测定已知浓度碘溶液的光密度 D 而求出。

在本实验条件下，将证明丙酮碘化反应对碘是零级反应，即 $\beta = 0$。由于反应并不停留在一元碘化丙酮上，还会继续进行下去，因此反应中所用的丙酮和酸应大大过量。而所用的碘量很少。这样，当少量的碘完全消耗后，反应物丙酮和酸的浓度仍基本保持不变。

实验还表明，只要酸度不是很高，丙酮卤化反应的速率与卤素的浓度和种类（氯、溴、碘）无关，因而直到全部碘消耗完以前，反应速率是常数，即：

$$\gamma = \frac{-dc(I_3^-)}{dt} = \frac{-dc(E)}{dt} = kc^\alpha(A)c^\beta(I_3^-)c^\delta(H^+) = kc^\alpha(A)c^\delta(H^+) = 常数 \qquad (7)$$

从（7）式可以看出，将$c(I_3^-)$对时间作图应为一条直线，其斜率就是反应速率γ。

为了测定反应级数（如指数α），至少需进行两次实验。在两次实验中丙酮的初始浓度不同，H^+和I_3^-的初始浓度相同。若用"I""II"分别表示这两次实验，令：

$$c(A, I) = uc(A, II), c(H^+, I) = c(H^+, II), c(I_3^-, I) = c(I_3^-, II)$$

由（7）式可得：

$$\frac{\gamma_I}{\gamma_{II}} = \frac{kc^\alpha(A, I)c^\beta(H^+, I)}{kc^\alpha(A, II)c^\beta(H^+, II)} = u^\alpha \qquad (8)$$

取对数：

$$\lg\frac{\gamma_I}{\gamma_{II}} = \alpha\lg u \qquad (9)$$

$$\alpha = \lg\frac{\gamma_I}{\gamma_{II}}/\lg u \qquad (10)$$

同理可求出指数δ，若再做一次实验III，使：

$$c(A, I) = c(A, III), c(H^+, I) = wc(H^+, III), c(I_3^-, I) = c(I_3^-, III)$$

即可得到：

$$\delta = \lg\frac{\gamma_I}{\gamma_{III}}/\lg w \qquad (11)$$

同样：

$$c(A, I) = c(A, IV), c(I_3^-, I) = xc(I_3^-, IV), c(H^+, I) = c(H^+, IV)$$

即可得到：

$$\beta = \lg\frac{\gamma_I}{\gamma_{IV}}/\lg x \qquad (12)$$

根据（2）式，由指数、反应速率和各浓度数据可以算出速率系数k。有两个或两个以上温度的速率系数，根据阿累尼乌斯公式：

$$k = Ae^{-E_\alpha / RT} \tag{13}$$

可以估算，反应的表观活化能 E_α

根据过渡状态理论：

$$k = \frac{RT}{Lh}K^{\neq} \tag{14}$$

以及热力学公式：

$$\Delta^{\neq}G_m = -RT\ln K^{\neq} \tag{15}$$

$$\Delta^{\neq}G_m = \Delta^{\neq}H_m - T\Delta^{\neq}S_m \tag{16}$$

可以推导出：

$$k = \frac{RT}{Lh}e^{\frac{\Delta^{\neq}S_m}{R}}e^{\frac{-\Delta^{\neq}H_m}{RT}} \tag{17}$$

式中，R 为摩尔气体常数；L 为阿伏伽德罗常数；h 为普朗克常数；$\Delta^{\neq}H_m$ 为活化 Gibbs 函数；$\Delta^{\neq}H_m$ 为活化焓；$\Delta^{\neq}S_m$ 为活化熵；

根据（17）式可以求出 $\Delta^{\neq}H_m$、$\Delta^{\neq}S_m$。

三、主要仪器与试剂

1. 仪器 721 型分光光度计 1 套、超级恒温槽 1 套、容量瓶（50ml 和 100ml 各 1 个）、250ml 磨口瓶 4 个、比色皿 3 个、移液管（5ml 和 10ml 各 3 支）、15ml 移液管 1 支、停表 1 块。

2. 试剂 I_3^- 溶液（0.2000mol/L）、丙酮溶液（2.5000mol/L）、盐酸溶液（1.000mol/L）。

四、实验内容

1. 调节超级恒温槽 将已标定好的丙酮、盐酸、碘备用液及蒸馏水置于 250 ml 磨口瓶中放入恒温槽恒温。恒温槽控制在 25℃。同时将恒温槽的恒温水通入分光光度计的比色水套中。约 10 分钟，待温度恒定后方可开始测量。

2. 将分光光度计的单色光器、稳压器和微电计的连线接好。波长调到 565nm 处，开启稳压器电源开关和单色光器电源开关，并将光路闸门拨到"红点"位置，使光线进入比色室，照约 10 分钟使光电池稳定。

3. 取一个 2cm 的比色皿洗净，注入 25℃ 去离子水，放入比色室。将光路闸门拨到"黑点"位置，校正微电计的"0"位。再拨到"红点"，调节光点正好停在微电计的 100% 透光率（即光密度为 0）处。

4. 测定 εL 值　在洗净的 100ml 容量瓶中，移入 10ml 0.02mol/L 碘备用液，用蒸馏水冲稀至刻度，混合均匀后，用此溶液荡洗另一干净的 2cm 比色皿 3 次，然后测定比碘溶液的光密度 D。测 3 次，取平均值。

5. 测定四种不同配比的溶液的反应速度，将已恒温好的碘、丙酮、盐酸备用液和蒸馏水按下表在 50ml 容量瓶中依次配制成不同配比的溶液。

	碘备用液 V/ml	丙酮备用液 V/ml	盐酸备用液 V/ml
Ⅰ	10	10	10
Ⅱ	10	5	10
Ⅲ	10	10	5
Ⅳ	15	10	10

用移液管先取丙酮和盐酸放入 50ml 容量瓶中，再取 I_3^- 备用液放入，然后用已恒温好的水稀至刻度（在此配制溶液过程中动作要迅速）。将瓶中之反应液摇匀后迅速倒入已恒温好的 2cm 比色皿中（需用待测溶液荡洗 3 次），放入比色室中，开启停表作为反应的起始时间。以后每隔 1 分钟记录 1 次光密度读数。每次测量前均需用蒸馏水校正光密度的"0"点，并注意检查微电计的"0"位。测定直至取 10~15 个数据为止。

将超级恒温槽调至 35℃，重复第Ⅳ号反应液进行测定。

五、注意事项

1. 测定波长必须为 565nm，否则将影响结果的准确性。
2. 反应物混合顺序为：先加丙酮、盐酸溶液，然后加碘溶液。
3. 测量光密度 D 应取范围 0.15~0.70。

六、数据处理

1. 根据所测已知碘浓度溶液的光密度用（4）式计算出常数 ε、L 值。然后用它们计算与所测得的每个光密度值相应的碘浓度 $c(I_3^-)$，作 $c(I_3^-)$ -t 图，求出反应速率 γ。

2. 根据（10）、（11）、（12）式分别计算对丙酮、盐酸和碘的分级数。

3. 根据（2）式计算 25℃时丙酮碘化反应的四个速率系数。求出 k_1 的平均值。计算 35℃时的速率系数 k_2。

4. 利用阿累尼乌斯公式求出丙酮碘化反应的表观活化能 E_a。

$$E_\alpha = 2.303R \frac{T_1 T_2}{T_2 - T_1} \lg \frac{k_2}{k_1} \qquad (18)$$

5. 利用（17）式求丙酮碘化反应的活化焓 $\Delta^{\neq}H_m$、活化熵 $\Delta^{\neq}S_m$。

思考题

1. 本实验中从反应开始到起算反应时间，中间有一段不算很短的操作时间，这对实验结果有无影响？

2. 影响本实验结果的主要因素是什么？

3. 如果用表观活化能 E_a 代替活化焓 $\Delta^{\neq}H_m$ 可行否？

实验十 催化反应动力学过程和催化剂评价研究

一、实验目的

1. 熟悉催化反应的动力学过程和催化剂评价的基本知识。
2. 学习气相色谱在催化动力学研究中的应用。

二、实验原理

评价一种催化剂的优劣通常要考察三个指标，即活性、选择性和使用寿命。活性一般由反应物料的转化率来衡量，选择性是指目的产物占所有产物的比例，使用寿命是指催化剂能维持一定的转化率和选择性所使用的时间。一种好的催化剂必须同时满足上述三个条件。其中活性是基本前提，只有在达到一定的转化率时才能追求其他指标。选择性可直接影响到后续分离过程及经济效益。至于催化剂的使用寿命，当然希望它越长越好，但因为在反应过程中，催化剂会出现不同程度的物理及化学变化，如中毒、结晶颗粒长大、结炭、流失、机械强度降低等，会使催化剂部分或全部失去活性。

开发一种新型催化剂需要做很多工作，如催化剂的制备方法、组成等对其活性及选择性均有影响，而且在不同反应条件下，同一种催化剂所得结果又是不一样的。所以，对催化剂的评价是复杂而细致的工作。一般起步于实验室的小管反应，在不同反应条件下考查单程转化率及选择性，对试验结果较好的催化剂再进行连续运行考查寿命，根据需要进行逐级放大。催化剂装填量可达几十克到几百克不等，在放大过程中还必须考虑传质、传热过程，为设计工业生产反应器提供工艺及工程的数据。当然，开发新型催化剂不仅限于评价工作，还应同时研究它的反应机制、失活原因等，为催化剂的制备提供信息。

催化剂的实验评价装置多种多样，但大致包括进料、反应、产品接收等几部分。对于一些单程转化率不高的反应，物料需要进行循环。装置中要用到控制、计量物料的各种阀（常压或高压下使用型号不同）、流量计及控制液体量的计量泵。控制温度常用精密温度控制仪及程序升温仪等。产物的接收常用各种冷浴，如冰、冰盐、干冰-丙酮、液氮及电子冷阱等。反应器及管路材料视反应压力、温度、介质而定。管路通常还需加热保温。综上因素，一个简单的化学反应有时也会需要复杂的装置。

产品的分析是十分关键的环节。若不能给出准确的分析结果，其他工作都是徒劳的。目前在催化研究中，最普遍使用的是气相色谱和液相色谱。所使用的色谱检测器，视产物的组成而定。热导池检测器多用于常规气体及产物组成不太复杂且各组分浓度较高的样品分析，氢火焰检测器灵敏度高，适用于微量组分分析，主要用于分析碳氢化合物。对于组分复杂的产物通常用毛细管柱分离。

本实验选取的反应体系是甲醇分子间脱水缩合制二甲醚，所用的催化剂是自制的 $\gamma\text{-}Al_2O_3$（见本实验后面）。二甲醚是生产多种化工产品的重要化工原料。目前国内外多以硫酸氢钾酯作催化剂，由甲醇均相催化缩水而得。该催化剂具有反应温度低（140～150℃），转化率高（>80%），选择性（> 97%）好等优点，但也存在着设备腐蚀严重，釜残液及废水污染环境、催化剂毒性大、操作条件恶劣等缺点，因此，研制高活性、高选择又无污染的催化剂代替硫酸氢钾酯具有重要的应用价值。

甲醇脱水反应也是一些复杂合成反应的一个中间步骤。如由合成气（CO+H₂）制造汽油，其中一条路线经过如下三步反应。

$$CO + H_2 \xrightarrow{\text{Cu-Zn-Al 催化剂}} CH_3OH \tag{1}$$

$$CH_3OH \xrightarrow{\gamma\text{-}Al_2O_3\text{催化剂}} (CH_3)_2O + H_2O \tag{2}$$

$$(CH_3)_2O \xrightarrow{\text{新型分子筛催化剂}} \text{烃类} + H_2O + CO_2 \tag{3}$$

上述反应（2）进行的程度控制着第一步反应的平衡移动，欲提高合成气制造汽油的转化率，必须加速反应（2）才能得到更多的烃类。

目前，国内外报道用于甲醇脱水反应的新型催化剂主要是一些固体酸催化剂，如氧化铝、ZSM-5 分子筛等。普遍认为，脱水反应一般不需要在很强的酸中进行。对氧化铝，一般倾向是 L 酸中心在起作用，氧化铝本身是一种较弱的固体酸。分子筛有多种不同类型和不同强度的酸中心，脱水反应可能发生在较弱的酸中心上。至于乙醇在氧化铝上脱水的机制，文献报道指出，是经过乙氧基的中间过程，见上面的反应。

三、主要仪器与试剂

1. 仪器 反应装置 1 套、压片机、102G 型气相层析仪 1 台、SP-4290 积分仪 1 台、色谱仪、氢气发生器 1 台。

2. 试剂 甲醇（AR 或 CP）、纯氮气、自制 $\gamma\text{-}Al_2O_3$ 催化剂。

四、实验内容

反应装置如图 6-5 所示。甲醇由氮气带入反应器，在两点分别取样，分析甲醇被带入量及产物组成。冰浴中收集到的组分是反应生成的部分水，在常温下二甲醚呈气体状态，存在于反应尾气中。

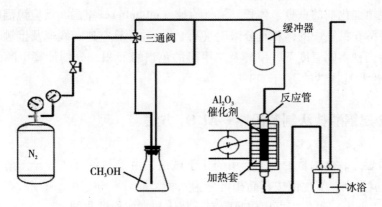

图 6-5　由甲醇合成二甲醚的流程

1. 将制备好的 $\gamma\text{-}Al_2O_3$ 粉末在压片机上以 5×10^6 Pa（5MPa）的压力压成圆片，再破碎、过筛，选取 40~60 目筛分备用。

2. 将 1g 催化剂装填于反应管内，并将反应管与管路连接好。

3. 打开氮气瓶时，使氮气不通过甲醇进入反应器，控制氮气流量 50~60 ml/min。开启加热电源，使反应管升温，设定反应温度为 250℃。温度快达到时，切换气路，使氮气将甲醇带入反应器，开始反应。计算空速 GHSV、线速及接触时间。

4. 色谱分析，条件如下。

检测器 TCD　　　　　　　　　　层析柱 GDX-4032m

载气 H_2 40ml/min　　　　　　　柱温 80℃

桥流 150mA   汽化温度 160℃

先进载气，待载气流量达规定值时，打开色谱仪总电源，再启动层析室，然后接通汽化器电源，待柱温升到80℃并稳定后，打开热导池电流开关，将桥流调至规定值。

5. 待反应进行一段时间后，分别在 a、b 两点用针管取气样分析。通过色谱六通阀进样，由这两点样品分析的结果可计算出甲醇的转化率及选择性。每个取样点两个平行数据。

6. 将反应管升温至400℃继续反应，待温度稳定30分钟后，再取一组样。每点仍取两个平行数据。

7. 停止反应，将三通阀转向，断开甲醇通路，关闭加热电源，2分钟后关闭氮气，同时将色谱仪电源关闭（按与开机相反的顺序操作）。

五、注意事项

1. 用针筒取样不宜抽得过快，以防止抽入空气。
2. 色谱操作条件一定控制准确，否则影响分析结果。

六、数据处理

1. 记录装填催化剂的重量、体积、氮气流速（ml/min）、室温、反应恒温时间。
2. 计算甲醇在氮气中的体积百分浓度（$V_0 1\%$）并计算空速、线速及接触时间。
3. 记录在两种不同温度下，甲醇及二甲醚的色谱峰面积，分别计算甲醇的转化率，并比较温度对活性和选择性的影响。

七、碱金属铝酸盐法制备活性 γ-Al_2O_3 方法

1. **实验原理** 氧化铝是工业上常用的化学试剂，由于制备方法各异，具有不同的性质和结构。到目前为止，氧化铝按其晶相可分为八种，即 α-、γ-、θ-、η-、X-、κ-、ρ-和无定形相。在化学工业中，氧化铝可用作吸附剂、载体和直接作催化剂。

用一般化学方法制备的氧化铝，常常是多种变种的混合物。各晶型的氧化铝由不同的原料在不同的条件下先制得其水合物，然后在不同的条件下转化而得。α-Al_2O_3 由高温煅烧得到，比表面积小，强度高，常用作载体。将各种催化剂组分浸渍其上，除可以起到分散和稳定活性组分的作用外，还可提供酸性活性中心，使催化剂活性组分与载体起到协同的作用。在催化反应中，常直接用 γ-Al_2O_3 和 η-Al_2O_3 作催化剂，所以称它们为活性氧化铝。

活性氧化铝一般是由铝酸钠水解得到三水合氧化铝，然后焙烧制成。氧化铝水合物在焙烧脱水过程中形成酸中心及碱中心：

$$
\begin{array}{ccccc}
& \overset{\displaystyle OH}{|} & & \overset{\displaystyle OH}{|} & \\
HO\!-\!Al\!-\!OH & + & HO\!-\!Al\!-\!OH^{+} & \cdots \xrightarrow[\Delta]{-H_2O} & -O\!-\!Al\!-\!O\!-\!Al\!- \\
\end{array}
$$

$$
\xrightarrow{-H_2O}\quad -O-\overset{\displaystyle Al^{+}}{}-O-Al-\quad \longrightarrow
$$

碱中心

L 酸中心 O^{-}

$$-O-Al^{+}-O-Al-O-$$

所谓 L 酸中心是指任何分子、基团或离子具有电子结构不饱和的原子，从而可以接收外来电子。而上述 L 酸中心很容易吸收水转变成 B 酸中心：

B 酸中心   碱中心

$$O^{-}\;\;O-Al^{+}-O-Al-O\;\;\xrightarrow{+H_2O}\;\;O-Al^{+}-O-Al-O$$

凡能给出质子（氢离子）的任何含氢原子的分子或离子称为 B 酸；凡能接受质子的分子或离子称为 B 碱。

在用氧化铝作催化剂时，活性中心的酸碱性质除和制备条件有关外，还与煅烧过程中氧化铝脱水程度以及氧化铝晶型有关。对氧化铝的晶型所引起的催化活性的变化研究较少，但目前已知道 η-氧化铝对乙醇的脱水活性约为 γ-氧化铝的两倍。焙烧温度与氧化铝本身的脱水有直接关系。若焙烧温度在 450℃，乙醇在 250℃ 下脱水生成乙醚，此时测得含水量为 5.5%（重量），显示出最大的活性。经 840℃ 焙烧过的氧化铝得到的红外吸收谱图中，有 3800、3780、3744、3733、3700 cm^{-1} 五个吸收峰。这五个吸收峰对应于图 6-6 中五种不同的 -OH（分别以 A、B、C、D 和 E 表示）。由于这些 -OH 周围配位的酸或碱中心数不同，使每种 -OH 的性质也不同，故出现五种不同的 -OH 吸收峰。

氨在氧化铝上的化学吸附说明氧化铝表面主要是 L 酸，且酸性较强；酸中心四周原子或离子种类及数目不同，酸中心的性质也不同。γ-Al_2O_3 与 η-Al_2O_3 这两种活性氧化铝的酸度也是不同的，后者要强得多。

醇在酸碱催化剂上可以有两种反应，即脱氢和脱水。表面呈酸性时称为质子给体，对脱水反应有利。相反，表面呈碱性时，称为质子受体，对脱氢反应有利。

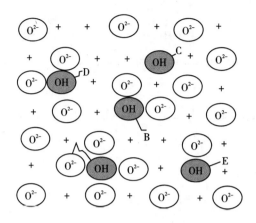

图 6-6　氧化铝表面的羟基

注：+表示 L 酸中心；O^{2-} 表示碱中心。

2. 主要仪器与试剂

（1）仪器：搅拌器及恒温水浴 1 套、真空泵 1 台、电导仪 1 台、箱式高温炉 1 台。

（2）试剂：$NaAlO_2$（AR 级）、盐酸（1∶5 体积比）、$AgNO_3$（1mol/L）。

3. 实验步骤

（1）先用量筒配制 1∶5 的盐酸 200ml（体积比）。

（2）称取 8g $NaAlO_2$ 溶于 150ml 去离子水中，使之充分溶解，如有不溶物可加热搅拌或滤出。

（3）将配制好的 $NaAlO_2$ 溶液，置于 70℃ 恒温水浴中，搅拌，慢慢滴加配制好的盐酸溶液。控制滴加速率为 15 秒 1 滴，滴加约 55ml 盐酸，测验 pH 为 8.5~9.0 时，即达终点（控制 pH 很重要）。

（4）继续搅拌 5 分钟，在 70℃ 水浴中静置老化 1 小时或更长时间。过滤、洗涤沉淀直至用 $AgNO_3$ 溶液检查滤液至无 Cl^-，且滤液电导在 $50\mu S$ 以下。

（5）将沉淀放于烘箱内，120℃ 以下烘干。

（6）在 450~500℃ 煅烧 2 小时。

（7）称取煅烧后的产物重量，并计算收率。

（思考题）

1. γ-Al_2O_3 的 L 酸、B 酸中心是如何产生的？

2. 哪些重要的工业生产使用了固体酸催化剂？

实验十一　环戊二烯与对苯二醌的反应及速率常数的测定

一、实验目的

1. 学会试剂合成并利用红外光谱法进行动力学数据的测定方法。
2. 学会和掌握用红外光谱法研究反应动力学的原理、方法及测试条件的选择与控制。

二、实验原理

1. 试剂合成

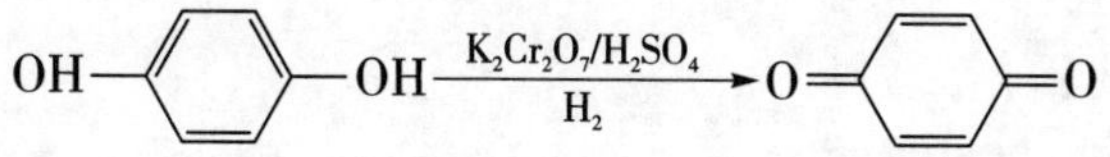

2. 1,4-双烯合成反应为二级动力学反应，对苯二醌与环戊二烯在常温下反应

在温度 T 时，反应速率为：

$$-\frac{d[C_6H_4O_2]}{dt}=k[C_6H_4O_2]\cdot[C_5H_5] \tag{1}$$

式中，$[C_6H_4O_2]$ 和 $[C_5H_5]$ 分别为对苯二醌和环戊二烯在反应时间为 t 时的浓度，k 为速率常数。若两种反应物的初始浓度相等，设初始浓度为 C_0，反应时间为 t 时浓度为 C，(1) 式积分得：

$$k=\frac{C_0-C}{tC_0C} \tag{2}$$

本实验以红外光谱法为手段，通过监测对苯二醌在不同反应时间 t 时的吸光度，来测定反应物的浓度 C，按照比耳定理，吸光度 A 为：

$$A=aLC \tag{3}$$

式中，a 为吸光系数，L 为吸收池的厚度，C 为被测组分的浓度。对于多组分体系，总的吸光度服从线性叠加原理，在本反应中对苯二醌在的 $1657cm^{-1}$ 处的吸光度不受其他组分的干扰，所以对苯二醌在 $1657\ cm^{-1}$ 处的吸光度可以写成：

$$A = aLC + d \qquad (4)$$

通过做标准曲线可以求得截距 d。将（4）式代入（2）式得：

$$k = \frac{A_0 - A}{tC_0(A-d)} \qquad (5)$$

式中，A_0 和 A 分别表示初始时和反应 t 时在 1657 cm^{-1} 处的吸光度。以（A_0-A）对 tC_0（A-d）作图，可得温度 T 时的反应速率常数。

三、主要仪器与试剂

1. **仪器** 岛津 IR-408 型红外仪、红外用双光束恒温槽、液体吸光池（0.05 mm）、恒温槽。

2. **试剂** 双聚环戊二烯、对苯二酚、苯（分析纯）。

四、实验内容

1. 合成部分

（1）双聚环戊二烯的解聚：在 100ml 圆底的两口烧瓶中，加入 50ml 液体石蜡和 30ml 双聚环戊二烯，装上温度计、刺形分馏柱和冷凝管，加热至 170~180℃，接收馏分。

（2）对苯二醌的合成：于 250ml 圆底烧瓶中，加入 150ml 水和 10g 对苯二酚，微热使之溶解后，冷却至室温。慢慢加入 5ml 浓硫酸，摇匀，冷却至室温。称取 10g 重铬酸钾，加热使之溶于 50ml 水中，在不断搅拌下，用滴管慢慢将重铬酸钾液滴入反应瓶，反应温度不超过 40℃，加完后，反应 2 小时。反应液分别用 30ml 苯萃取 3 次，合并苯层，用少许水洗涤苯液 2~3 次，然后用无水氯化钙干燥、过滤、浓缩、结晶。产物用红外灯烤干，称重。

（3）双烯合成：准确称取 4.25g 对苯二醌于 150ml 圆底瓶中，加入 50ml 苯溶解。在 100ml 锥形瓶中加入 3g 环戊二烯和 30ml 苯摇匀后，逐渐滴入圆底瓶中，保持反应温度在 30℃左右，搅拌下，反应 1 小时。反应液浓缩，结晶，抽滤，粗产品用苯-石油醚重结晶，烤干，称重。

2. 反应速率测定

（1）用溴化钾压片法作对苯二酚、对苯二醌和 1.4 加成产物的红外谱图。

（2）称取 488mg（7.5mmol）环戊二烯于 25ml 容量瓶中，加苯至刻度，摇匀。

（3）称取 810mg（7.5mmol）对苯二醌于 25ml 容量瓶中，用苯溶解后，稀释至刻度，摇匀。

（4）分别用吸量管吸取 3 中对苯二醌溶液各 0.5ml、1.0ml、1.5ml、2.0ml、2.5ml 和 3.0ml 分别于 6 个 5ml 的容量瓶中，用苯稀释至刻度摇匀，以备作标准工作曲线之用。

（5）将 2、3 和 4 中配制的溶液置于 20℃恒温槽中，恒温 10 分钟，将红外仪用恒温槽安装好恒温至 20℃。将 2、3 和 4 中溶液分别装入 0.05mm 液体池测定 1800~1600cm^{-1} 的红外谱图。

（6）吸取恒温的对苯二醌溶液于 5ml 容量瓶中，吸取 2ml 恒温的环戊二烯苯溶液，加入容量瓶中，当流至 1ml 时，用秒表计时，加完后迅速摇匀，充入恒温的 0.05mm 液体池，迅速测定 1800~1600cm^{-1} 范围的红外谱图，当记录笔至 1657cm^{-1} 时，计时。然后，每分钟重复测定 1 次，分别记录时间，反应约 15 分钟即可停止。

（7）按 5 和 6 中操作，将温度调至 25℃，测定反应中的红外谱图。

五、数据处理

1. 计算对苯二酚和产物的产率。
2. 解析对苯二酚、对苯二醌和产物的红外谱图。
3. 做对苯二醌的工作曲线，求出截距 d。
4. 根据（5）式列表、作图，求出 20℃ 和 25℃ 时反应的速率常数。

思 考 题

　1. 在此实验中测定反应速率常数时，产生测定误差的主要原因有哪些？如何减小实验误差？

　2. 试述影响红外特征吸收峰吸收位置和吸收强度的主要因素，如何影响？

第七章

创新性实验

实验一　元素及其化合物的性质

一、实验目的

1. 了解元素周期律、元素周期表的创制历史和元素周期表的周期、族、区的划分。

2. 熟悉元素的原子序数、元素符号、原子结构与核外电子构型，以及元素的基本性质在元素周期表中的递变规律。

3. 掌握主族、副族元素单质及其化合物的基本性质和重要的化学反应，以及常见离子的有关特性与它们的鉴别反应。

4. 进一步培养学生科学观察实验、理性分析实验现象和解决实际问题的能力。

二、实验原理

1. 元素世界与元素周期表

（1）元素世界：通过《元素化学与元素周期表》中的"元素世界"模块，如图 7-1 所示。了解目前已知的所有元素的故事，从它们的发现、来源到它们的用途和传奇故事，感受

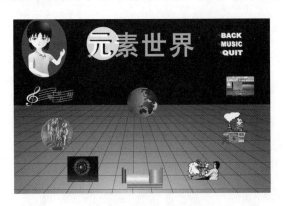

图 7-1　元素世界知识模块

化学元素摄人心魄的独特魅力与令人惊奇的广泛应用，激发学生学习无机化学的浓厚兴趣。

（2）元素周期表：通过《元素化学与元素周期表》中的"元素周期表"模块，如图7-2所示，了解元素周期律与元素周期表的创制历史，熟悉元素周期表的周期、族、区的划分，掌握元素的原子序数、元素符号、原子结构与核外电子构型，以及元素的基本性质（元素的原子半径、电离能、电子亲和能、电负性）在元素周期表中的递变规律。

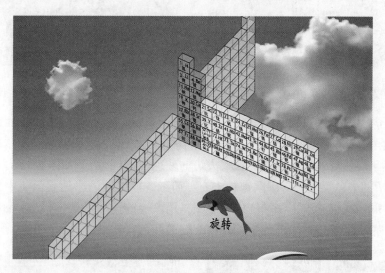

图7-2 元素周期表模块

2. 焰色反应与离子鉴定 通过《元素鉴定与焰色反应动画演示系统》软件中 FLASH 虚拟仿真实验平台软件的交互模式，自主探究 Ⅰ A、Ⅱ A 形成的离子（Na^+、K^+、Ca^{2+}、Sr^{2+}、Ba^{2+}）的焰色反应，观察各种离子的特征焰色反应实验现象，总结实验规律，并完成焰色反应在离子鉴定上的应用模块的实验考核。

（1）焰色反应：焰色反应是某些金属或它们的挥发性化合物在无色火焰中灼烧时使火焰呈现特征性颜色的反应。

1）钠离子的焰色反应：用洁净的表面皿盛装少许氯化钠固体，点燃一盏新的煤油喷灯，取一条细铂丝，一端绕成一小圈，再在煤油灯外焰上灼烧至无黄色火焰，用该端铂丝小圈蘸一下水，再蘸少量氯化钠固体，置于煤油灯外焰上灼烧，观察火焰的颜色（黄色），如图7-3所示。

2）钾离子的焰色反应：将碳酸钾粉末充分研细，放置在洁净的表面皿中，点燃一盏新的煤油喷灯，取一条细铂丝，一端绕成一小圈，用该端铂丝小圈蘸一下水，再蘸少量碳酸钾粉末，置于煤油灯外焰上灼烧，隔一块钴玻璃片观察火焰的颜色（紫色），如图7-4所示。

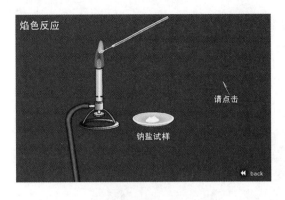

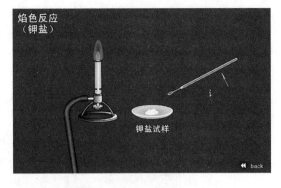

图 7-3　钠离子的焰色反应　　　　　　　　图 7-4　钾离子的焰色反应

3）钙离子的焰色反应：将无水氯化钙粉末充分研细，放置在洁净的表面皿中，点燃一盏新的煤油喷灯，取一条细铂丝，一端绕成一小圈，用该端铂丝小圈蘸一下水，再蘸少量氯化钙粉末，置于煤油灯外焰上灼烧，观察火焰的颜色（砖红色），如图 7-5 所示。

4）锶离子的焰色反应：将碳酸锶粉末充分研细，放置在洁净的表面皿中，点燃一盏新的煤油喷灯，取一条细铂丝，一端绕成一小圈，用该端铂丝小圈蘸一下无水酒精，再蘸少量碳酸锶粉末，置于煤油灯外焰上灼烧，观察火焰的颜色（洋红色），如图 7-6 所示。

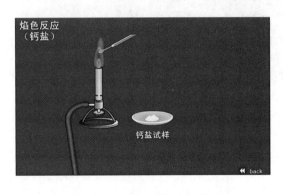

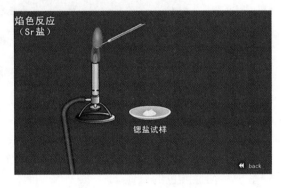

图 7-5　钙离子的焰色反应　　　　　　　　图 7-6　锶离子的焰色反应

5）钡离子的焰色反应：将氯化钡粉末充分研细，放置在洁净的表面皿中，点燃一盏新的煤油喷灯，取一条细铂丝，一端绕成一小圈，用该端铂丝小圈蘸一下水，再蘸少量氯化钡粉末，置于煤油灯外焰上灼烧，观察火焰的颜色（黄绿色），如图 7-7 所示。

（2）焰色反应在离子鉴定上的应用：从焰色反应的实验里所看到的特征焰色就是光谱谱线的颜色，每种元素的光谱都有一些特征谱线，发出特征的颜色而使火焰着色，因此，可根据焰色判断某种元素在化合物中的存在。

通过虚拟仿真实验操作，观察各种离子的特征焰色反应现象，总结实验规律，根据焰色反应所呈现的特征颜色，逐一将离子对应至方框里，完成焰色反应在离子鉴定上的应用模块的实验考核，如图 7-8 所示。

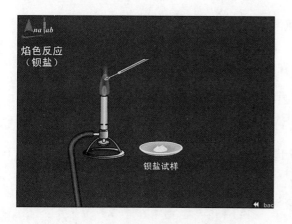

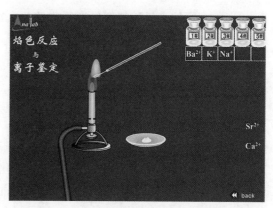

图 7-7　钡离子的焰色反应　　　　　　　　图 7-8　焰色反应在离子鉴定上的应用
　　　　　　　　　　　　　　　　　　　　　　　　　　　虚拟仿真实验模块

三、主要仪器与试剂（由虚拟软件提供仿真系列）

1. **仪器**　煤油喷灯、表面皿、细铂丝、各种金属离子待测试样。
2. **试剂**　由《元素及其化合物的性质》软件中的系列验证性虚拟仿真实验操作模块提供。

四、实验内容

1. 主族元素（卤素、氧、硫、氮、磷、硼）的性质

（1）卤素：周期表中第ⅦA族元素包括氟、氯、溴、碘和砹五种元素，因为它们都会与碱金属作用生成典型的盐，故通称卤族元素或卤素。

卤素的标准电极电势：$E^{\theta}_{Cl_2/Cl^-} > E^{\theta}_{Br_2/Br^-} > E^{\theta}_{I_2/I^-}$，单质的氧化性强弱顺序为：$Cl_2 > Br > I_2$，氯水和溴水在碱性条件下常发生歧化反应，如图 7-9 所示。离子的还原性强弱顺序为：$I^- >$

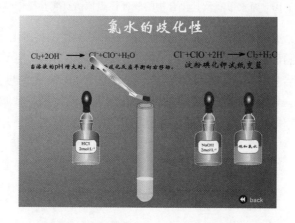

图 7-9　氯水的系列验证性虚拟仿真实验

Br⁻>Cl⁻。卤素的含氧酸盐都具有氧化性，次氯酸盐是强氧化剂，在酸性介质中表现出明显的氧化性。

次卤酸极不稳定，仅能存在于水溶液中，在室温按下列两种方式进行分解：

$$2HXO = 2HX + O_2$$

$$3HXO = 2HX + HXO_3$$

次卤酸的强氧化性和漂白杀菌能力就是基于它的分解反应。

次卤酸的第二种分解反应，也是它的歧化反应。在中性介质中，仅次氯酸会发生歧化反应，而在碱性介质中，卤素单质、次卤酸盐都发生歧化反应。

$$X_2 + 2OH^- = X^- + XO^- + H_2O$$

通过《元素及其化合物的性质》软件中的系列验证性虚拟仿真实验操作模块，如图 7-10 所示，将卤素单质及其化合物的这些重要性质逐一验证。

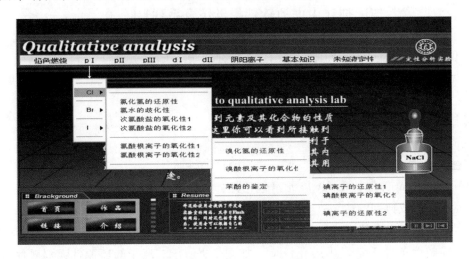

图 7-10　卤素单质及其化合物的验证性虚拟仿真实验操作模块

（2）氧、硫：氧、硫属于氧族元素，在周期系的第ⅥA族，其价电子层结构为 ns^2np^4，有 6 个价电子，决定了它们都具有非金属元素的特性。它们都能结合两个电子，形成氧化数为−2 的离子化合物或共价化合物。同时，硫的价电子层中的空 nd 轨道也可参加成键，所以可显示+2、+4、+6 氧化态。所形成的重要化合物有过氧化氢、硫化氢、金属硫化物和硫的含氧酸及其盐。其中，硫化氢和硫化物中的硫处于最低氧化态，因此只具有还原性，如图 7-11 所示。

$$2H_2S + H_2SO_3 = 3S\downarrow + 3H_2O$$

黄色

$$4Cl_2 + H_2S + 4H_2O = H_2SO_4 + 8HCl$$

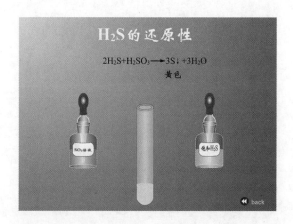

图 7-11　S^{2-} 离子的还原性虚拟仿真实验

通过《元素及其化合物的性质》软件中的系列验证性虚拟仿真实验操作模块，如图 7-12 所示，将硫元素单质及其化合物的这些重要性质逐一验证。

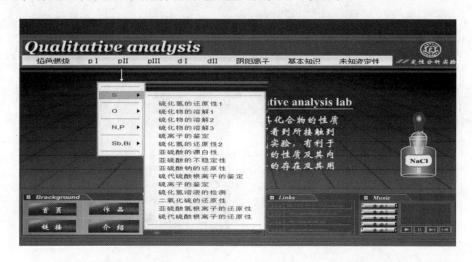

图 7-12　硫元素单质及其化合物的验证性虚拟仿真实验操作模块

（3）氮、磷：氮、磷属于氮族元素，在周期系的第ⅤA族，其价电子层结构为 ns^2np^3，价电子层中 p 轨道处于半充满状态，结构稳定，与卤族、氧族比较，要获得或失去电子形成 -3 或 $+3$ 价的离子都较为困难，因此形成共价化合物是本族元素的特征，主要形成 -3、$+3$、$+5$ 三个氧化数的共价化合物。氮和磷是典型的非金属，所形成的重要化合物有氨、铵盐、氮的含氧酸及其盐和磷酸及其盐。

硝酸分子中 N 原子具有最高氧化态，它最突出的性质是强氧化性，稀硝酸都具有强氧化性，如图 7-13 所示。在氧化还原反应中，硝酸主要被还原为下列物质。

$$\overset{+4}{NO_2}-\overset{+3}{HNO_2}-\overset{+2}{NO}-\overset{+1}{N_2O}-\overset{0}{N_2}-\overset{-3}{NH_4^+}$$

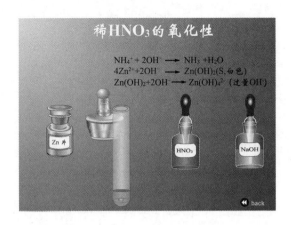

图 7-13　稀硝酸的强氧化性验证性虚拟仿真实验

通过《元素及其化合物的性质》软件中的系列验证性虚拟仿真实验操作模块，如图 7-14 所示，将氮、磷及其化合物的这些重要性质逐一验证。

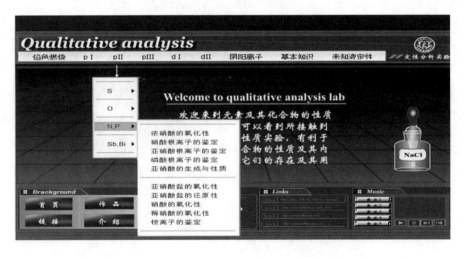

图 7-14　氮、磷及其化合物的验证性虚拟仿真实验操作模块

（4）硼：硼属于硼族元素，在周期系的第ⅢA族，是该族元素中唯一的非金属元素，其价电子层结构为 $2s^22p^1$，价电子数少于价电子层轨道数，故称为"缺电子原子"。它形成的氧化数为+3的共价化合物，由于成键的电子对数少于中心原子的价键轨道数，比稀有气体构型缺少一对电子，又被称为"缺电子化合物"，重要化合物有乙硼烷、硼酸、硼砂。

硼砂珠实验：此法是利用熔融的硼砂能与多数金属元素的氧化物及盐类形成各种不同颜色化合物的特性，在分析化学上常用硼砂来鉴定金属离子。Co^{2+} 为蓝宝石色，Cr^{3+} 为绿色，Ni^{2+} 为淡红色，Fe^{3+} 为黄色，可以用来定性分析金属元素，如图 7-15、7-16 所示。

硼砂珠实验 1：Co^{2+} 的硼砂珠实验，相关反应方程式：

$$CoD + Na_2B_4O_7 \xrightarrow{加热} Co（BO_2）_2 \cdot 2\,NaBO_2$$
$$蓝色$$

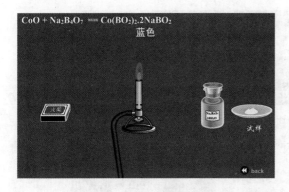

图 7-15　Co^{2+} 的硼砂珠实验

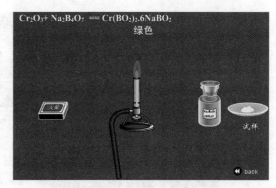

图 7-16　Cr^{3+} 的硼砂珠实验

硼砂珠实验 2：Cr^{3+} 的硼砂珠实验，相关反应方程式：

$$Cr_2O_3 + Na_2B_4O_7 \xrightarrow{\text{加热}} Cr(BO_2)_2 \cdot 6\,Na_2BO_2$$
绿色

虚拟仿真实验项目：用铂丝圈蘸取少许硼砂（$Na_2B_4O_7 \cdot 10H_2O$），灼烧熔融，使其生成无色玻璃状小珠，再蘸取少量被测试样的粉末或溶液，继续灼烧，小珠即呈现不同的颜色，借此可以检验某些金属元素的存在。

2. 副族元素（铁、铬、锰、钴、银）的性质

（1）铁：铁是第四周期Ⅷ族元素，价层电子构型为 $3d^6 4s^2$，常见的氧化值为 +3 和 +2，最高氧化值为 +6。Fe^{3+} 和 Fe^{2+} 由于半径较小，d 轨道又未完全充满电子，可与 X^-、CN^-、SCN^-、$C_2O_4^{2-}$ 和 PO_4^{3-} 等许多配体形成稳定的八面体型配合物。其中 Fe^{3+} 与 SCN^- 作用，生成血红色的 $[Fe(SCN)_n]^{3-n}$，如图 7-17 所示，该反应为鉴定 Fe^{3+} 的特效反应：

$$Fe^{3+} + nSCN^- = [Fe(SCN)_n]^{3-n}$$

血红色

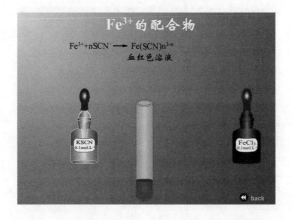

图 7-17　Fe^{3+} 离子特效显色反应的虚拟仿真实验

通过《元素及其化合物的性质》软件中的系列验证性虚拟仿真实验操作模块，如图 7-18 所示，将铁元素的主要化合物的这些重要性质逐一验证。

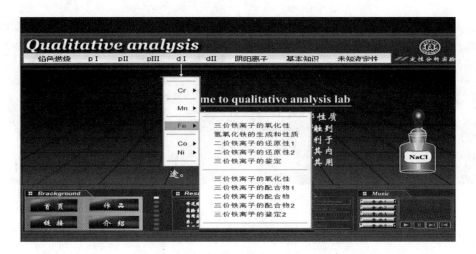

图 7-18　铁元素及其化合物的验证性虚拟仿真实验操作模块

（2）铬：铬是周期系ⅥB 族元素，常见的氧化数有+2、+3、+7。Cr（Ⅲ）盐溶液与适量的氨水或 NaOH 溶液作用时，即有灰绿色 Cr（OH）$_3$ 胶状沉淀生成，其具备两性。由 Cr（Ⅲ）氧化成 Cr（Ⅵ），需加入氧化剂，且在碱性介质中进行，如：

$$2CrO_2^- + 3H_2O_2 + 2OH^- = 2CrO_4^{2-} + 4H_2O$$

而 Cr（Ⅵ）还原成 Cr（Ⅲ），需加入还原剂，且在酸性介质中进行，如：

$$Cr_2O_7^{2-} + 3S^{2-} + 14H^+ = 2Cr^{3+} + 3S + 7H_2O$$

铬酸盐和重铬酸盐在溶液中存在下列平衡（图 7-19）：

$$2CrO_4^{2-} + 2H^+ = Cr_2O_7^{2-} + H_2O$$

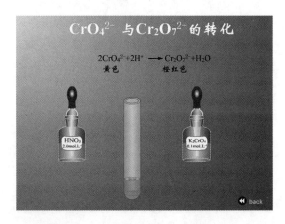

图 7-19　铬酸根离子与重铬酸根离子相互转化的虚拟仿真实验

加酸或碱可使平衡移动。一般多酸盐溶解度比单酸盐大，故在 K$_2$Cr$_2$O$_7$ 溶液中加入 Pb^{2+}，实际生成 PbCrO$_4$ 黄色沉淀。

$$2Pb^{2+} + Cr_2O_7^{2-} + H_2O = 2H^+ + 2PbCrO_4 \downarrow$$
$$\text{黄色}$$

通过《元素及其化合物的性质》软件中的系列验证性虚拟仿真实验操作模块，如图7-20所示，将铬元素的主要化合物的这些重要性质逐一验证。

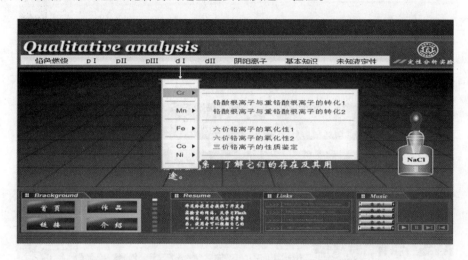

图 7-20　铬元素及其化合物的验证性虚拟仿真实验操作模块

（3）锰：锰是周期系ⅦB元素，常见的氧化数有+2、+4、+6、+7，Mn（Ⅳ）的化合物中，最重要的是MnO_2，它在酸性介质中是强氧化剂。Mn（Ⅵ）由MnO_2和强碱在氧化剂$KClO_3$的作用下加强热而制得，绿色锰酸钾溶液极易歧化。

$$3K_2MnO_4 + 2H_2O = 2KMnO_4 + MnO_2 + 4KOH$$

K_2MnO_4可被Cl_2氧化成$KMnO_4$。

$KMnO_4$是强氧化剂，它的还原产物随介质酸碱性的不同而异。MnO_4^-在酸性溶液中被还原成Mn^{2+}，在中性溶液中被还原为MnO_2，在强碱性介质中被还原成绿色的MnO_4^{2-}，如图7-21所示。

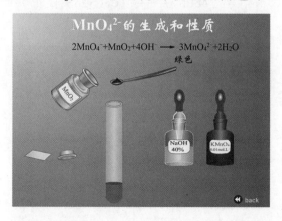

图 7-21　高锰酸根离子的生成与性质虚拟仿真实验

$KMnO_4$在近中性溶液中作氧化剂时，还原产物为MnO_2。例如：

$$2MnO_4^- + I^- + H_2O = 2MnO_2 \downarrow + IO_3^- + 2OH^-$$

$KMnO_4$在强碱性介质中作氧化剂时，其还原产物为MnO_4^{2-}。例如：

$$2MnO_4^- + SO_3^{2-} + 2OH^- = 2MnO_4^{2-} + SO_4^{2-} + H_2O$$

通过《元素及其化合物的性质》软件中的系列验证性虚拟仿真实验操作模块，如图7-22所示，将锰元素的主要化合物的这些重要性质逐一验证。

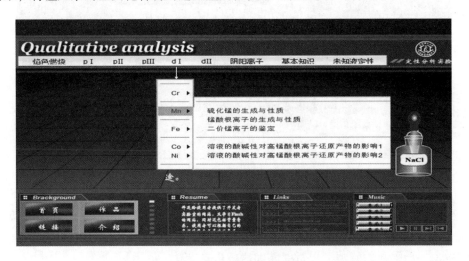

图7-22　锰元素及其化合物的验证性虚拟仿真实验操作模块

（4）钴：钴是Ⅷ族元素，常见氧化数为+2、+3。Co^{2+}可以与NH_3、SCN^-、EDTA形成配合物，其中Co^{2+}与SCN^-形成蓝色的配离子$[Co(SCN)_4]^{2-}$，常用来鉴定Co^{2+}离子，如图7-23所示。

$$Co^{2+} + 4SCN^- \xrightarrow{\text{丙酮}} [Co(SCN)_4]^{2-}$$
$$\text{蓝色}$$

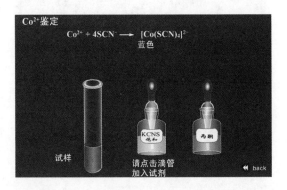

图7-23　Co^{2+}离子的特效显色反应虚拟仿真实验

由于电对 Co^{3+}/Co^{2+} 的标准电极电势很高，通常，Co^{3+} 在水溶液中不易形成配离子。

通过《元素及其化合物的性质》软件中的系列验证性虚拟仿真实验操作模块，如图 7-24 所示，将钴元素的主要化合物的这些重要性质逐一验证。

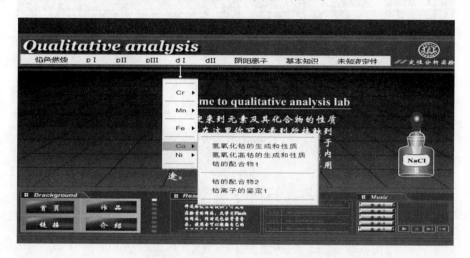

图 7-24　钴元素及其化合物的验证性虚拟仿真实验操作模块

（5）银：银是周期系 IB 族元素，常见氧化数为 +1。Ag^+ 离子可与氨水作用生成无色配离子 $[Ag(NH_3)_2]^+$，Ag^+ 离子可以与 I^- 反应生成黄色的 AgI 沉淀。Ag^+ 离子也可以与 CrO_4^{2-} 反应，生成黄色的 Ag_2CrO_4 沉淀；然后滴加 NaCl 溶液，生成白色的 AgCl 沉淀；再加入过量的浓氨水，则白色沉淀被溶解，生成无色配离子 $[Ag(NH_3)_2]^+$，如图 7-25 所示，相关反应方程如下：

$$2Ag^+ + CrO_4^{2-} \longrightarrow Ag_2CrO_4 \downarrow \xrightarrow{NaCl} AgCl \downarrow \xrightarrow{NH_3 \cdot H_2O} [Ag(NH_3)_2]^+$$

砖红色　　　　　　　　白色　　　　　　　　无色

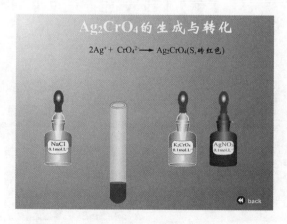

图 7-25　Ag_2CrO_4 的生成与转化虚拟仿真实验

通过《元素及其化合物的性质》软件中的系列验证性虚拟仿真实验操作模块，如图 7-26 所示，将银元素的主要化合物的这些重要性质逐一验证。

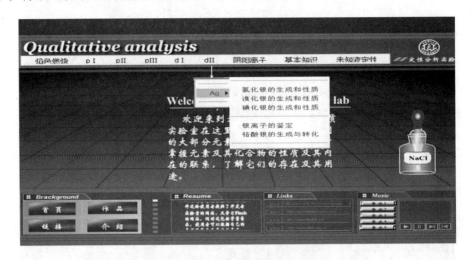

图 7-26　银元素及其化合物的验证性虚拟仿真实验操作模块

3. 常见阳离子未知溶液的定性分析　在某一未知混合溶液中，可能含有 Cu^{2+}、Ag^+、Hg^{2+} 离子中的一种或数种，请根据虚拟实验室所提供的试剂，自主设计分离与鉴定试验方案（图 7-28），并完成该虚拟仿真实验项目（图 7-27）。通过此实验熟悉常见阳离子的有关特性并掌握它们的鉴别反应，以培养学生观察实验、分析实验现象和解决实际问题的能力。

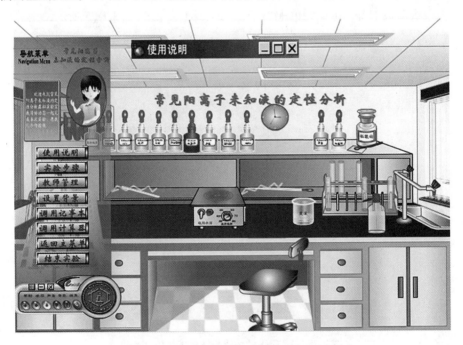

图 7-27　常见阳离子未知溶液的定性分析模块

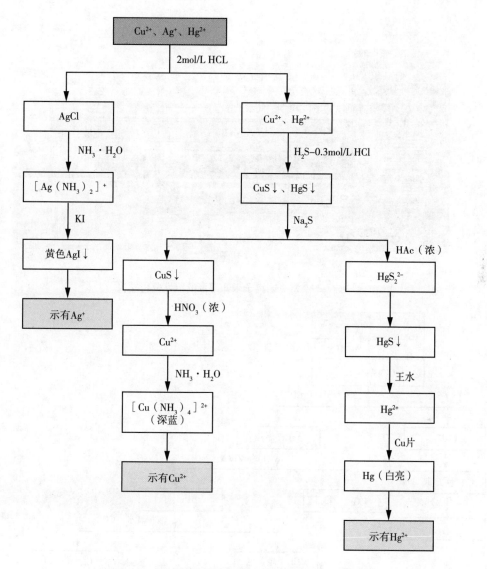

图 7-28 常见阳离子未知溶液的定性分析试验方案

4. 常见阴离子未知溶液的定性分析 在某一未知混合溶液中,可能含有 Cl^-、Br^-、I^- 离子中的一种或数种,请根据虚拟实验室所提供的试剂,自主设计分离与鉴定实验方案(图 7-30),并完成该虚拟仿真实验项目(图 7-29)。熟悉常见阴离子的有关特性并掌握它们的鉴别反应,以培养学生观察实验、分析实验现象和解决实际问题的能力。

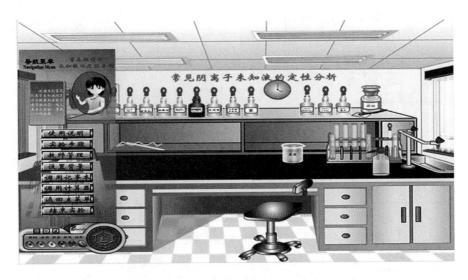

图 7-29 常见阴离子未知溶液的定性分析模块

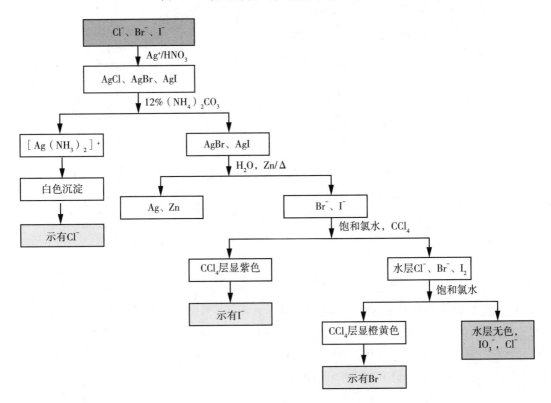

图 7-30 常见阴离子未知溶液的定性分析试验方案

（思）（考）（题）

1. 根据焰色反应的实验现象，完成下列表格。

试样	钾盐	钠盐		钙盐	
焰色			黄绿色		洋红色

2. 为什么能用硼砂珠来鉴定金属氧化物或盐类？如果不用硼砂而用硼酸代替，是否可以？

3. 在氧化性、还原性实验中，稀 HNO_3、稀 HCl 和浓 H_2SO_4 是否可以代替稀 H_2SO_4 酸化试液，为什么？

4. 为什么在重铬酸钾溶液中滴加 $BaCl_2$ 溶液得到的却是铬酸钡沉淀？

5. 实验室有四瓶未知溶液，分别可能是 $Cu(NO_3)_2$、$AgNO_3$、$HgCl_2$、Hg_2Cl_2 溶液，试选用一种合适的试剂将它们鉴别，并写出相关反应和实验现象。

实验二　治疗疟疾药物青蒿素的合成

一、实验目的

1. 熟悉青蒿素的现代合成工艺及路线。
2. 掌握高压氢化、光催化反应、气液多相反应的操作方法。
3. 巩固核磁共振原理及核磁共振氢谱、碳谱的解析。
4. 了解科学研究的流程。
5. 熟悉科学论文的写作规范和特点。

二、实验原理

目前工业上较为成功地制备青蒿素的路线是先采用提取或发酵的方法获得青蒿酸，然后将青蒿酸通过一系列化学转化，制备得到青蒿素。

本实验从青蒿酸到青蒿素的合成过程中涉及不对称氢化、羧基的活化和光催化的串联反应等三个反应。

1. 不对称氢化反应 由青蒿酸经不对称氢化制备二氢青蒿酸。

2. 羧基的活化反应 二氢青蒿酸与氯甲酸乙酯反应生成混合酸酐，实现对羧基的活化。

3. 光催化的串联反应 将混合酸酐在光氧化的条件下经多步串联反应，"一釜"完成青蒿素的制备。

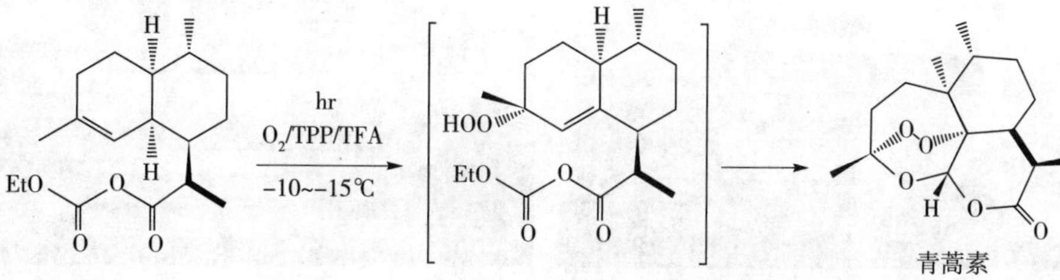

青蒿素

三、主要仪器与试剂（由虚拟软件提供仿真系列）

1. 仪器 玻璃反应管 1 个、磁力搅拌器 1 台、高压反应釜 1 台、旋转蒸发仪 1 套、光反应管 1 套。

2. 试剂 青蒿酸、钌-Segphos 催化剂、氯甲酸乙酯、亚磷酸三苯酯、三氟乙酸、碳酸氢钠、碳酸钾、活性炭、浓盐酸、三乙胺、甲醇、二氯甲烷、正庚烷、乙醇、氘代氯仿，所有试剂均为分析纯。

四、实验内容

电脑端使用特点如下。

角度控制：W—前，S—后，A—左，D—右、鼠标右键—视角旋转。

速度控制：Ctrl+PgUp 加快动画速度，Ctrl+PgDn 减慢动画速度。

鼠标中键滑动可拉近、拉远镜头。

鼠标中键单击特定实验物品，左键可 360°观看。

鼠标中键单击（不松开），可上下调整视角。

左侧图标：依次为实验目的、实验原理、材料用品、实验报告、注意事项、返回。其中材料用品主要以小图标形式呈现实验所需主要试剂、仪器。实验报告为外部配置文件，学员点击该图标即可打开，可对实验报告进行更改并将其保存在任意位置。返回可重新选择"演示"或"操作"。

1. 二氢青蒿素的合成 于带搅拌子的玻璃反应管中加入 2.59g 三乙胺、15ml 甲醇、6.00g 青蒿酸以及 4.80mg 钌-Segphos 催化剂，置于磁力搅拌器上搅拌溶解后，将混合物转入 50ml 高压釜中，充入氢气至 22 个大气压，然后将温度降至 5℃，反应 6 小时后释放氢气压力。将反应混合物转入 50ml 圆底烧瓶中，旋蒸除去甲醇，再加入 20ml 二氯甲烷和 18ml 水，滴加浓盐酸调节 pH 至 1~2，将混合液转移至分液漏斗，分出有机相，并用 20ml 水洗涤，再将有机相通过 1g 硅胶，减压抽滤除去钌催化剂，旋蒸除去溶剂即得二氢青蒿素粗品，模拟过程如图 7-31 所示。

2. 二氢青蒿素甲酯的合成 将上一步制得的二氢青蒿素粗品转入干燥的 100ml 圆底烧

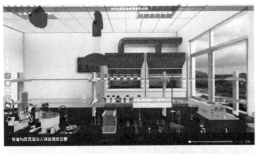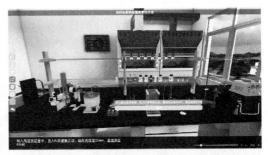
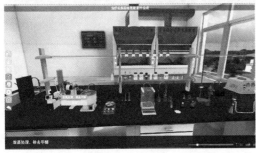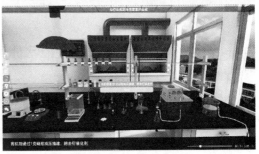

图 7-31　二氢青蒿素的合成过程模拟图

瓶中，加入 30ml 二氯甲烷、4.10g 固体碳酸钾，通过 25ml 恒压滴液漏斗向反应瓶中缓慢滴加 3.06g 氯甲酸乙酯的二氯甲烷溶液，15 分钟滴完，维持室温反应 30 分钟，向反应体系加入 25ml 水，转入分液漏斗中，分离出有机相，无水硫酸钠干燥。旋蒸除去溶剂即得二氢青蒿素甲酯粗品，模拟过程如图 7-32 所示。

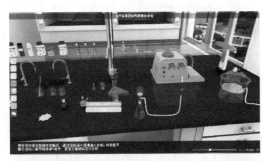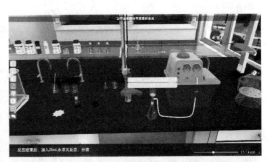
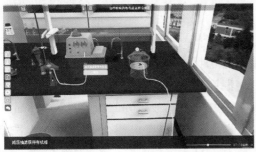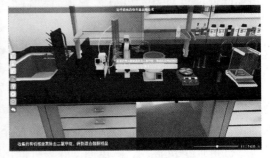

图 7-32　二氢青蒿素甲酯的合成过程模拟图

3. 青蒿素的合成　将二氢青蒿素甲酯粗品转入 100ml 光反应管中，加入 30ml 二氯甲烷和 3g TPP（亚磷酸三苯酯），冷却至−10℃，并向反应混合液中缓慢鼓入空气，汞灯照射引发反应，再向反应液中加入 2mg 三氟乙酸，TLC 跟踪反应（显色剂为磷钼酸的乙醇溶液），待反应结束，缓慢加入 10ml 饱和碳酸氢钠溶液至无气泡产生，将混合液转移至分液漏斗，有机相用 10ml 饱和碳酸氢钠溶液和 15ml 水各洗涤一次，加入 5g 活性炭脱色，搅拌 30 分钟，抽滤除去活性炭，将滤液转入圆底烧瓶，旋蒸（水浴温度不超过 30℃）除去溶剂，即得青蒿素粗品，模拟过程如图 7-33 所示。

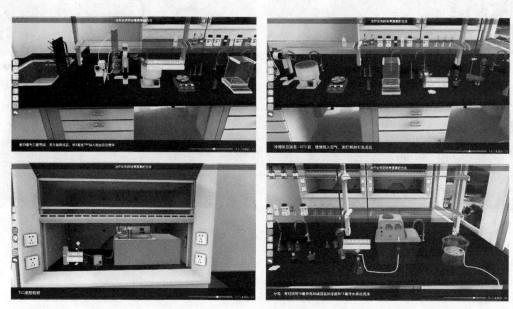

图 7-33　青蒿素的合成过程模拟图

4. 青蒿素的纯化　向上述制得的青蒿素粗品中加入 40ml 正庚烷获得青蒿素悬浊液，转移至锥形瓶中，再加入 2.3ml 乙醇，将此混合液置于室温静置析出结晶，抽滤，将滤饼用正庚烷/乙醇（$v:v=17.4:1.0$）的混合溶液 5ml 洗涤两次，得白色固体，真空干燥 2 小时（T≤36℃），得青蒿素纯品，模拟过程如图 7-34 所示。

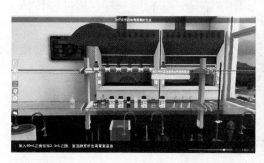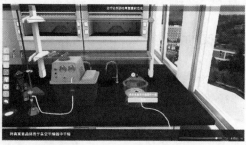

图 7-34　青蒿素的纯化过程模拟图

5. **青蒿素的结构表征**　以氘代氯仿为溶剂，测试所得的青蒿素纯品的核磁共振氢谱和碳谱，并进行图谱解析，模拟过程如图 7-35 所示。

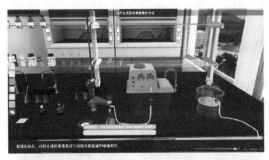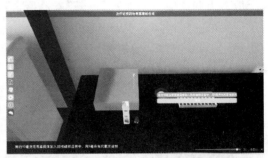
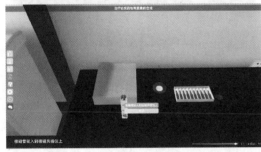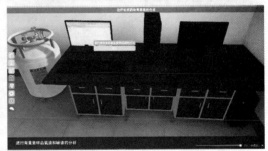

图 7-35　青蒿素的结构表征过程模拟图

五、注意事项

1. 在进行不对称氢化反应时，充氢气必须在通风良好的环境中进行，远离火源，在干燥的地方应避免穿容易引起静电的衣服进行加压操作。

2. 在进行不对称氢化反应时，充氢气应该在 10～20 个大气压下置换三次，再充气到所需反应压力。

3. 在进行不对称氢化反应时，充氢气完成后及时关闭氢气总阀。

4. 在进行不对称氢化反应时，选择合适大小的高压反应釜，一般不超过釜体体积的一半。

5. 在进行不对称氢化反应时，氢化反应完成后需要在通风良好的通风橱中慢慢释放氢气。

6. 在进行羧基活化反应时，需控制反应的温度在 20～30℃，否则会有副产物，影响目标产物的收率。

7. 在进行羧基活化反应时，溶剂二氯甲烷应干燥，否则酰氯可能会水解，影响目标产物的收率。

8. 在进行光氧化串联反应时，需控制反应的温度在 -15～-10℃，否则反应中间体会分解而生成副产物，影响目标产物的收率。

9. 在进行光氧化串联反应时，空气需要持续鼓泡，以保证氧化效果。

实验三　样品的红外光谱测定

一、实验目的

1. 掌握 KBr 压片制样方法。
2. 了解红外分光光度计的一般操作使用。
3. 了解化合物红外光谱图的初步解析步骤。

二、实验原理

　　红外光谱是基于物质吸收红外光（主要是波数 $4000 \sim 400cm^{-1}$ 的中红外光）后发生分子振动转动能级的跃迁所形成的吸收光谱，所以红外光谱也称为分子的振动-转动光谱。红外光谱分为特征区和指纹区两个重要区域，其中 $4000 \sim 1300cm^{-1}$ 为官能团的特征吸收区，有机分子中重要的官能团在此区域有特征性的高的吸收峰，如羰基 $1950 \sim 1650cm^{-1}$、苯环 $1600 \sim 1450cm^{-1}$、双键 $1690 \sim 1500cm^{-1}$，主要用于化合物中的官能团判断。

　　进行红外分析，对样品有一定要求，即样品的纯度必须大于 98%，以及不含水。通常气、液及固体样品均可进行分析，但以固体样品的分析较简便。

　　固体样品的制样方法有三种，分别为压片法、糊剂法及薄膜法，其中以压片法为常用方法。

　　在制样研磨过程中需在红外灯下进行操作。

三、主要仪器与试剂（由虚拟软件提供仿真系列）

1. **仪器**　红外分光光度计、油压压片机（配真空泵）、模具。
2. **试剂**　KBr（光谱纯）、样品。

四、实验内容

　　1. **启动软件**　双击桌面快捷方式，在弹出的启动窗口中选择"红外吸收光谱仪"，培训项目列表显示"开始实验"，选择项目，点击"启动"按钮。软件加载完成后进入虚拟仿真实验操作界面（图 7-36），在该界面可实现虚拟仿真软件的所有操作。

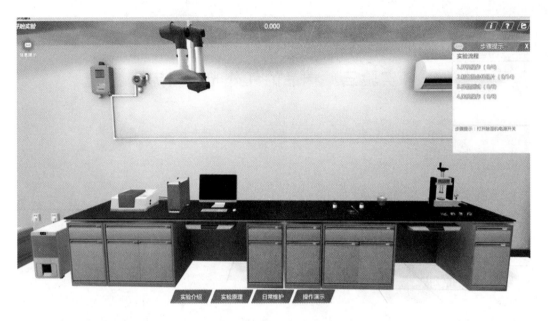

图 7-36　虚拟仿真实验操作界面

2. 启动红外吸收光谱仪

（1）打开除湿机：鼠标移至除湿机电源开关位置，当鼠标变为手型后，点击开关打开除湿机，仪器的显示屏出现红色数值显示（图 7-37）。

（2）打开稳压源：鼠标移至稳压源背面开关位置，当鼠标变为手型后，点击开关打开稳压源，仪器正面表盘有指针示数显示（图 7-38）。

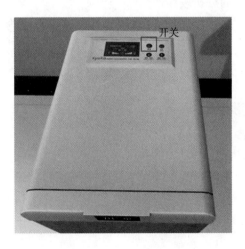

图 7-37　打开除湿机

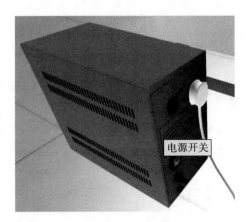

图 7-38　打开稳压源

（3）打开红外吸收光谱仪电源：鼠标移至红外光谱仪器正面电源开关，当鼠标变为手型后，点击仪器开关打开红外吸收光谱仪，仪器的开机指示灯变亮。

3. 混合样品制备

（1）取溴化钾：右键点击桌面上的溴化钾样品瓶，弹出操作提示"取样至研钵"，左键点击，溴化钾便由药匙装入研钵中（图7-39）。

（2）样品制备：右键点击桌面上的样品瓶，弹出操作提示"取待测样品"，左键点击该命令，样品由钥匙装入研钵中。右键点击研钵，弹出操作提示"研磨样品"，左键点击该命令，将 KBr 和样品研磨均匀。

（3）组装模具：鼠标移至桌面上的磨具，变为手型后，右键点击弹出操作提示"组装磨具"，单击该命令后，模具自动组装（图7-40）。

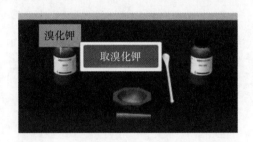

图 7-39　取溴化钾

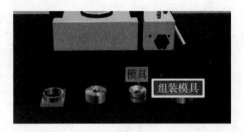

图 7-40　组装模具

（4）压片：鼠标移至已组装好的磨具上，变为手型后，右键点击弹出操作提示"装混合样"，单击该命令后，混合样从研钵装入磨具中。鼠标再次移至磨具，变手型后，右键点击弹出操作提示"移至压片机"，单击该命令后，磨具放在压片机上；鼠标移至压片机"手轮"，变手型后，左键点击后手轮自动旋紧；鼠标移至压片机"放油阀"，变手型后，左键点击后放油阀自动旋紧；鼠标移至压杆，变手型后，左键点击压杆一次，压杆向下按压一次，压力表示数增加 2.5Mpa；多次点击压杆直至压力达到 10Mpa 左右；最后，鼠标移至"放油阀"，左键点击，旋松放油阀。鼠标移至"手轮"，左键点击，旋松手轮（图7-41）。

（5）取片：鼠标指向压片机上的磨具，变为手型后，右键点击磨具，弹出操作提示"移出压片机"，单击该命令后，磨具放到桌面上；右键点击桌面上的磨具，弹出操作提示"取混合样片"，单击该命令，背景从磨具中取出。

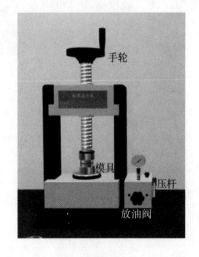

图 7-41　压片

4. 样品测试

（1）打开红外吸收光谱仪工作站：单击电脑桌面工作站图标，启动工作站软件，弹出工作站窗口（图7-42），并设置参数。

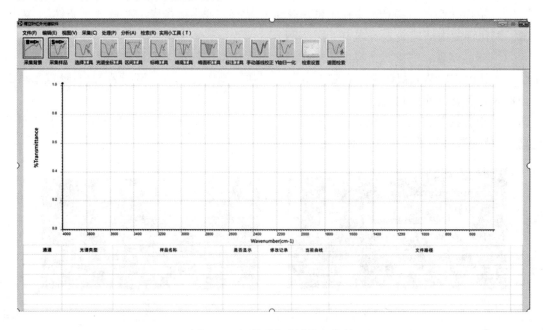

图7-42　红外吸收光谱仪工作站

（2）采集设置：点击菜单栏"采集"中的"采集设置"，弹出采集设置对话框，可设置采集次数、数据格式。也可默认采集设置（图7-43），设置完毕，点击确定按钮。

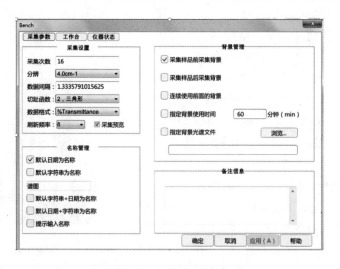

图7-43　默认采集设置

（3）背景采集：点击工具栏中的"采集样品"按钮，切换至采集样品界面（图7-44）。

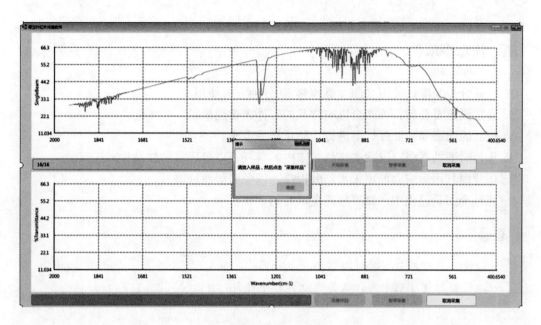

图 7-44 背景界面图

（4）样品测试：回到工作站界面，点击提示框界面上的"确定"按钮，点击"采集样品"按钮，开始采集样品，等待采集完毕。样品红外光谱图见图 7-45。

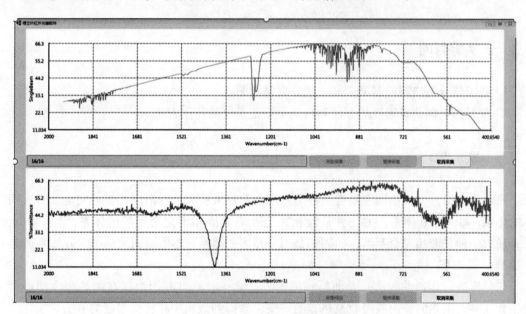

图 7-45 样品红外光谱图

（5）标峰与保存：点击菜单栏"分析"下拉菜单中的"寻峰"按钮，出现黑线，用鼠标拖动黑线，开始标峰。

（6）样品解析：测试结束后对未知物谱图进行解析，试将各峰归属。

五、注意事项

1. 红外分光光度计使用之前，要预热 30 分钟方可使用。
2. 参数设置要合理，否则会影响样品的红外光谱图形状。
3. 样品的研磨要在红外灯下进行，防止样品吸水。
4. 压片时要抽真空，以除去样品粉末中的空气，以免压成的样品片减压碎裂。
5. 压片模具用后应立即用无水乙醇擦拭，以免吸湿腐蚀磨具。
6. 在整个实验过程中，要严格避免水分的干扰。

思考题

1. 为什么在红外分析时样品需不含水分？
2. 在研磨操作过程中为什么需在红外灯下进行？

实验四　二组分固液平衡相图

一、实验目的

1. 利用热分析法测绘制 Pb-Sn 二组分金属相图。
2. 掌握热电偶测量温度的方法和自动平衡记录仪的使用方法。

二、实验原理

简单的二组分金属相图主要有三种类型。一种是液相完全互溶固相也能完全互溶成固溶体的体系，如 Cu-Ni 体系；另一种是液相完全互溶而固相不完全互溶的体系，如 Pb-Cd 体系；还有一种是液相完全互溶，而固相是部分互溶的体系，本实验研究的 Pb-Sn 体系就是这种类型。

热分析法（步冷曲线法）是测绘相图的方法之一，它是利用金属在加热和冷却过程中发生相变时，潜热的释出或吸收及热容的突变，来得到金属中相转变温度的方法。

通常的做法是先将金属全部熔化，然后让其在自然环境中自行冷却，并在记录仪上自动画出温度随时间变化的步冷曲线（图 7-46）。

当熔融体系均匀冷却时，如果体系不发生相变，则体系的温度随时间的变化是均匀的，冷却速度较快（图 7-46 中 ab 线段）；若冷却过程中发生了相变，由于在相变过程中伴随着发热效应，所以体系的温度随时间的变化发生改变，体系的冷却速度减慢，步冷曲线上出现转折（图 7-46 中 b 点）。当熔液继续冷却到某一点时（图 7-46 中 c 点），此时熔液体系以低共熔混合物的固体析出。在低共熔混合物全部凝固以前，体系温度保持不变，因此步冷曲线上出现水平线段（图 7-46 中 cd 线段），当熔液完全凝固后，温度才迅速下降（图 7-46 中 de 线段）。

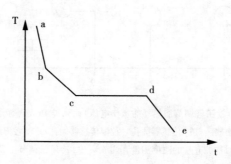

图 7-46　步冷曲线

因此，对组成一定的二组分低共熔混合物体系，可以根据它的步冷曲线得出有固体析出的温度和低共熔点温度。根据一系列组成不同体系的步冷曲线的各转折点，即可画出二组分体系的相图（温度-组成图）。不同组成熔液的步冷曲线对应的相图如图 7-47 所示。

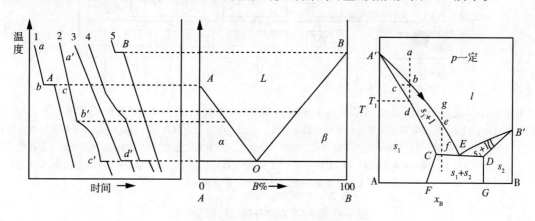

图 7-47　步冷曲线与相图

三、主要仪器与试剂（由虚拟软件提供仿真系列）

1. 仪器　KWL 可控升降温电炉（图 7-48）1 台、SWKY 程序升降温控制仪（带热热敏电阻）（图 7-49）1 台。

2. 试剂　锡和铅样品管（分别为纯 Sn，含 Sn 30%、61.9%、80% 和纯 Pb 的样品，样品上方覆盖一层石墨粉）。

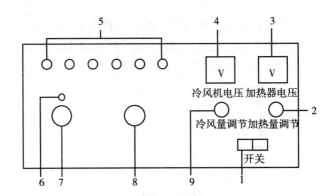

1. 2 号炉电源开关；2. 加热量调节旋钮（调节加热器的工作电压）；3. 电压表（显示加热器电压值）；4. 电压表（显示冷风机的电压值）；5. 实验试管摆放区；6. 传感器插孔（控温传感器插孔）；7. 控温区电炉（1 号炉加热熔解被测物质）；8. 测试区电炉（2 号炉对被测介质的温度测量、调节）；9. 冷风量调节（调节冷风机的工作电压）。

图 7-48　KWL 可控升降温电炉

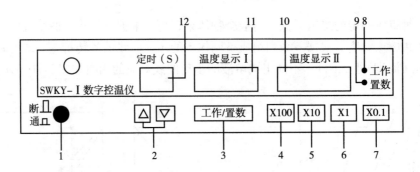

1. 电源开关；2. 定时设置增、减键按钮，从 0~99 S 按增、减键按钮设置；3. 工作/置数转换按钮，切换加热、设定温度的状态；4、5、6、7. 设定温度调节按钮，分别设定百位、十位、个位及小数点位的温度，从 0~9 依次递增设置；8. 工作状态指示灯灯亮，表明仪器对加热系统进行控制的工作状态；9. 置数状态指示灯灯亮，表明系统处于置数状态；10. 温度显示 II，显示被测物温度显示值；11. 温度显示 I（即控制/置数显示窗口），显示被测物的实际温度/设定温度；12. 定时显示窗口，显示所设定时间间隔。

图 7-49　SWKY 程序升降温控制仪面板

四、实验内容

电脑端使用特点：试剂的使用和仪器的选用都是用鼠标右键点击，弹出相应的命令菜单，左键点击执行该命令。公用设备（电子天平、烘箱、通风橱等）的操作为左键点击进行操作。

1. **准备实验**　点击物品栏 Sn（0%）样品管，Sn（10%）样品管，Sn（30%）样品管，Sn（61.9%）样品管，Sn（80%）样品管，准备开始实验。右键打开电炉开关（可控升降温电炉），电源开关（数字恒温仪）。左键点击打开相图工作站。设置温度范围（10~400℃），时间范围（0~80 分钟），模拟过程如图 7-50 所示。

2. **Sn（0%）步冷曲线测试**　将 Sn（0%）样品管移至加热口，走至数字恒温仪正前方，按住右键下移视角，点击"工作/置数"按键，切换至置数状态（红灯亮）。左键调节

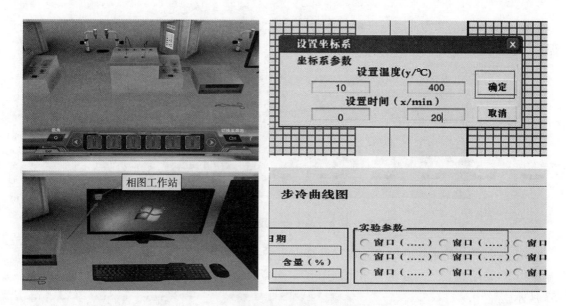

图 7-50　实验准备过程模拟

温度示数 2（℃）为 370℃，定时（s）为 10 秒，点击切换至工作状态（绿灯亮）。点击 Q 按键回到正常视角，右键点击加热旋钮"增大加热量"，等待 Sn（0）样品管温度升至设定温度，点击加热旋钮"减小加热量"，将 Sn（0）样品管"移至冷风口（坩埚钳）"，点击冷风旋钮"增大冷风量"。打开工作站，左键依次点击"数据通讯""开始通讯"，记录冷却曲线。点击"文件"、"保存"，保存冷却曲线数据。右键点击冷风旋钮"减小冷风量"，收起样品管，模拟过程如图 7-51 所示。

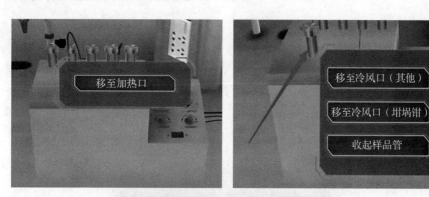

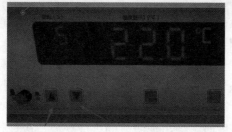

图 7-51　Sn（0）步冷曲线测试过程模拟

3. 其余样品的步冷曲线测试按同样方法测定其余样品的步冷曲线，并确定各自的相变温度，模拟过程如图 7-52 所示。

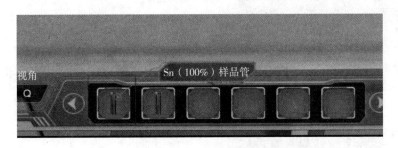

图 7-52　其余样品步冷曲线测试过程模拟图

4. 实验结束右键电炉开关（可控升降温电炉）"关闭开关"，点击电源开关（数字恒温仪）"关闭电源"。点击"相图分析"，分析 Sn-Pn 金属二相图，模拟过程如图 7-53 所示。

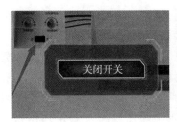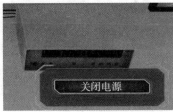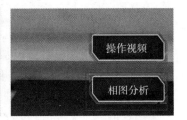

图 7-53　测定结束过程模拟图

五、数据处理

1. 以温度为纵坐标、时间为横坐标，在坐标纸上作出冷却曲线。

2. 已知 Pb 的熔点是 327℃，从步冷曲线上查出组成纯 Sn、含 Sn30%、61.9%和80%样品的凝固点温度，以温度为纵坐标，百分组成为横坐标，绘出 Pb-Sn 二组分合金相图。

六、注意事项

1. 加热熔化样品时的最高温度比样品熔点高出 50℃ 左右为宜，以保证样品完全熔融。待样品熔融后，可轻轻摇晃样品管，使体系的浓度保持均匀。

2. 在样品降温过程中，必须使体系处于或非常接近于相平衡状态，因此要求降温速率缓慢、均匀。在本实验条件下，通过调整降温速率，可在 1 小时之内完成一个样品的测试。

3. 样品在降温至平台温度时，会出现明显的过冷现象，应该待温度回升出现平台后温度再下降时，才能结束记录。

思(考)题

1. 为什么冷却曲线上会出现转折点？纯金属，低共熔金属及合金的转折点各有几个？

2. 为什么能用步冷曲线来确定相界？

实验五 燃烧热的测定

一、实验目的

1. 用氧弹热量计测定萘的燃烧热。
2. 明确燃烧热的定义，了解恒压燃烧热与恒容燃烧热的差别。
3. 会应用图解法校正温度的改变值。

二、实验原理

燃烧热是指 1mol 物质完全燃烧时的热效应。所谓"完全燃烧"，是指 C 变为 $CO_2(g)$，H 变为 $H_2O(l)$，S 变为 $SO_2(g)$，N 变为 $N_2(g)$，Cl 变为 $HCl(aq)$，金属都成为游离状态。例如，萘的完全燃烧方程式为：

$$C_{10}H_8(s) + 12O_2(g) = 10CO_2(g) + 4H_2O(l)$$

萘的燃烧热的测定可以在恒容或恒压下进行。由热力学第一定律可知：在不做非膨胀功的情况下，恒容燃烧热 $Q_v = \Delta U$，恒压燃烧热 $Q_p = \Delta H$。在氧弹式量热计中测得燃烧热为 Q_v，即：

$$Q_P = Q_V + \sum \nu_B(g)RT \tag{1}$$

在盛有定量水的容器中，放入内装有一定量的样品和氧气的密闭氧弹，然后使样品完全燃烧，放出的热量传给测量体系，引起温度上升。根据能量守恒可得：

$$Q_V \frac{m}{M} + qm' = -(CW + W')(t_n - t_0) \tag{2}$$

式中，m 为待测物质的质量；M 为待测物质的摩尔质量；q 为单位质量燃烧丝的燃烧值；m' 为燃烧丝的质量；C 为水的比热容；W 为已知的水量；W' 为仪器的水当量（量热计每升高1℃所需的热量，为量热系统除水以外的其他所有部分的总热容）。t_0、t_n分别为燃烧前、后体系的温度。

在量热系统温度变化区间小且没有相变化的情况下，$(CW+W')$可视为常数。另外因为燃烧丝所引进的热量小，因此在一般测定中常常略去qm'项，故：

$$Q_V = -\frac{M}{m}(CW+W')(t_n-t_0) \tag{3}$$

欲测定物质的燃烧热Q_V，需要先测定仪器的当量W'，其求法是用已知标准燃烧热的标准物质（如本实验用苯甲酸，$\Delta_c H_m^{\ominus}$（298.15K）= -3226.7kJ/mol）放在量热计中燃烧，测其始、末温度，按式（3）求W'。一般因每次的水量相同，$(CW+W')$可作为一个定值来处理。令$K=(CW+W')$，实际测定中往往不是标定仪器的水当量而是直接标定K。可求Q_V：

$$Q_V = -\frac{M}{m}K(t_n-t_0) \tag{4}$$

在较精确的实验中，辐射热、铁丝的燃烧热，温度的校正等都应予以考虑。若供燃烧用的氧气中含有氮气时，则在燃烧过程中，氮气氧化成硝酸而放出热量，这部分热量亦不能略去。因环境和量热系统之间不可避免地存在相互热交换，对量热系统的温度变化值产生影响，这可以通过图解法来校正，其中系统热漏必须经过雷诺作图法校正。校正方法如下：称适量待测物质，使燃烧后水温升高1.5~2.0℃，预先调节水温低于环境0.5~1.0℃。然后将燃烧前后历次观察的水温对时间作图，连成FHID折线，如图7-54所示。图中H相当于开始燃烧之点，D为观察到最高的温度读数点，在环境温度读数点，作一平行线JI交折线于I，过I点作垂线ab，然后将FH线和GD线外延交ab于A、C两点。A点与C点所表示的温度差即为欲求温度的升高ΔT。图中AA′为开始燃烧到温度上升至室温这一段时间Δt_1内，由环境辐射和搅拌引进的能量而造成量热计温度的升高，必须扣除之。

CC′为温度由室温升高到最高点D这一段时间Δt_2内，量热计向环境射出能量而造成卡计温度的降低，因此需要添加上。由此可见，AC两点的温差较客观地表示了由于样品燃烧促使温度计升高的数值，有时量热计的绝热情况良好，热漏小，而搅拌器功率大，不断稍微引进能量使得燃烧后的最高点不出现，这种情况下ΔT仍然可以按照同法校正，如图7-55所示。

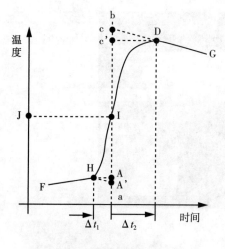

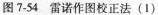

图 7-54 雷诺作图校正法（1）

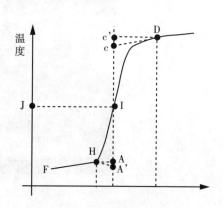

图 7-55 雷诺作图校正法（2）

三、主要仪器与试剂（由虚拟软件提供仿真系列）

1. 仪器 SHR 燃烧热实验装置（氧弹量热计）1 套、压片机 1 台、YCY 充氧器、氧气钢瓶（附氧气表）1 个、SWC 精密温度温差仪（或贝克曼温度计）1 台（1 支）、容量瓶（1l）1 个、电吹风 1 个、万用电表 1 个。

2. 试剂 苯甲酸（标准量热物质，A. R.）、萘（A. R.）或蔗糖（A. R.）。

四、实验内容

电脑端使用特点：试剂的使用和仪器的选用都是用鼠标右键点击进行的，弹出相应的命令菜单，左键点击执行该命令。公用设备（电子天平、烘箱、通风橱等）的操作为左键点击进行操作。

1. 压片称量约 0.8g 苯甲酸，称量点火丝（中部绕成螺旋状）质量，组装压模压片，模拟过程如图 7-56 所示。

2. 组装氧弹安装燃烧丝，测量电阻，安装氧弹头，重新测量电阻，模拟过程如图 7-57 所示。

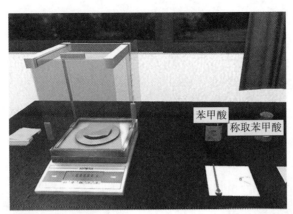

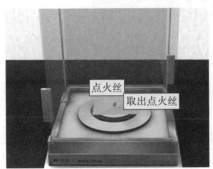
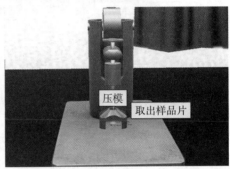

图 7-56　压片过程模拟

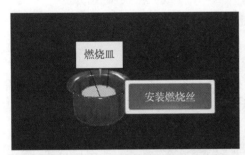
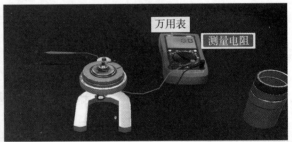

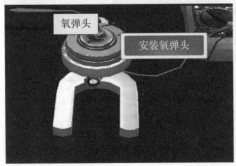
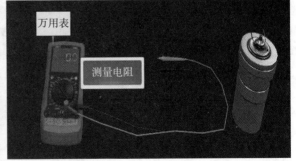

图 7-57　组装氧弹过程模拟

3. 充氧开氧气，充氧至 0.5MPa 左右，放气，充氧至 1.5MPa 左右，再次测量电阻，模拟过程如图 7-58 所示。

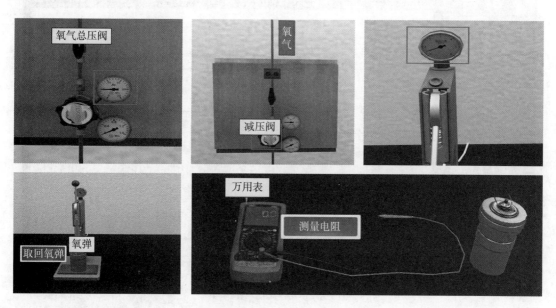

图 7-58　充氧过程模拟

4. 测试将氧弹放入量热器中，测试，排水，称量实验残余，重复进行萘燃烧热的测定实验，模拟过程如图 7-59 至图 7-62 所示。

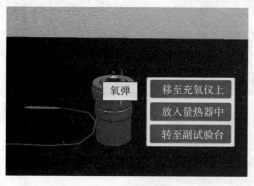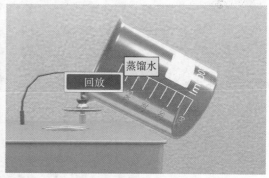

图 7-59　测试过程模拟

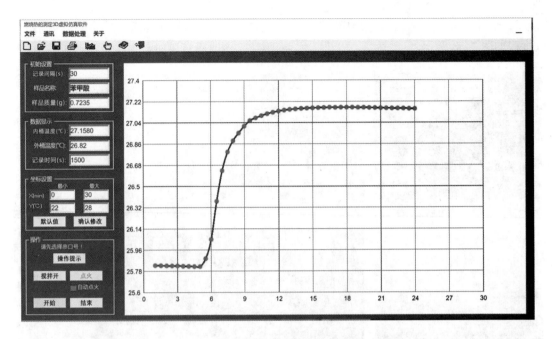

图 7-60　测试过程数据记录

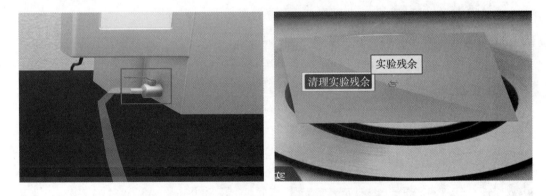

图 7-61　测试过程模拟

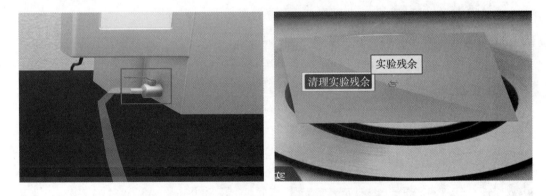

图 7-62　测试过程数据记录

5. 数据处理水当量的计算，燃烧热的计算，模拟过程如图 7-63 至图 7-65 所示。

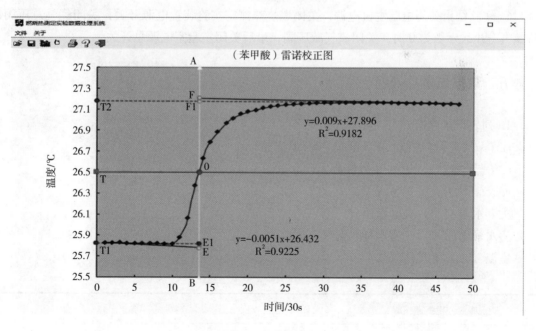

图 7-63　数据处理界面

图 7-64　雷诺校正

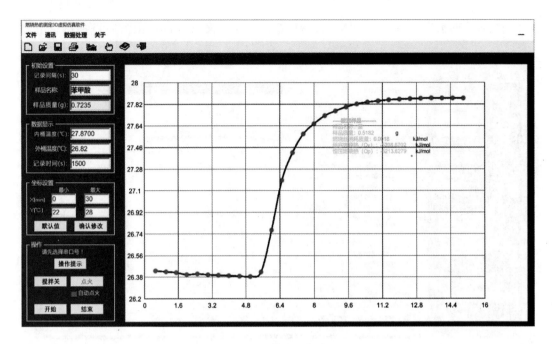

图 7-65　燃烧热处理结果

6. 实验结束关闭电脑主机电源，关闭燃烧热测定实验装置电源开关，关闭氧气总压阀，待氧气分压表示数为 0 时，关闭氧气减压阀，最后关闭实验室电源总开关。

五、数据记录及处理

1. 列表记录数据。

m（苯甲酸+燃烧皿）（　　）m（萘+燃烧皿）（　　）

m（燃烧皿）（　　）m（燃烧皿）（　　）

m（苯甲酸）（　　）m（萘）（　　）

夹套水温（　　）夹套水温（　　）

盛水桶水温（　　）盛水桶水温（　　）

室温（　　）大气压（　　）

苯甲酸				萘			
T/min	Q/℃	T/min	Q/℃	T/min	Q/℃	T/min	Q/℃

2. 用雷若图解法求出苯甲酸和萘燃烧前后的温差。

3. 计算仪器热容 C。

4. 求出萘的燃烧热。

六、注意事项

1. 待测样品必须干燥，否则不易燃烧，而且称量有误。

2. 压片时，压力必须适中。否则压片太紧，不易燃烧；压片太松，又易炸裂残失，使燃烧不能完全。

3. 电极切勿与燃烧皿接触，铁丝与燃烧皿亦不能相碰，以免引起短路。

4. 待测样品必须完全燃烧，否则需要重做实验。在燃烧第二个样品时，内筒水温须再次调节。

5. 氧气遇油脂会爆炸。因此氧气减压器、氧弹以及氧气通过的各个部件，各连接部分不允许有油污，更不允许使用润滑油。如发现油垢，应用乙醚或其他有机溶剂清洗干净。

6. 坩埚在每次使用后，必须清洗和除去碳化物，并用纱布清除粘着的污点。

7. 精密温度温差仪"采零"或正式测量后必须"锁定"。

（思）（考）（题）

1. 燃烧热测定实验中，为什么要将氧弹中的空气赶净？如果没有赶净氧弹中的空气，对实验结果有何影响，如何校正？

2. 实验中，哪些因素容易造成误差？如果要提高准确度应如何进行？

3. 如何用萘的燃烧热数据来计算萘的标准生成热？

4. 实验测量得到的温度改变值为什么还要经过雷诺图解法校正？哪些误差来源会影响测量结果的准确性？

表 A-1 国际原子量表（1997）

原子序数	元素	符号	拉丁文名	原子量
1	氢	H	Hydrogenium	1.007 94（7）
2	氦	He	Helium	4.002 602（2）
3	锂	Li	Lithium	6.941（2）
4	铍	Be	Beryllium	9.012 182（3）
5	硼	B	Borium	10.811（7）
6	碳	C	Carbonium	12.0107（8）
7	氮	N	Nitrogenium	14.006 74（7）
8	氧	O	Oxygenium	15.9994（3）
9	氟	F	Fluorum	18.998 403 2（5）
10	氖	Ne	Neonum	20.1797（6）
11	钠	Na	Natrium	22.989 770（2）
12	镁	Mg	Magnesium	24.3050（6）
13	铝	Al	Aluminium	26.981 538（2）
14	硅	Si	Silicium	28.0855（3）
15	磷	P	Phosphorum	30.973 761（2）
16	硫	S	Sulphur	32.066（6）
17	氯	Cl	Chlorum	35.4527（9）
18	氩	Ar	Argonium	39.948（1）
19	钾	K	Kalium	39.0983（1）
20	钙	Ca	Calcium	40.078（4）
21	钪	Sc	Scandium	44.955 910（8）
22	钛	Ti	Titanium	47.867（1）
23	钒	V	Vanadium	50.9415（1）
24	铬	Cr	Chromium	51.9961（6）
25	锰	Mn	Manganum	54.938 049（9）
26	铁	Fe	Ferrum	55.845（2）

原子序数	元素	符号	拉丁文名	原子量
27	钴	Co	Cobaltum	58. 933 20 (1)
28	镍	Ni	Niccolum	58. 6934 (2)
29	铜	Cu	Cuprum	63. 546 (3)
30	锌	Zn	Zincum	65. 39 (2)
31	镓	Ca	Gallium	69. 723 (1)
32	锗	Ge	Germanium	72. 61 (2)
33	砷	As	Arsenium	74. 921 60 (2)
34	硒	Se	Selenium	78. 96 (3)
35	溴	Br	Bromium	79. 904 (1)
36	氪	Kr	Kryptonum	83. 80 (1)
37	铷	Rb	Rubidium	85. 4678 (3)
38	锶	Sr	Strontium	87. 62 (1)
39	钇	Y	Yttrium	88. 905 85 (2)
40	锆	Zr	Zirconium	91. 224 (2)
41	铌	Nb	Niobium	92. 906 38 (2)
42	钼	Mo	Molybdanium	95. 94 (1)
43	锝	Tc	Technetium	(97，99)
44	钌	Ru	Ruthenium	101. 07 (2)
45	铑	Rh	Rhodium	102. 905 50 (2)
46	钯	Pd	Palladium	106. 42 (1)
47	银	Ag	Argentum	107. 8682 (2)
48	镉	Cd	Cadmium	112. 411 (8)
49	铟	In	Indium	114. 818 (3)
50	锡	Sn	Stannum	118. 710 (7)
51	锑	Sb	Stibium	121. 760 (1)
52	碲	Te	Tellurium	127. 60 (3)
53	碘	I	Iodium	126. 904 47 (3)
54	氙	Xe	Xenonum	131. 29 (2)
55	铯	Cs	Caesium	132. 905 45 (2)
56	钡	Ba	Baryum	137. 327 (7)
57	镧	La	Lanthanum	138. 9055 (2)
58	铈	Ce	Cerium	140. 116 (1)
59	镨	Pr	Praseodymium	140. 907 65 (3)
60	钕	Nd	Neodymium	144. 24 (3)

续　表

原子序数	元素	符号	拉丁文名	原子量
61	钷	Pm	Promethium	(147)
62	钐	Sm	Samarium	150. 36 (3)
63	铕	Eu	Europium	151. 964 (1)
64	钆	Gd	Gadolinium	157. 25 (3)
65	铽	Tb	Terbium	158. 925 34 (2)
66	镝	Dy	Dysprosium	162. 50 (3)
67	钬	Ho	Holmium	164. 930 32 (2)
68	铒	Er	Erbium	167. 26 (3)
69	铥	Tm	Thulium	168. 934 21 (2)
70	镱	Yb	Ytterbium	173. 04 (3)
71	镥	Lu	Lutecium	174. 967 (1)
72	铪	Hf	Hafnium	178. 49 (2)
73	钽	Ta	Tantalum	180. 9479 (1)
74	钨	W	Wolfram	183. 84 (1)
75	铼	Re	Rhenium	186. 207 (1)
76	锇	Os	Osmium	190. 23 (3)
77	铱	Ir	Iridium	192. 217 (3)
78	铂	Pt	Platinum	195. 078 (2)
79	金	Au	Aurum	196. 966 55 (2)
80	汞	Hg	Hydrargyrum	200. 59 (2)
81	铊	Tl	Thallium	204. 3833 (2)
82	铅	Pb	Plumbum	207. 2 (1)
83	铋	Bi	Bismuthum	208. 980 38 (2)
84	钋	Po	Polonium	(209, 210)
85	砹	At	Astatium	(210)
86	氡	Rn	Radon	(222)
87	钫	Fa	Francium	(223)
88	镭	Ra	Radium	(226)
89	锕	Ac	Actinium	(227)
90	钍	Th	Thorium	232. 0381 (1)
91	镤	Pa	Protactinium	231. 035 88 (2)
92	铀	U	Uranium	238. 0289 (1)
93	镎	Np	Neptunium	(237)
94	钚	Pu	Plutonium	(239, 244)

续　表

原子序数	元素	符号	拉丁文名	原子量
95	镅	Am	Americium	（243）
96	锔	Cm	Curium	（247）
97	锫	Bk	Berkelium	（247）
98	锎	Cf	Californium	（251）
99	锿	Es	Einsteinium	（252）
100	镄	Fm	Fermium	（257）
101	钔	Md	Mendelevium	（258）
102	锘	No	Nobelium	（259）
103	铹	Lr	Lawrencium	（260）
104	𬬻	Rf	Rutherfordium	（261）
105	𬭊	Db	Dubnium	（262）
106	𬭳	Sg	Seaborgium	（263）
107	𬭛	Bh	Bohrium	（262）
108	𬭶	Hs	Hassium	（265）
109	鿏	Mt	Meitnerium	（266）

注：1. 按照原子系数排列，以 $C^{12}=12$ 为基准。

2. 原子量的末尾数的准确度加注在其后括号内，未加注者准至±1。

3. 括号内数据是天然放射性元素较重要的同位素的质量或人造元素半衰期最长的同位素的质量数。

表 A-2　常用式量表

分子式	分子量	分子式	分子量
$AgBr$	187.77	K_2CO_3	138.21
$AgCl$	143.32	K_2CrO_4	194.19
AgI	234.77	$K_2Cr_2O_7$	294.18
$AgNO_3$	169.87	KH_2PO_4	136.09
Al_2O_3	101.96	$KHSO_4$	136.16
As_2O_3	197.84	KI	166.00
$BaCl_2 \cdot 2H_2O$	244.27	KIO_3	214.00
BaO	153.33	$KIO_3 \cdot HIO_3$	389.91
$Ba(OH)_2 \cdot 8H_2O$	315.47	$KMnO_4$	158.03
$BaSO_4$	233.39	KNO_2	85.10
$CaCO_3$	100.09	KOH	56.11
CaO	56.08	K_2PtCl_6	486.00

续 表

分子式	分子量	分子式	分子量
$Ca(OH)_2$	74.09	$MgCO_3$	84.31
CO_2	44.01	$MgCl_2$	95.21
CuO	79.55	$MgSO_4 \cdot 7H_2O$	246.47
Cu_2O	143.09	$MgNH_4PO_4 \cdot 6H_2O$	245.41
$CuSO_4 \cdot 5H_2O$	249.68	MgO	40.30
FeO	71.85	$Mg(OH)_2$	58.32
Fe_2O_3	159.69	$Mg_2P_2O_7$	222.55
$FeSO_4 \cdot 7H_2O$	278.01	$Na_2B_4O_7 \cdot 10H_2O$	381.37
$FeSO_4 \cdot (NH4)_2SO_4 \cdot 6H_2O$	392.13	$NaBr$	102.89
H_3BO_3	61.83	$NaCl$	58.44
HCl	36.46	Na_2CO_3	105.99
$HClO_4$	100.47	$NaHCO_3$	84.01
HNO_3	63.02	$Na_2HPO_4 \cdot 12H_2O$	358.14
H_2O	18.015 28	$NaNO_2$	69.00
H_2O_2	34.01	Na_2O	61.98
H_3PO_4	98.00	$NaOH$	40.00
H_2SO_4	98.07	$Na_2S_2O_3$	158.10
I_2	253.81	$Na_2S_2O_3 \cdot 5H_2O$	248.17
$KAl(SO_4)_2 \cdot 12H_2O$	474.38	NH_3	17.03
KBr	119.00	NH_4Cl	53.49
$KBrO_3$	167.00	NH_4OH	35.05
KCl	74.55	$(NH_4)_3PO_4 \cdot 12MoO_3$	1876.35
$KClO_4$	138.55	$(NH_4)_2SO_4$	132.13
$KSCN$	97.18	$PbCrO_4$	323.19
PbO_2	239.20	$H_2C_2O_4 \cdot 2H_2O$（草酸）	126.07
$PbSO_4$	303.26	$KHC_4H_4O_6$（酒石酸氢钾）	188.18
P_2O_5	141.94	$KHC_8H_4O_4$（邻苯二钾酸氢钾）	204.44
SiO_2	60.08	$K(SbO)C_4H_4O_6 \cdot \frac{1}{2}H_2O$（酒石酸锑钾）	333.94
SO_2	64.06		
SO_3	80.06	$Na_2C_2O_4$（草酸钠）	134.00
ZnO	81.38	$NaC_7H_5O_2$（苯甲酸钠）	144.11
$HC_2H_3O_2$（醋酸）	60.05	$Na_3C_6H_5O_7 \cdot 2H_2O$（枸橼酸钠）	294.12

注：本表分子量根据 1997 年国际原子量计算。

表 A-3　化学试剂的规格

质量次序		1	2	3	4	5
我国化学试剂等级标志	级别①	一级品	二级品	三级品	四级品	生物试剂
	中文标志	保证试剂	分析试剂	化学纯	化学用	
		优级纯	分析纯	纯	实验试剂	
	符号	G. R	A. R	C. P	L. R	B. R，C. R
	瓶签颜色②	绿	红	蓝	棕色等	黄色等
德、美、英等国通用等级和符号		G. R	A. R	C. P		

注：对不同试剂，各种规格要求的标准不同。但总的说来，保证试剂（一级品）杂质含量最低，纯度最高，适用于精确分析及研究工作。分析纯（二级品）及化学纯（三级品）试剂适用于一般的分析和研究工作。在使用试剂时应根据节约原则，选用适当规格的试剂。

①化学剂按其纯度不同，一般分为五种等级。此外，还有各种专门用途的高纯试剂，如基准试剂、色谱纯试剂、光谱纯试剂等。基准试剂的纯度很高，常用作滴定分析中的基准物，也可直接配制标准溶液。色谱纯试剂是表示该试剂在色谱检测器最高灵敏度下不出现杂质峰。光谱纯试剂则是表示该试剂用光谱方法分析时，不出现杂质信号或信号小于规定指标。这类试剂可作为色谱分析和光谱分析的标准物质，但不能当作化学分析的基准试剂使用。

②在试剂瓶签的某个角上（一般在右上角），有时还注明符合 GB、符合 HG 或符合 HGB 等字样。GB 是指化学试剂国家标准；HG 是指化工部部颁化学试剂标准；HGB 则是指化工部部颁化学试剂暂行标准。这些符号说明该化学试剂的技术条件符合规定的具体标准。

表 A-4　常用酸碱试剂的含量与密度

试剂名称	密度	含量/%	浓度/（mol·L⁻¹）
盐　酸	1. 18~1. 19	36~38	11. 6~12. 4
硝　酸	1. 39~1. 40	65. 0~68. 0	14. 4~15. 2
硫　酸	1. 83~1. 84	95~98	17. 8~18. 4
磷　酸	1. 69	85	14. 6
高氯酸	1. 68	70. 0~72. 0	11. 7~12. 0
冰醋酸	1. 05	99. 8（优级纯） 99. 0（分析纯、化学纯）	17. 4
氢氟酸	1. 13	40	22. 5
氢溴酸	1. 49	47. 0	8. 6
氨　水	0. 88~0. 90	25. 0~28. 0	13. 3~14. 8
醋　酸	1. 05	37	6. 0

表 A-5　常用酸碱指示剂（18~25℃）及其配制

指示剂名称	变色 pH 范围	颜色变化	溶液配制方法
甲基紫（第一变色范围）	0.13~0.50	黄→绿	0.1%或0.5%的水溶液
苦味酸	0.0~1.3	无色→黄	0.1%水溶液
甲基绿	0.1~2.0	黄→绿→浅蓝	0.05%水溶液
孔雀绿（第一变色范围）	0.13~2.0	黄→浅蓝→绿	0.1%水溶液
甲酚红（第一变色范围）	0.2~1.8	红→黄	0.04g 指示剂溶于 100ml 20%乙醇中
甲基紫（第二变色范围）	1.0~1.5	绿→蓝	0.1%水溶液
百里酚蓝（麝香草酚蓝）（第一变色范围）	1.2~2.8	红→黄	0.1g 指示剂溶于 100ml 20%乙醇中
甲基紫（第三变色范围）	2.0~3.0	蓝→紫	0.1%水溶液
茜素黄 R（第一变色范围）	1.9~3.3	红→黄	0.1%水溶液
二甲基黄	2.9~4.0	红→黄	0.1 或 0.01g 指示剂溶于 100ml 90%乙醇中
甲基橙	3.1~4.4	红→橙黄	0.1%水溶液
溴酚蓝	3.0~4.6	黄→蓝	0.1g 指示剂溶于 100ml 90%乙醇中
刚果红	3.0~5.2	蓝紫→红	0.1%水溶液
茜素红 s（第一变色范围）	3.7~5.2	黄→紫	0.1%水溶液
溴甲酚绿	3.8~5.4	黄→蓝	0.1g 指示剂溶于 100ml 20%乙醇中
甲基红	4.4~6.2	红→黄	0.1 或 0.2g 指示剂溶于 100ml 60%乙醇中
溴酚红	5.0~6.8	黄→红	0.1 或 0.04g 指示剂溶于 100ml 20%乙醇中
溴甲酚紫	5.2~6.8	黄→紫红	0.1g 指示剂溶于 100ml 20%乙醇中
溴百里酚蓝	6.0~7.6	黄→蓝	0.05g 指示剂溶于 100ml 20%乙醇中
中性红	6.8~8.0	红→亮黄	0.1g 指示剂溶于 100ml 60%乙醇中
酚红	6.8~8.0	黄→红	0.1g 指示剂溶于 100ml 20%乙醇中
甲酚红	7.2~8.8	亮黄→紫红	0.1g 指示剂溶于 100ml 50%乙醇中
百里酚蓝（麝香草酚蓝）（第二变色范围）	8.0~9.0	黄→蓝	参见第一变色范围
酚酞	8.2~10.0	无色→紫红	0.1g 指示剂溶于 100ml 60%乙醇中
百里酚酞	9.4~10.6	无色→蓝	0.1g 指示剂溶于 100ml 90%乙醇中
茜素红 s（第二变色范围）	10.0~12.0	紫→淡黄	参见第一变色范围
茜素黄 R（第二变色范围）	10.1~12.1	黄→淡紫	0.1%水溶液
孔雀绿（第二变色范围）	11.5~13.2	蓝绿→无色	参见第一变色范围
达旦黄	12.0~13.0	黄→红	溶于水、乙醇

表 A-6 常用混合酸碱指示剂

指示剂溶液的组成	变色点 pH	颜色		备注
		酸色	碱色	
一份 0.1%甲基黄乙醇溶液 一份 0.1%次甲基蓝乙醇溶液	3.25	蓝紫	绿	pH 3.2 蓝紫色 pH 3.41 绿色
一份 0.1%甲基橙溶液 一份 0.25%靛蓝（二磺酸）水溶液	4.1	紫	黄绿	
一份 0.1%溴百里酚绿钠盐水溶液 一份 0.2%甲基橙水溶液	4.3	黄	蓝绿	pH 3.5 黄色 pH 4.0 黄绿色 pH 4.3 绿色
三份 0.1%溴甲酚绿乙醇溶液 一份 0.2%甲基红乙醇溶液	5.1	酒红	绿	
一份 0.2%甲基红乙醇溶液 一份 0.1%次甲基蓝乙醇溶液	5.4	红紫	绿	pH 5.2 红紫 pH 5.4 暗蓝 pH 5.6 绿
一份 0.1%溴甲酚绿钠盐水溶液 一份 0.1%氯酚红钠盐水溶液	6.1	黄绿	蓝紫	pH 5.4 蓝绿 pH 5.8 蓝 pH 6.2 蓝紫
一份 0.1%溴甲酚紫钠盐水溶液 一份 0.1%溴百里酚蓝钠盐水溶液	6.7	黄	蓝紫	pH 6.2 黄紫 pH 6.6 紫 pH 6.8 蓝紫
一份 0.1%中性红乙醇溶液 一份 0.1%次甲基蓝乙醇溶液	7.0	蓝紫	绿	pH 7.0 蓝紫
一份 0.1%溴百里酚蓝钠盐水溶液 一份 0.1%酚红钠盐水溶液	7.5	黄	绿	pH 7.2 暗绿 pH 7.4 淡紫 pH 7.6 深紫
一份 0.1%甲酚红钠盐水溶液 三份 0.1%百里酚蓝钠盐水溶液	8.3	黄	紫	pH 8.2 玫瑰色 pH 8.4 紫色

表 A-7 常用缓冲溶液的 pH 范围及配制

缓冲溶液组成	pK_a	缓冲溶液 pH	缓冲溶液配制方法
氨基乙酸-HCl	2.35 （pK_{a_1}）	2.3	取氨基乙酸 150g 溶于 500ml 水中后，加浓 HCl 80ml，水稀释至 1L
H_3PO_4-枸橼酸盐	2.5		取 $Na_2HPO_4 \cdot 12H_2O$ 113g 溶于 200ml 水后，加枸橼酸 387g，溶解，过滤后，稀释至 1L
一氯乙酸-NaOH	2.86	2.8	取 200g 一氯乙酸溶于 200ml 水中，加 NaOH 40g 溶解后，稀释至 1L

续　表

缓冲溶液组成	pK$_a$	缓冲溶液 pH	缓冲溶液配制方法
邻苯二甲酸氢钾-HCl	2. 95 (pK$_{a_1}$)	2. 9	取 500g 邻苯二甲酸氢钾溶于 500ml 水中，加浓 HCl 80ml，稀释至 1L
甲酸-NaOH	3. 76	3. 7	取 95g 甲酸和 NaOH 40g 于 500ml 水中，溶解，稀释至 1L
NH$_4$A$_C$-HA$_C$		4. 5	取 NH$_4$Ac 77g 溶于 200ml 水中，加冰 HAc 59ml，稀释至 1L
NaAc-HAc	4. 74	4. 7	取无水 NaAc 83g 溶于水中，加冰 HAc 60ml，稀释至 1L
NaAc-HAc	4. 74	5. 0	取无水 NaAc 160g 溶于水中，加冰 HAc 60ml，稀释到 1L
NH$_4$Ac-HAc		5. 0	取 NH$_4$Ac 250g 溶于水中，加冰 HAc 25ml，稀释至 1L
六次甲基四胺-HCl	5. 15	5. 4	取六次甲基四胺 60g 溶于 200ml，加浓 HCl 10ml，稀释至 1L
NH$_4$Ac-HAc		6. 0	取 NH$_4$Ac 600g 溶于水中，加冰 HAc 20ml，稀释至 1L
HAC-NaAc		6. 0	取醋酸钠 54.6g，加醋酸液（1mol/L）20ml 溶解后，加水稀释成 500ml 即得
NaAc-H$_3$PO$_4$ 盐		8. 0	取无水 NaAc 50g 和 Na$_2$HpO$_4$·12H$_2$O 50g，溶于水中，稀释至 1L
NH$_3$-NH$_4$Cl	9. 26	9. 2	取 NH$_4$Cl 54g 溶于水中，加浓氨水 63ml，稀释至 1L
NH$_3$-NH$_4$Cl	9. 26	9. 5	取 NH$_4$Cl 54g 溶于水中，加浓氨水 126ml，稀释至 1L
NH$_3$-NH$_4$Cl	9. 26	10. 0	取 NH$_4$Cl 54g 溶于水中，加浓氨水 350ml，稀释至 1L

注：1. 缓冲液配制后可用 pH 试纸检查。如 pH 不对，可用共轭酸或碱调节。pH 欲调节精确时，可用 pH 计调节。

　　2. 若需增加或减少缓冲液的缓冲容量时，可相应增加或减少共轭酸碱对物质的量，再调节之。

表 A-8　某些常用试剂的配制

试剂名称	浓度/（mol·L^{-1}）	配制方法
硫化钠 Na$_2$S	1	称取 240g Na$_2$S·9H$_2$O、40g NaOH 溶于适量水中，稀释至 1L，混匀
硫化铵（NH$_4$）$_2$S	3	通 H$_2$S 于 200ml 浓 NH$_3$·H$_2$O 中直至饱和，然后再加 200ml 浓 NH$_3$·H$_2$O，最后加水稀释至 1L，混匀
氯化亚锡 SnCl$_2$	0. 25	称取 56.4g SnCl$_3$·2H$_2$O，溶于 100ml 浓 HCl 中，加水稀释至 1L，在溶液中放几颗纯锡粒（亦可将锡溶解于一定量的浓 HCl 中配制）
氯化铁 FeCl$_3$	0. 5	称取 135.2g FeCl$_3$·6H$_2$O 溶于 100ml 6mol/L HCl，加水稀释至 1L
三氯化铬 CrCl$_3$	0. 1	称取 26.7g CrCl$_3$·6H$_2$O 溶于 30ml 6mol/L HCl 中，加水稀释至 1L
硝酸亚汞 Hg$_2$（NO$_3$）$_2$	0. 1	称取 56g Hg$_2$（NO$_3$）$_2$·2H$_2$O 溶于 25ml 6mol/L HNO$_3$ 中，加水稀释至 1L 并置入金属汞少许

试剂名称	浓度/（mol·L⁻¹）	配制方法
硝酸铅 Pb（NO₃）₂	0.25	称取 83g Pb（NO₃）₂溶于少量水中，加入 15ml 6mol/LHNO₃中，加水稀释至 1L
硝酸铋 Bi（NO₃）₃	0.1	称取 48.5g Bi（NO）₃·5H₂O 溶于 250ml 1mol/L HNO₃中，加水稀释至 1L
硫酸亚铁 FeSO₄	0.25	称取 69.5g FeSO₄·7H₂O 溶于适量水中，加入 5ml 18mol/L H₃SO₄再加水稀释至 1L，并置入小铁钉数枚
Cl₂ 水	Cl₂ 的饱和水溶液	将 Cl₂ 通入水中至饱和为止（用时临时配制）
Br₂ 水	Br₂ 的饱和水溶液	在带有良好磨口塞的玻璃瓶内，将市售的 Br₂ 约 50g（16ml）注入 1L 水中，在 2 小时内经常剧烈振荡，每次振荡之后微开塞子，使积聚的 Br₂ 蒸气放出。在储存瓶底总有过量的溴。将 Br₂ 水倒入试剂瓶时，剩余的 Br₂ 应留于储存瓶中，而不倒入试剂瓶（倾倒 Br₂ 或 Br₂ 水时，应在通风橱中进行，将凡士林涂在手上或戴橡皮手套操作，以防 Br₂ 蒸气灼伤）
I₂ 水	~0.005	将 1.3g I₂ 和 5g KI 溶解在尽可能少量的水中，待 I₂ 完全溶解后（充分搅动）再加水稀释至 1L
淀粉溶液	~0.5%	称取易溶淀粉 1g 和 HgCl₂5mg（作防腐剂）置于烧杯中，加水少许调成薄浆，然后倾入 200ml 涮沸水中
亚硝酰铁氰化钠	3	称取 3g Na₂[Fe（CN₅）NO]·2H₂O 溶于 100ml 水中
奈斯勒试剂		称取 115g HgI₂ 和 80g KI 溶于足量的水中，稀释至 500ml，然后加入 500ml 6mol/L NaOH 溶液，静置后取其清液保存于棕色瓶中
对氨基苯磺酸	0.34	0.5g 氨基苯磺酸溶于 150ml 2mol/L HAc 溶液中
a-萘胺	0.12	0.3g α-萘胺加水 20ml，加热煮沸，在所得溶液中加入 150ml 2mol/L HAc
钼酸胺		5g 钼酸铵溶于 100ml 水中，加入 35ml HNO₃（密度 1.2g/ml）
硫代乙酰胺	5	5g 硫代乙酰胺溶于 100ml 水中
钙指试剂	0.2	0.2g 钙指试剂溶于 100ml
镁试剂	0.007	0.001g 对硝基偶氮间苯二酚落于 100ml 2mol/L NaOH 中
铝试剂	1	1g 铝试剂溶于 1L 水中
二苯硫腙	0.01	10mg 二苯硫腙溶于 100ml CCl₄ 中
丁二酮肟	1	1g 丁二酮肟溶于 100ml 95%乙醇中
醋酸铀酰锌		（1）10g UO₂（Ac）₂·2H₂O 和 6ml 6mol/LHAc 溶于 50ml 水中 （2）30g Zn（Ac）₂·2H₂O 和 3ml 6mol/LHCl 溶于 50ml 水中 将（1）、（2）两种溶液混合，24 小时后取清液使用

续　表

试剂名称	浓度/（mol·L^{-1}）	配制方法
二苯碳酰二肼（二苯偕肼）	0.04	0.4g 二苯碳酰二肼溶于 20ml 95%乙醇中，边搅拌，边加入 80ml（1:9）H$_2$S$_4$（存于冰箱中可用 1 个月）
六亚硝酸合钴（Ⅲ）钠盐		Na$_3$［Co（NO$_2$）$_6$］和 NaAc 各 20g，溶解于 20ml 冰醋酸和 80ml 水的混合溶液中，贮于棕色瓶中备用（久置溶液，颜色由棕变红即失效）
NH$_3$·H$_2$O-NH$_4$Cl 缓冲液	pH 10.0	称取 20.00g NH$_4$Cl（s）溶于适量水中，加入 100.00ml 浓氨水（密度 0.9g/ml）混合后稀释至 1L，即为 pH 10.0 的缓冲液
邻苯二甲酸氢钾-氢氧化钠缓冲液	pH 4.00	量取 0.200mol/L 邻苯二甲酸氢钾溶液 250.00ml、0.100mol/L 氢氧化钠溶液 4.00ml，混合后稀释至 1L，即为 pH 4.00 的缓冲液
无水乙醇		取一 500ml 短颈圆底烧瓶，放入 200ml 95%乙醇，慢慢加入 80g 小块的生石灰和约 1g 氢氧化钠，再回流
饱和亚硫酸氢钠溶液		在 100ml 40%亚硫酸氢钠溶液中，加入不含醛的无水孕醇 25ml
2,4-二硝基苯肼		取 2,4-二硝基苯肼 3g，溶于 15ml 浓 H$_2$SO$_4$，再加入 70ml 95%乙醇中，再加水稀释至 100ml 即得
碘-碘化钾溶液		2g 碘和 5g 碘化钾溶于 100ml 水中即可
斐林试剂		斐林试剂 A：取 3.5g CuSO$_4$·5H$_2$O 于 100ml 水中，浑浊时过滤 斐林试剂 B：取酒石酸钾钠晶体 17g 于 15~20ml 热水中，加入 20ml 20%的 NaOH、稀释至 100ml 此两种溶液要分别贮存，使用时取等量的试剂 A 和试剂 B 混合即可
希夫试剂		取 0.2g 对品红盐酸盐于 100ml 热水中，冷却后，加入 2g 亚硫酸氢钠和 2ml 浓 HCl，再用水稀释至 200ml
刚果红试纸		取 0.2 刚果红溶于 100ml 蒸馏水中，把滤纸放在刚果红溶液中浸泡后，取出晾干，裁成纸条即可
氯化亚铜氨溶液		取 1g 氯化亚铜加 1~2ml 浓氨水和 10ml 水，用力摇动，静置，倾出溶液，并投入一块铜片贮存备用
氯化锌-盐酸（Lucas）试剂		取 34g 熔化过的无水 ZnCl 溶于 23ml 纯浓 HCl 中，同时冷却约得 35ml 溶液
托伦（Tollens）试剂		加 20ml 5% AgNO$_3$ 于一干净试管内，加入 1 滴 10%NaOH，后滴加 2%氨水摇均即得
本尼迪克特试剂		取 20g 柠檬酸和 11.5g 无水 Na$_2$CO$_3$ 于 100ml 热水中，在不断地搅拌下把 2g 硫酸铜结晶的 20ml 水溶液加入此柠檬酸和 Na$_2$CO$_3$ 溶液中即可
α-萘酚酒精试剂		取 α-萘酚 10g 溶于 95%乙醇内，再用 95%乙醇稀释至 100ml 即可
间苯二酚-盐酸试剂		取间苯二酚 0.05g 溶于 50ml 浓盐酸内，再用水稀释至 100ml 即可

表 A-9 常用基准物的干燥条件和应用

基准物质		干燥后组成	干燥条件/℃	标定对象
名称	分子式			
碳酸氢钠	$NaHCO_3$	Na_2CO_3	$270\sim300$	酸
碳酸钠	$NaCO_3 \cdot 10H_2O$	Na_2CO_3	$270\sim300$	酸
硼砂	$Na_2B_4O_7 \cdot 10H_2O$	$Na_2B_4O_7 \cdot 10H_2O$	放在含 NaCl 和蔗糖饱和液的干燥器中	酸
碳酸氢钾	$KHCO_3$	K_2CO_3	$270\sim300$	酸
草酸	$H_2C_2O_4 \cdot 2H_2O$	$H_2C_2O_4 \cdot 2H_2O$	室温空气干燥	碱或 $KMnO_4$
邻苯三甲酸氢钾	$KHC_8H_4O_4$	$KHC_8H_4O_4$	$110\sim120$	碱
重铬酸钾	$K_2Cr_2O_7$	$K_2Cr_2O_7$	$140\sim150$	还原剂
溴酸钾	$KBrO_3$	$KBrO_3$	130	还原剂
碘酸钾	KIO_3	KIO_3	130	还原剂
铜	Cu	Cu	室温干燥器中保存	还原剂
三氧化二砷	As_2O_3	As_2O_3	室温干燥器中保存	氧化剂
草酸钠	$Na_2C_2O_4$	$Na_2C_2O_4$	130	氧化剂
碳酸钙	$CaCO_3$	$CaCO_3$	110	EDTA
锌	Zn	Zn	室温干燥器中保存	EDTA
氧化锌	ZnO	ZnO	$900\sim1000$	EDTA
氯化钠	$NaCl$	$NaCl$	$500\sim600$	$AgNO_3$
氯化钾	KCl	KCl	$500\sim600$	$AgNO_3$
硝酸银	$AgNO_3$	$AgNO_3$	$280\sim290$	氧化物
氨基磺酸	$HOSO_2NH_2$	$HOSO_2NH_2$	在真空 H_2SO_4 干燥器中保存 48 小时	碱
氟化钠	NaF	NaF	铂坩埚中 $500\sim550℃$ 下保存 $40\sim50$ 分钟后，H_2SO_4 干燥器中冷却	

表 A-10 常见无机酸、碱的解离常数 （298K）

弱酸或弱碱	分子式	分步	$K_a^{\ominus}$ （或 $K_b^{\ominus}$）	$pK_a^{\ominus}$ （或 $pK_b^{\ominus}$）
砷酸	H_3AsO_4	1	6.30×10^{-3}	2.20
		2	1.05×10^{-7}	6.98
		3	3.16×10^{-12}	11.50
亚砷酸	H_3AsO_3	1	6.03×10^{-10}	9.22
硼酸	H_3BO_3	1	5.75×10^{-10}	9.24
碳酸	H_2CO_3	1	4.17×10^{-7}	6.38
		2	5.62×10^{-11}	10.25
氢氰酸	HCN		6.17×10^{-10}	9.21
铬酸	H_2CrO_4	1	1.05×10^{-1}	0.98
		2	3.16×10^{-7}	6.50

续 表

弱酸或弱碱	分子式	分步	$K_a^{\ominus}$（或 $K_b^{\ominus}$）	$pK_a^{\ominus}$（或 $pK_b^{\ominus}$）
氢氟酸	HF		6.61×10^{-4}	3.18
亚硝酸	HNO_2		5.13×10^{-4}	3.29
过氧化氢	H_2O_2	1	2.24×10^{-12}	11.65
		2	1.0×10^{-25}	
磷酸	H_3PO_4	1	7.59×10^{-3}	2.12
		2	6.31×10^{-8}	7.20
		3	4.37×10^{-13}	12.36
亚磷酸	H_3PO_3	1	5.01×10^{-2}	1.30
		2	2.51×10^{-7}	6.60
氢硫酸	H_2S	1	1.32×10^{-7}	6.88
		2	7.08×10^{-15}	14.15
硫酸	H_2SO_4	2	1.02×10^{-2}	1.99
亚硫酸	H_2SO_3	1	1.26×10^{-2}	1.90
		2	6.31×10^{-8}	7.18
硫氰酸	HSCN		1.41×10^{-1}	0.85
偏硅酸	H_2SiO_3	1	1.70×10^{-10}	9.77
		2	1.60×10^{-12}	11.80
次氯酸	HClO		2.90×10^{-8}	7.54
次溴酸	HBrO		2.82×10^{-9}	8.55
次碘酸	HIO		3.16×10^{-11}	10.50
硫代硫酸	$H_2S_2O_3$	1	2.52×10^{-1}	0.60
		2	1.90×10^{-2}	1.72
甲酸（蚁酸）	HCOOH		1.80×10^{-4}	3.74
醋酸	HAc		1.75×10^{-5}	4.756
草酸	$H_2C_2O_4$	1	5.37×10^{-2}	1.27
		2	5.37×10^{-5}	4.27
氨水	$NH_3 \cdot H_2O$		1.74×10^{-5}	4.76
羟胺	$NH_2OH \cdot H_2O$		9.12×10^{-9}	8.04
氢氧化钙	$Ca(OH)_2$	1	3.72×10^{-3}	2.43
		2	3.98×10^{-2}	1.40
氢氧化银	AgOH		1.10×10^{-4}	3.96
氢氧化锌	$Zn(OH)_2$		9.55×10^{-4}	3.02

As_2S_3	2.1×10^{-22}	$Hg_2(CN)_2$	5.0×10^{-40}	$KClO_4$	1.05×10^{-2}
Ag_2S	6.3×10^{-50}	硫氰化物		$K_2[PtCl_6]$	7.48×10^{-6}
		AgSCN	1.03×10^{-12}		

表 A-11 常用有机溶剂的折光率

物质	温度/℃		物质	温度/℃	
	15	20		15	20
苯	1.504 39	1.501 10	四氯化碳	1.463 05	1.460 44
丙酮	1.381 75	1.359 11	乙醇	1.363 30	1.361 39
甲苯	1.4998	1.4968	环乙烷	1.429 00	
醋酸	1.3776	1.3717	硝基苯	1.5547	1.5524
氯苯	1.527 48	1.524 60	正丁醇		1.399 09
氯仿	1.498 53	1.445 50	二硫化碳		1.625 46

表 A-12 常用有机溶剂的沸点和密度

名称	沸点/℃	密度 d_4^{20}	名称	沸点/℃	密度 d_4^{20}
甲醇	64.96	0.7914	氯仿	61.7	1.4382
乙醇	78.50	0.7893	四氯化碳	76.54	1.5940
乙醚	34.51	0.7138	二硫化碳	46.54	1.2632
丙酮	56.20	0.7899	吡啶	115.5	0.9819
乙酸	117.9	1.0492	四氢呋喃	67.0	0.8892
乙酸乙酯	77.06	0.9003	正丁醇	117.25	0.8892
苯	80.1	0.878 65	粗汽油	90~150	
甲苯	110.6	0.8669	硝基苯	210.8	1.2037

表 A-13 难溶化合物的溶度积 (291~298K)

难溶化合物	$K_{sp}^{\ominus}$	难溶化合物	$K_{sp}^{\ominus}$	难溶化合物	$K_{sp}^{\ominus}$
卤化物		$PbBr_2$	$6.60×10^{-6}$	$Cu(OH)_2$	$2.2×10^{-20}$
$AgCl$	$1.77×10^{-10}$	PbI_2	$9.8×10^{-9}$	$Cr(OH)_3$	$6.3×10^{-31}$
$AgBr$	$5.35×10^{-13}$	PbF_2	$3.3×10^{-8}$	$Ca(OH)_2$	$5.02×10^{-6}$
AgI	$8.52×10^{-17}$	$PbCl_2$	$1.70×10^{-5}$	$Cd(OH)_2$新	$7.2×10^{-15}$
$CuBr$	$6.27×10^{-9}$	SrF_2	$4.33×10^{-9}$	$Co(OH)_2$	$1.6×10^{-44}$
CaF_2	$3.45×10^{-11}$	氢氧化物		$Fe(OH)_3$	$2.79×10^{-39}$
CuI	$1.27×10^{-12}$	$AgOH$	$2.0×10^{-8}$	$Fe(OH)_2$	$4.87×10^{-17}$
$CuCl$	$1.72×10^{-7}$	$Al(OH)_3$	$1.3×10^{-33}$	$Hg(OH)_2$	$3.2×10^{-26}$
Hg_2Cl_2	$1.43×10^{-18}$	$Bi(OH)_3$	$6.0×10^{-31}$	$Hg_2(OH)_2$	$2.0×10^{-24}$
Hg_2I_2	$5.2×10^{-29}$	$Co(OH)_2$新	$5.92×10^{-15}$	$Mg(OH)_2$	$5.61×10^{-12}$
MgF_2	$5.16×10^{-11}$	$CuOH$	$1.0×10^{-14}$	$Mn(OH)_2$	$1.9×10^{-13}$

续　表

难溶化合物	$K_{sp}^{\ominus}$	难溶化合物	$K_{sp}^{\ominus}$	难溶化合物	$K_{sp}^{\ominus}$
氢氧化物		$CoCO_3$	1.4×10^{-13}	$BaC_2O_4 \cdot H_2O$	2.3×10^{-8}
$Ni(OH)_2$ 新	5.48×10^{-16}	$CuCO_3$	1.4×10^{-10}	BaC_2O_4	1.6×10^{-7}
$Pb(OH)_2$	1.43×10^{-20}	$FeCO_3$	3.13×10^{-11}	$CaC_2O_4 \cdot H_2O$	2.32×10^{-9}
$Pb(OH)_4$	3.2×10^{-66}	Hg_2CO_3	3.6×10^{-17}	$CdC_2O_4 \cdot 3H_2O$	1.42×10^{-8}
$Sn(OH)_2$	5.45×10^{-27}	$MnCO_3$	2.24×10^{-11}	$MgC_2O_4 \cdot 2H_2O$	4.83×10^{-6}
$Sn(OH)_4$	1×10^{-56}	$MgCO_3$	6.82×10^{-6}	$MnC_2O_4 \cdot 2H_2O$	1.70×10^{-7}
$Tl(OH)_2$	1.68×10^{-44}	$NiCO_3$	1.42×10^{-7}	$ZnC_2O_4 \cdot 2H_2O$	1.38×10^{-9}
$Zn(OH)_2$	1.2×10^{-17}	$PbCO_3$	7.4×10^{-14}	磷酸盐	
硫化物		$SrCO_3$	5.6×10^{-10}	Ag_3PO_4	8.89×10^{-17}
As_2S_3	2.1×10^{-22}	$ZnCO_3$	1.46×10^{-10}	$AlPO_4$	9.84×10^{-21}
Ag_2S	6.3×10^{-50}	铬酸盐		$Ba_3(PO_4)_2$	3.4×10^{-23}
Bi_2S_3	1.0×10^{-97}	Ag_2CrO_4	1.12×10^{-12}	$BiPO_4$	1.3×10^{-23}
CuS	6.3×10^{-36}	$BaCrO_4$	1.17×10^{-10}	$Ca_3(PO_4)_2$	2.07×10^{-33}
Cu_2S	2.5×10^{-48}	$CaCrO_4$	7.1×10^{-4}	$Co_3(PO_4)_2$	2.05×10^{-35}
$\alpha\text{-}CoS$	4.0×10^{-21}	$PbCrO_4$	2.8×10^{-13}	$Cu_3(PO_4)_2$	1.40×10^{-37}
$\beta\text{-}CoS$	2.0×10^{-25}	$SrCrO_4$	2.2×10^{-5}	$FePO_4 \cdot H_2O$	9.91×10^{-16}
FeS	6.3×10^{-18}	氰化物		$MgNH_4PO_4$	2.5×10^{-13}
Hg_2S	1.0×10^{-47}	$AgCN$	5.97×10^{-17}	$Mg_3(PO_4)_2$	1.04×10^{-24}
HgS 红色	4.0×10^{-53}	$CuCN$	3.47×10^{-20}	$Ni_3(PO_4)_2$	4.74×10^{-32}
HgS 黑色	1.6×10^{-52}	$Hg_2(CN)_2$	5.0×10^{-40}	$Pb_3(PO_4)_2$	8.0×10^{-43}
MnS 晶形	2.5×10^{-13}	硫氰化物		$Sr_3(PO_4)_2$	4.0×10^{-28}
MnS 无定形	2.5×10^{-10}	$AgSCN$	1.03×10^{-12}	$Zn_3(PO_4)_2$	9.0×10^{-33}
$\alpha\text{-}NiS$	3.2×10^{-19}	$CuSCN$	1.77×10^{-13}	磷酸一氢盐	
$\beta\text{-}NiS$	1.0×10^{-24}	$Hg_2(SCN)_2$	3.2×10^{-20}	$CaHPO_4$	1.0×10^{-7}
$\gamma\text{-}NiS$	2.0×10^{-26}	硫酸盐		$CoHPO_4$	2.0×10^{-7}
PbS	8.0×10^{-28}	Ag_2SO_4	1.20×10^{-5}	$PbHPO_4$	1.3×10^{-10}
$\alpha\text{-}ZnS$	1.6×10^{-24}	$BaSO_4$	1.08×10^{-10}	其他	
$\beta\text{-}ZnS$	2.5×10^{-22}	$CaSO_4$	4.93×10^{-5}	$AgAc$	1.94×10^{-3}
Sb_2S_3	1.5×10^{-93}	Hg_2SO_4	6.5×10^{-7}	$Ag_2Cr_2O_7$	2.0×10^{-7}
碳酸盐		$PbSO_4$	2.53×10^{-8}	$BiOCl$	1.8×10^{-31}
Ag_2CO_3	8.46×10^{-12}	$SrSO_4$	3.44×10^{-7}	$KClO_4$	1.05×10^{-2}
$BaCO_3$	2.58×10^{-9}	草酸盐		$K_2[PtCl_6]$	7.48×10^{-6}
$CaCO_3$	3.36×10^{-9}	$Ag_2C_2O_4$	5.40×10^{-12}		

表 A-14 物理化学常数

常用名称	符号	数值	单位/SI	单位/cgs
真空光速	C	2. 997 924 58	10^8米/秒	10^{10}厘米/秒
基本电荷	p	1. 602 189 2	10^{-19}库仑	10^{-20}厘米$^1 \cdot$克$^{\frac{1}{2}}$
阿佛加特罗常数	N_A	6. 022 004 5	10^{23}/摩	10^{23}/克分子
原子质量单位	u	1. 660 565 5	10^{-27}千克	10^{-24}克
电子静质量	M_p	9. 109 534	10^{-31}千克	10^{-28}克
质子静质量	M_v	1. 672 648 5	10^{-27}千克	10^{-24}克
法拉第常数	F	9. 648 456	10^4库仑/摩	10^3厘米$^{\frac{1}{2}} \cdot$克$^{\frac{1}{2}}$/克分子
普朗克常数	h	6. 626 176	10^{-34}焦耳·秒	10^{-27}尔格·秒
电子质荷比	e/M_a	1. 758 804 7	10^{11}库仑/千克	10^7厘米$^{\frac{1}{2}} \cdot$克$^{\frac{1}{2}}$
里德堡常数	R_∞	1. 097 373 177	10^7/米	10^5/厘米
玻尔磁子	μB	9. 274 078	10^{-24}焦耳/特	10^{-21}尔格/高斯
气体常数	R	8. 314 41 1. 9872	焦耳/度/摩	10^7尔格/度/克分子 卡/度/克分子
玻尔兹曼常数		0. 082 056 2		升·大气压/克分子/度
万有引力常数	k	1. 380 662	10^{-23}焦耳/度	10^{-16}尔格/度
重力加速度	G	6. 6720	10^{-11}牛顿·米^2/千克^2	10^{-8}达因·厘米^2/克^2
	g	9. 806 65	米/秒^2	10^2厘米/秒^2

注：换算因子如下。1 标准大气压 = 101325Pa = 101. 325kPa = 760mmHg（℃）。

表 A-15 物能量单位换算

尔 格	焦 耳	千克力·米	千瓦·时	千 卡	升·大气压
1	10^{-7}	$0. 102 \times 10^{-7}$	$27. 78 \times 10^{-15}$	$23. 9 \times 10^{-12}$	$9. 869 \times 10^{-10}$
10^7	1	0. 102	$277. 8 \times 10^{-9}$	239×10^{-6}	$9. 869 \times 10^{-3}$
$9. 807 \times 10^7$	9. 807	1	$2. 724 \times 10^{-6}$	$2. 342 \times 10^{-3}$	$9. 679 \times 10^{-2}$
36×10^{12}	$3. 6 \times 10^6$	$367. 1 \times 10^3$	1	859. 845	$3. 553 \times 10^4$
$41. 87 \times 10^9$	4186. 935	426. 935	$1. 163 \times 10^{-3}$	1	41. 29
$1. 0 \times 10^9$	101. 3	10. 33	$2. 814 \times 10^{-5}$	0. 024218	1

注：1 尔格 = 1 达因·厘米；1J = 1N·M = 1W·S；1eV = $1. 602 \times 10^{-19}$J。

表 A-16　低共熔混合物的组成和低共熔温度

组分 I		组分 II		tC，E/℃②	低共熔混合物的组成	
金属	tC，m/℃①	金属	tC，m/℃		（按质量百分数）	
Sn	232	Pb	327	183	Sn，63.0	Pb，37.0
Sn	232	Zn	420	198	Sn，91.0	Zn，9.0
Sn	232	Ag	961	221	Sn，96.5	Ag，3.5
Sn	232	Cu	1083	227	Sn，99.2	Cu，0.8
Sn	232	Bi	271	140	Sn，2.0	Bi，58.0
Sb	630	Pb	327	246	Sb，12.0	Pb，88.0
Bi	271	Pb	327	124	Bi，55.5	Pb，44.5
Bi	271	Cd	321	146	Bi，60.0	Cd，40.0
Cd	321	Zn	420	270	Cd，83.0	Zn，17.0

注：①tC，m 表示熔化温度。

②低共熔温度 tC，E 是一种混合物的二种固态组分与液相达到平衡时的最低温度。

表 A-17　某些物质在沸点时的气化热

物质	沸点/℃	气化热		物质	沸点/℃	气化热	
		Cal/g	kJ/mol			Cal/g	kJ/mol
苯	80.1	94.14	30.77	甲苯	110.6	86.8	33.46
萘	218.0	75.5	40.49	乙醇	78.4	200.4	38.60
甘油	289.8	155.4	59.87	乙醚	34.6	83.9	26.02
丙酮	56.2	119.7	29.06	乙酸	118.0	97.17	24.41
乙酸乙酯	76.8	88.30	32.53	氯仿	61.2	58.74	29.39
四氯化碳	76.7	46.56	30.02	环己烷	80.7	93.04	32.76
水	100.0	539.55	40.67				

表 A-18　不同温度下 200ml 水中 KCl 的溶解热

温度/℃	溶解热/(kJ·mol⁻¹)	温度/℃	溶解热/(kJ·mol⁻¹)	温度/℃	溶解热/(kJ·mol⁻¹)	温度/℃	溶解热/(kJ·mol⁻¹)
10	19.99	11	19.80	12	19.64	13	19.64
14	19.28	15	19.11	16	18.95	17	18.78
18	18.62	19	18.46	20	18.31	21	18.16
22	18.01	23	17.86	24	17.72	25	17.57
26	17.43	27	17.28	28	17.15	29	17.02

表 A-19　不同温度下 KCl 溶液的电导率　　　　　　　　　单位：S/m

温度/℃	1mol/L	0.1mol/L	0.02mol/L	0.01mol/L
0	6.541	0.715	0.1521	0.0776
5	7.414	0.822	0.1752	0.0896
10	8.319	0.933	0.1994	0.1020
15	9.252	1.048	0.2243	0.1147
18	9.822	1.119	0.2397	0.1225
20	10.207	1.167	0.2501	0.1278
21	10.400	1.191	0.2553	0.1305
22	10.594	1.215	0.2606	0.1332
23	10.789	1.239	0.2659	0.1359
24	10.984	1.264	0.2712	0.1386
25	11.180	1.288	0.2765	0.1413
26	11.377	1.313	0.2819	0.1441
27	11.574	1.337	0.2873	0.1468
28		1.362	0.2927	0.1496
29		1.387	0.2981	0.1524
30		1.412	0.3036	0.1552
35		1.539	0.3312	

表 A-20　298.15K、无限稀释时一些离子的摩尔电导

正离子	A_+^∞／（$10^{-4} S \cdot m^2 \cdot mol^{-1}$）	负离子	$>A_-^\infty$／（$10^{-4} S \cdot m^2 \cdot mol^{-1}$）
H^+	349.82	OH^-	198.0
Li^+	38.69	Cl^-	76.34
Na^+	50.11	Br^-	78.4
K^+	73.52	I^-	76.8
NH_4^+	73.40	NO_3^-	71.44
Ag^+	61.92	CH_3COO^-	40.9
$\frac{1}{2}Ca^{2+}$	59.50	ClO_4^-	68.0
$\frac{1}{2}Ba^{2+}$	63.64	$\frac{1}{2}SO_4^{2-}$	79.8
$\frac{1}{2}Sr^{2+}$	59.46		
	53.06		
$\frac{1}{2}Mg^{2+}$	69.6		

表 A-21　298K 时电解质水溶液的摩尔电导率

浓度 (mol·ml⁻¹)	电解质水溶液的摩尔电导率/（S·cm²·mol/⁻¹）					
	$\frac{1}{2}CuSO_4$	HCl	KCl	NaCl	NaOH	NaAc
0.1	50.58	391.32	128.96	106.74		72.8
0.05	59.05	399.09	133.37	111.06		76.92
0.02	72.20	407.24	138.31	115.51		81.24
0.01	83.12	412.00	141.27	118.51	238.0	83.76
0.005	94.07	415.80	143.35	120.65	240.8	85.72
0.001	115.26	421.36	146.95	123.74	244.7	88.5
0.0005	121.6	422.74	147.81	124.50	245.6	89.2
0	133.6	426.16	149.86	126.45	247.8	91.0

表 A-22　几种阳离子的迁移数

名　称	摩尔浓度 c/（mol·ml⁻¹）				
	0.01 (18℃)	0.1 (18℃)	0.1 (25℃)	1.0 (18℃)	1.0 (25℃)
硝酸银	0.471	0.471	0.465	0.465	0.465
硝酸钾		0.502	0.5703		0.508
氯化钾	0.496	0.495	0.4907		0.490
硝　酸		0.855			
盐　酸	0.833	0.835	0.8314		0.825
氯化钠			0.3854		0.392
氯化锂			0.3168		0.329

表 A-23　不同温度下水的表面张力（σ）

t/℃	$10_\sigma{}^3$/（N·m⁻¹）	t/℃	$10_\sigma{}^3$/（N·m⁻¹）	t/℃	$10_\sigma{}^3$/（N·m⁻¹）
0	75.64	19	72.90	30	71.18
5	74.92	20	72.75	35	70.38
10	74.22	21	72.59	40	69.56
11	74.07	22	72.44	45	68.74
12	73.93	23	72.28	50	67.91
13	73.78	24	72.13	55	67.05
14	73.64	25	71.97	60	66.18
15	73.49	26	71.82	70	66.42
16	73.34	27	71.66	80	62.61
17	73.19	28	71.50	90	60.75
18	73.05	29	71.35	100	58.85

表 A-24 不同温度下水的饱和蒸气压

t/℃	P mmHg	P kPa	t/℃	P mmHg	P kPa	t/℃	P mmHg	P kPa	t/℃	P mmHg	P kPa
0	4.579	0.6105	26	25.209	3.3609	51	97.2	17.308	76	301.4	40.18
1	4.926	0.6567	27	26.739	3.5469	52	107.2	18.142	77	314.1	41.88
2	5.294	0.7058	28	28.349	3.7795	53	107.2	19.012	78	327.3	43.64
3	5.865	0.7579	29	30.043	4.0054	54	112.51	5.9412	79	341	45.64
4	6.101	0.8134	30	31.824	5.9412	55	118.04	6.2751	80	355.1	47.34
5	6.543	0.8723	31	33.695	6.2751	56	123.8	6.625	81	369.7	49.29
6	7.013	0.935	32	35.663	6.625	57	129.82	6.9917	82	384.9	51.32
7	7.513	1.0017	33	37.729	6.9917	58	136.08	7.3759	83	400.6	53.41
8	8.045	1.0726	34	42.175	7.3759	59	142.6	7.778	84	416.8	55.57
9	8.609	1.1478	35	42.175	7.778	60	149.38	19.916	85	433.6	57.81
10	9.209	1.2278	36	44.563	8.199	61	156.43	20.856	86	450.9	60.11
11	9.844	1.3124	37	47.067	8.639	62	163.77	21.834	87	468.7	62.49
12	10.518	1.4023	38	49.692	9.101	63	171.38	22.849	88	487.1	64.94
13	11.231	1.4973	39	52.442	9.583	64	179.31	23.906	89	506.1	67.47
14	11.987	1.5981	40	55.324	10.86	65	187.54	25.003	90	525.76	70.095
15	12.788	1.7049	41	58.34	10.612	66	196.09	26.143	91	546.05	72.8
16	13.634	1.9372	42	61.5	11.16	67	204.96	27.326	92	566.99	75.592
17	14.53	1.9372	43	64.8	11.735	68	214.17	28.554	93	588.6	78.473
18	15.477	2.0635	44	68.26	12.334	69	223.73	29.828	94	610.9	81.446
19	16.477	2.1967	45	71.88	12.959	70	233.7	31.16	95	633.9	81.446
20	17.535	2.3378	46	75.65	14.292	71	243.9	32.52	96	657.6	87.675
21	18.65	2.4865	47	79.6	14.292	72	254.6	33.94	97	682.07	90.935
22	21.827	2.6434	48	83.71	15	73	265.7	35.42	98	707.27	94.295
23	21.068	2.8088	49	88.02	15.737	74	277.2	36.96	99	707.27	94.295
24	22.377	2.9833	50	92.51	16.505	75	289.1	38.54	100	760	101.325
25	23.765	3.1672									

表 A-25 不同温度下水的黏度 单位：mPa·s

温度/℃	0	1	2	3	4	5	6	7	8	9
0	1.7921	1.7313	1.6728	1.6191	1.5674	1.5188	1.4728	1.4284	1.3860	1.3462
10	1.3077	1.2713	1.2363	1.2028	1.1709	1.1404	1.1111	1.0828	1.0559	1.0229
20	1.0050	0.9810	0.9579	0.9358	0.9142	0.8937	0.8737	0.8545	0.83603	0.8180
30	0.8007	0.7840	0.7679	0.7523	0.7371	0.7225	0.7085	0.6947	0.6814	0.6685
40	0.6560	0.6439	0.6321	0.6207	0.6097	0.5988	0.5883	0.5782	0.5683	0.5588
50	0.5494	0.5404	0.5315	0.5229	0.5146	0.5064	0.4985	0.4907	0.4832	0.4759

表 A-26 不同温度下水的密度 单位：10^3 kg/L

温度/℃	密度/(10^3 kg · L^{-1})	温度/℃	密度/(10^3 kg · L^{-1})	温度/℃	密度/(10^3 kg · L^{-1})	温度/℃	密度/(10^3 kg · L^{-1})	温度/℃	密度/(10^3 kg · L^{-1})
0	0.999 87	11	0.999 63	22	0.997 80	33	0.994 73	44	0.990 66
1	0.999 93	12	0.999 52	23	0.997 56	34	0.994 40	45	0.990 25
2	0.999 97	13	0.999 40	24	0.997 32	35	0.994 06	46	0.989 82
3	0.999 99	14	0.999 27	25	0.997 07	36	0.993 71	47	0.989 40
4	1.000 00	15	0.999 13	26	0.996 81	37	0.993 36	48	0.988 96
5	0.999 99	16	0.998 97	27	0.996 54	38	0.992 99	49	0.988 52
6	0.999 97	17	0.998 80	28	0.996 26	39	0.992 62	50	0.988 07
7	0.999 93	18	0.998 62	29	0.995 97	40	0.992 24		
8	0.999 88	19	0.998 43	30	0.995 67	41	0.991 86		
9	0.999 81	20	0.998 23	31	0.995 37	42	0.991 47		
10	0.999 73	21	0.998 02	32	0.995 05	43	0.991 07		

表 A-27 不同温度下水的折光率

温度/℃	折光率 n_D（相对于空气）	温度/℃	折光率 n_D（相对于空气）
0	1.333 95	22	1.332 81
5	1.333 88	23	1.332 74
10	1.333 68	24	1.332 62
15	1.333 37	25	1.332 54
16	1.333 30	26	1.332 53
17	1.333 23	27	1.332 31
18	1.333 16	28	1.332 19
19	1.333 08	29	1.332 06
20	1.333 00	30	1.331 92
21	1.332 92	35	1.331 31